《传染病防治知识问答》编委会

主　编　郑永东
副主编　刘应周　芦金德　周　丽
编　者　崔亚军　邵小文　蒋军刚
　　　　胡永平　王玉琴　李国长
　　　　郑宜鋆　郑云云　王晓萍
　　　　牟永军　马国丑

传染病防治知识问答

Answers and Questions of Prevention and Treatment of Infection Diseases

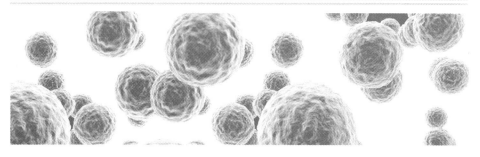

郑永东　主编

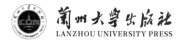

兰州大学出版社
LANZHOU UNIVERSITY PRESS

图书在版编目（ＣＩＰ）数据

传染病防治知识问答 / 郑永东主编. -- 兰州 ：兰
州大学出版社，2018.7（2020.6重印）
ISBN 978-7-311-05381-9

Ⅰ．①传… Ⅱ．①郑… Ⅲ．①传染病防治－问题解答
Ⅳ．①R183-44

中国版本图书馆CIP数据核字(2018)第164247号

策划编辑　宋　婷
责任编辑　宋　婷　马媛聪
封面设计　郇　海

书　　名　**传染病防治知识问答**
作　　者　郑永东　主编
出版发行　兰州大学出版社　（地址:兰州市天水南路222号　730000）
电　　话　0931-8912613(总编办公室)　0931-8617156(营销中心)
　　　　　0931-8914298(读者服务部)
网　　址　http://press.lzu.edu.cn
电子信箱　press@lzu.edu.cn
印　　刷　甘肃发展印刷公司
开　　本　710 mm×1020 mm　1/16
印　　张　16.25
字　　数　277千
版　　次　2018年7月第1版
印　　次　2020年6月第2次印刷
书　　号　ISBN 978-7-311-05381-9
定　　价　39.00元

（图书若有破损、缺页、掉页可随时与本社联系）

前　言

传染病以其多发性、易传播的特点，在人群间迅速传播，直接威胁到人们的身心健康，是制约社会经济发展，影响社会稳定和谐的重要卫生问题之一。

《传染病防治知识问答》一书旨在进一步普及推广传染病防治的基本知识，提升基层医务工作人员传染病防控的能力。本书以传染病防治知识普及和引导群众参与预防为导向，紧密结合近年来传染病防治工作的实际，有针对性地选择了城乡居民和县、乡、村医疗卫生机构专业技术人员集中关心、关注的疑难、焦点等问题，以问答的形式具体而详尽地解答了基层工作中常见传染病的传播途径、临床表现、治疗方法、防控措施以及报告制度和处置程序等。

本书内容全面，通俗易懂，准确实用，针对性、指导性和可操作性强，是城乡居民有效防治传染病的知识读本。书中使用的专业名词、数据、单位名称等均以国家标准和高等医学院校有关教材为依据，可以作为广大医务工作者的工具书，同时也可作为各级医疗卫生机构传染病防控知识培训的材料。

在本书的编写中，既总结了我们在防控传染病工作中的经验，也尽可能多地参考了国内众多相关教材、书刊的内容，同时得到了许多同行的热心帮助和大力支持。在此一并表示由衷的感谢。

由于编者水平有限，编写过程中难免出现疏漏，敬请广大读者批评指正，以适时修订和完善。

编　者
2017年9月

目　录

第一章
传染病预防与控制基础知识

什么是传染病？

传染病是由病原微生物（细菌、病毒、立克次体、衣原体、螺旋体、真菌、朊粒等）和寄生虫（原虫和蠕虫）感染人体后产生的有传染性的疾病，由病原微生物和寄生虫引起的疾病都属于感染性疾病，但感染性疾病不一定都具有传染性。在感染性疾病中，具有传染性的疾病称为传染病。

传染病流行的基本环节是什么？

传染病在人群中发生、传播的过程称为流行过程，即病原体从传染源排出，经过一定的传播途径，到达新的易感者，形成新的感染，并且不断发展的过程。传染病流行过程的形成必须具备三个环节，即传染源、传播途径、易感人群。只有这三个环节同时存在并相互联系，才能构成传染病的流行过程。

传染源是指体内有病原体生长繁殖，并能将其排出体外的人和动物，包括传染病病人、隐性感染者、病原携带者和动物宿主。

传播途径是指病原体从传染源体内排出后到达入侵新的易感宿主前，在外界环境中停留、转移所经历的全过程，或病原体从传染源体内排出，经直接接触进入易感者体内的过程。

易感人群是指对某种传染病缺乏特异性免疫力的人。人群作为一个整体对传染病的易感程度称为人群易感性，人群易感性的高低取决于该人群中易感个体所占比例。

传染病的基本特征有哪些？

（1）有病原体。传染病是由病原微生物引起的，任何传染病都有特异性病原体，传染病是病原体的生物体在一定环境条件下相互作用的结果。

（2）有传染性。传染病能够在宿主之间直接或通过媒介物相互传播，即具有传染性。

（3）有流行病学特征。不同的传染病在人群中流行也可以表现出不同的时间分布、人群分布和地区分布。

（4）人群感染后免疫。人体感染病原体后，无论是显性或隐性都能够产生针对病原体及其产物（毒素）的特异性免疫。在感染者的血液中可以检测到特异性的抗体。

传染病分期有哪些？

任何一种传染病都会经历发生、发展和转归等过程，传染病的病程可分为潜伏期、前驱期、症状明显期和恢复期。

潜伏期是指病原体进入机体至机体开始出现临床症状的时期，各种传染病的潜伏期有所不同，潜伏期的长短一般与感染病原体的数量和毒性有关。

前驱期是指从起病至症状明显开始的时期，在前驱期中感染者的临床表现一般为非特异性。

症状明显期是指某些急性传染病度过前驱期后，出现该传染病特有的症状和体征，并充分表现的时期，如麻疹病人出疹等。

恢复期是指机体免疫力增长至一定程度，患者体内病理生理过程基本终止，患者症状体征基本消失的时期，感染者体内的病原体没有完全被清除，有些传染病的传染性还会持续一段时间，血清中抗体水平正在逐渐恢复。

传染病的潜伏期流行病学意义是什么？

潜伏期的流行病学意义为：

（1）潜伏期的长短影响疾病的流行特征，一般来说，潜伏期短的传染病常呈爆发型，来势凶猛，平息也快，如流感。潜伏期长的传染病流行持续时间也较长。

（2）根据潜伏期可以推断患者受感染的时间，并依次追踪传染源，确定传播途径。

（3）根据潜伏期的长短，可决定接触者的检疫期限，一般检疫期限按最长潜伏期确定。

（4）根据潜伏期可确定传染病发生流行时的应急接种时间。

（5）接触者在最长潜伏期内没有新病例发生，可以作为疫源地消灭的依据之一。

（6）实施某项干预措施后，经过一个潜伏期观察，如发病人数下降，提示该项干预有效。

传染病的传染（感染）过程是什么？

传染过程是指病原体与机体相互作用、相互斗争的过程，即病原体侵入机体，作用于机体及机体对病原体做出反应的过程。

人体感染传染性疾病后有哪些结局？

不同个体被传染后，可产生不同的结局，最轻的不出现任何症状，最重的发生严重型临床疾病而死亡，各个机体结局的轻重取决于病原体的致病力和机体免疫力。个体传染过程的结局包括：病原体被清除，隐性感染（不显性感染或亚临床感染），显性感染或临床传染病，病原携带状态，潜伏性感染。个体最严重的结局是，因发生严重型临床传染病而死亡。

什么是隐性感染？

隐性感染又称亚临床感染，是指病原体侵入人体后仅引起机体发生特异性免疫应答，而不引起或只引起轻微的组织损伤，在临床上不显出任何症状、体征，甚至生化改变，只是通过免疫学检查才能发现，但可以产生相应的抗体。隐性感染者虽然本身不发病，但其可以排出病原体传给他人，致他人发病，所以具有重要的流行病学意义。隐性感染过程结束后，大多数人获得不同程度的特异性主动免疫，病原体被清除，少数人转变为病原携带状态。在大多数病毒性传染病中，隐性感染是最常见的表现。

什么是显性感染或临床传染病？

传染病的病原体侵入机体后，在机体内发育、繁殖，出现临床上可以察觉的症状、体征。这类传染病称为显性感染或临床传染病。临床传染病可以分为轻型、中型、重型和严重型。

什么是病原携带状态？

病原携带者是指受到感染后无明显症状与体征，但能够排出病原体的人。体内携带细菌者叫带菌者，体内携带病毒者叫带毒者，体内携带寄生虫者叫带虫者。常因为这些人无症状与体征而未被发现、未被隔离，故其是更重要的传染源。

什么是潜伏性感染？

病原体感染人体后，寄生在机体中某些部位，由于机体免疫功能足以将病原体局限化而不引起显性感染，但又不足以将病原体清除，病原体便可长期潜伏下来，待机体免疫功能下降时，则可引起显性感染。潜伏性感染期间，病原体一般不排出体外，这是与病原携带状态的不同之处。

病原体在体内是如何被清除的？

病原体进入人体后，可被处于机体防御第一线的非特异性免疫屏障如胃酸等所清除，也可由事先存在于体内的特异性被动免疫（来自母体的胎传抗体）所中和，或被特异性主动免疫（预防接种获得的免疫）所清除。

传染病的传染源有哪些？

传染病的传染源主要有传染病病人、隐性感染者、病原携带者和受感染的动物。

人作为传染源有何意义？

人是传染病患者重要的传染源。因患者体内存在大量的病原体，从病原体侵入机体直至被清除，机体都可能排出病原体，而且患者的症状、体征如咳嗽、喷嚏、腹泻等又有利于病原体的排出。患者作为传染源的意义，取决于病原体在其体内存在时间的长短，患者处于病程的哪一期，何时排出病原体，通过何种途径排出，而那些隐性感染者，虽然没有可察觉的症状、体征，但同样可以排出病原体，同时因为他们没有症状，活动很少受限制，他们作为传染源的作用更不容忽视。另外病原携带者可分为潜伏期携带者、恢复期携带者和健康携带者，健康携带者由于人数众多，可以成为重要的传染源。

动物作为传染源有何意义？

许多种动物传染病可以传染给人，如牛型结核、布氏杆菌病、炭疽、狂犬病、森林脑炎、钩端螺旋体病、疯牛病等，这类传染病的病原体在自然界是通过动物传染动物，或动物经过媒介昆虫传染动物的形式传播，无论有没有人类参与其中，这类传染病都可以在家畜、野生动物中自然流行不止，这类传染病又称动物病或人畜（兽）共患病。

人只是偶尔受到人畜共患病病原体的感染，动物作为人类传染病传染源的重要性，取决于人们与感染动物的接触机会，接触的密切程度，是否存在传播该病的适宜条件，以及动物传染源的种类、密度、携带病原体时间的长短。

什么是病原体的传播机制？

病原体不断更换宿主的过程称为传播机制。虽然不同病原体的传播机制各异，但实现传播机制都有三个阶段：（1）病原体从宿主体内排出。（2）病原体在外界环境中停留。（3）病原体入侵新的易感宿主。

传染病的传播途径有哪些？

病原体从传染源体内排出后至入侵新的易感宿主前，在外界环境中停留、转移所经历的全过程，或病原体从传染源体内排出，经直接接触进入易感者体内的过程，称为传播途径。通常有经空气传播、经水传播、经食物传播、经土壤传播、经节肢动物传播、母婴传播、医源性感染、经血液传播等。

经空气传播传染病流行病学特征有哪些？

经空气传播的常见传染病如流行性感冒、麻疹、风疹、结核病等，其流行病学特征为：

（1）传播途径易于实现，传播范围广泛，易感者中常发生续发病例，如潜伏期短的传染病常可引起爆发、流行。

（2）常见冬春季节发病率升高。

（3）儿童多发。

（4）流行的发生常与居住拥挤、人群聚集、易感者比例高等因素有关。

（5）如防护不当可发生医院感染。

经饮水传播传染病流行病学特征有哪些？

经饮水传播的传染病的流行病学特征为：

（1）病例的分布与供水范围一致，均有饮用同一供水史。

（2）除哺乳婴儿外，各种年龄、性别、职业者均可发病，暴饮者发病更多。

（3）当地的水源如经常被污染，病例可长年不断，呈慢性地方性流行。

（4）如水源被一次性大量污染，可致肠道传染病暴发、流行。

（5）水源经净化、消毒后，爆发流行即可平息。

经疫水传播传染病流行病学特征有哪些？

经疫水传播是指易感者直接接触含病原体的疫水引起传染病的传播，其特征为：

（1）患者均有接触疫水史。

（2）病例的季节性、地区性、职业性分布特点，均与疫水接触机会有关，适于下水的季节（雨季、农渔产品收获季）多见，青壮年、男性、农渔民、水网地区多见，特别是洪水灾害后易发生爆发、流行。

（3）如大量人群进入流行区与疫水接触，可发生爆发、流行。

（4）对疫水采取措施或加强个人防护后，可控制病例的发生。

经食物传播传染病流行病学特征有哪些？

经食物传播传染病的流行病学特征为：

（1）患者都有进食被污染食物史，不吃者不发病。

（2）如一次污染大量食物，在进餐者中可引起爆发、流行，潜伏期短者，临床症状较重。

（3）停止供应该污染食物后，爆发流行即可终止。

（4）经食物传播的传染病一般不会形成慢性流行，如果食物多次被污染，流行也可持续较长时间。

经接触传播传染病流行病学特征有哪些？

直接接触传播的传染病，一般只会散发，不易形成流行。经接触传播传染病如钩端螺旋体病、血吸虫病、钩虫病等。间接接触传播的传染病的流行病学特征为：

（1）病例以散发为主，很少造成流行。

（2）流行过程缓慢，无明显的季节性。

（3）在经济条件较差、卫生习惯不良的人群中多见。

（4）通过加强对传染源的管理，严格实施消毒、隔离制度，注意个人卫生，可以减少这类疫病的传播。

经媒介节肢动物传播的传染病的流行病学特征有哪些？

经吸血节肢动物传播的疾病为数极多，如鼠疫、疟疾、丝虫病、流行性乙型脑炎、登革热等。经节肢动物传播的传染病的流行病学特征为：

（1）病例呈现一定的地区性分布特点，病例的地区分布与节肢动物分布一致。

（2）病例有一定的季节分布特点，其发病率的高低与媒介节肢动物的活动季节一致。

（3）病例分布有明显的职业、年龄特点，多见于从事特殊职业人群中的成年人、男性。

（4）一般没有人传人的现象。

能使人群易感性降低的因素有哪些？

能使人群易感性降低的因素为：

（1）计划免疫。有计划地在易感人群中实施人工主动免疫，是降低人群对传染病易感性最积极的方法。

（2）传染病流行。每次传染病流行后，都有相当数量的易感者因受到感染而获得免疫，使人群的免疫水平提高，易感性降低。

（3）隐性感染。与传染源接触后，人群中许多人虽然没有出现临床症状，但可以通过隐性感染获得免疫。

（4）具免疫力的人口的大量迁入。

能使人群免疫力增高的因素有哪些？

能使人群免疫力增高的因素为：

（1）新出生婴儿的增加。出生6个月以内的婴儿，由于母传抗体的保护，他们对许多传染病不易感。

（2）易感人口的大量迁入。

（3）免疫人口的免疫力的自然消退。

（4）免疫人口的大量死亡。

影响传染病流行的因素有哪些？

传染病的流行，必须有传染源、传播途径及易感人群三个环节的存在，并相互连接，而这三个环节的连接受到自然因素和社会因素的影响，其中社会因素更为重要。无论自然因素，还是社会因素，都是通过其对传染源的传播途径、人群易感性的作用而对传染病的流行过程发生影响的。

何谓传染病的三"间"分布？

传染病的分布是指在不同时间、不同空间、不同人间某种传染病发生或死亡的频率。

时间分布是指不同时间人群中传染病发生的频率。传染病的发生频率随时间而改变，不是静止的，它由潜隐到散发，再到流行，经过控制达到消除或消灭。

空间分布是指不同地区的人群中传染病的发生频率。

人间分布是指传染病在不同特征的人群中的发生的频率。如年龄、性别、职业等。

怎样描述传染病的流行强度？

传染病流行过程中的强度和广度，可以根据其在一定时间、空间内人群中发生的频率和数量，采用不同的指标予以描述，一般用散发、爆发、流行、大流行等指标进行描述。

散发是指人群中的病例以散在形式零星发生，每个病例在发病时间与发病地区上没有明显的联系，通常是指该病发生频率保持在历年的一般水平。通常用于描述地域范围较大、人口较多地区的发病情况。

爆发是指一个小的局部地区或集体单位中，短时间内出现多例同一疾病的病例或症状相似的患者。这类病例多有共同的传染来源，或同一传播途径，多数病例出现在该病的最长潜伏期内，或可以找出一代与一代病例之间的联系。

流行是指某病在某个地区，一定时间内的发病率显著超过该病历年的发病率。

大流行是指某病在一定时间内迅速蔓延，不但发病率超出当地的历年水平，而且跨越国界、洲界。

疫源地是什么？

疫源地是指有传染源存在的地方，并在一定条件下，传染源向周围排出病原体所能波及的范围，即可能发生传染病新病例或新感染的地方，包括传染源停留过的场所，传染源周围的区域。构成疫源地的条件：一是有传染源存在。二是传染源能向外播散病原体。

疫源地范围的大小取决于传染源的活动范围、传播途径及传播条件，把范围较小或单个的疫源地称为疫点，范围较大的疫源地或若干疫源地连在一起称为疫区。

疫源地消灭应具备哪些条件？

疫源地消灭应具备三个条件：

（1）传染源被移走（住院治疗、死亡）或传染源不再排出病原体（治愈）。

（2）传染源散播在外界环境中的病原体已被彻底消除（经过终末消毒、杀虫）。

（3）所有的易感接触者经过该病一个最长潜伏期的观察，没有发生新病例或未被感染。

疫源地清毒的意义是什么？

疫源地清毒是指在传染源存在的情况下，进行的消毒与杀虫措施，分为随时消毒（杀虫）和终末消毒（杀虫）两种。

随时消毒（杀虫）是指在传染源存在时，随时对其排泄物、分泌物以及其他被污染的物品进行消毒；随时对可作为传染媒介的节肢动物进行杀灭。这在传染源存在的疫源地内是不容忽视的重要措施。

终末消毒（杀虫）是指当传染源从疫源地被移走（住院、隔离）或死亡之后，在疫源地内进行的最后一次彻底的消毒（杀虫），以消灭传染源遗留在疫源地内传播媒介上的病原体。

需要进行终末消毒的传染病有哪些？

需要进行终末消毒的传染病，其病原体能在外环境中存活一段时间，主要有：

（1）肠道传染病中的霍乱、伤寒、副伤寒，以及痢疾、病毒性肝炎、脊髓灰质炎等。

（2）呼吸道传染病中的肺鼠疫、白喉、肺结核、猩红热等。

（3）自然疫源性疾病中的炭疽、鼠疫、布氏杆菌病等。

传染病的预防和控制措施有哪些？

传染病的预防和控制措施包括：疫情未出现时的预防措施、疫情出现后的控制措施和治疗性预防措施。疫情未出现时的预防措施主要是指经常性的预防工作和保护易感人群而采取的免疫预防接种。疫情出现后的控制措施是发生疫情时针对传染病流行过程的三个环节和两个因素采取的紧急防疫措施。

针对传染病病人应采取哪些措施？

对传染病病人应采取以下措施：

（1）加强对疫情和疾病的监测，做到早发现、早诊断。早期发现和诊断传染病病人，是尽快采取防疫措施、控制疫情、防止蔓延和尽快隔离治疗病人的前提。

（2）传染病疫情报告。迅速、及时、准确、完整的传染病报告，可使防疫部门掌握该地传染病分布特征，对疫情做出正确判断，从而制定控制、消灭的对策与措施，使疫源地得到处理。

（3）早隔离和早治疗。隔离病人是控制传染病传播的重要措施，将处于传染期内的病人安置于一定的场所，使其不与健康者或其他病人接触，以减少引起新感染者的机会。

针对病原携带者的预防措施有哪些？

病原携带者在治愈之前应受到职业限制，不得从事易使该传染病扩散的工作。霍乱病原携带者在病原体携带期间强制对其隔离治疗，直至病原检查转阴之前，不得从事食品、饮用水的生产、管理及托幼机构的保育、保教等工作。艾滋病病原携带者，不得从事生物制品、血站（库）、医疗、美容、整容、托幼机构、服务行业等工作。伤寒和副伤寒病原携带者，在停止排菌前，不准从事饮食行业生产、加工、服务和保管等工作。可经血液传播的病原携带者应禁止作为献血源。

对动物传染源应如何采取措施？

具有经济价值的动物同时又不是患烈性传染病的，可以进行治疗，对绝大部分的野生动物及染病后失去经济价值的家畜，可采取杀死、消灭的措施。例如消灭狂犬、野犬、狼等，是消灭狂犬病的重要措施。患炭疽的家畜应采取杀死、焚烧或深埋等措施，严禁屠宰后食肉或剥皮。

怎样才能切断呼吸道传染病的传播途径？

首先要对病人进行隔离，防止病人与他人接触，在呼吸道传染病流行期间，应暂停聚会和集体娱乐活动，不串门，要保持室内通风、空气清新，必要时采取空气消毒措施，如紫外线照射，3%过氧化氢溶液或2%过氧乙酸喷雾消毒，食醋熏蒸等均有一定效果。另外，还可对病人的衣物和排泄物进行消毒处理。

怎样才能切断肠道传染病的传播途径？

首先要加强饮用水的管理，尤其对水源和出水口要严格防止污染，饮水必须消毒，要饮用开水，做到生活用水和饮用水分开。其次要管理好人畜排泄物，粪便等排泄物要进行无害化处理，霍乱等传染病流行季节尤其要严格管理、消毒，无条件时深埋。三是要加强食品管理，把好病从口入关，疾病流行季节禁止吃生冷食品，防蝇、防污染、炊事人员应定期体检，有可疑感染或带菌者要调离工作岗位。

对易感人群应采取哪些措施？

在传染病防控工作中，作为三大环节之一的易感人群应采取包括免疫预防、药物预防和个人防护等综合措施。

免疫预防又称免疫接种，可分为人工被动免疫、人工自动免疫和被动自动免疫三种。另外，在传染病流行或爆发时，应对重点人群进行应急接种。

什么是预防性消毒（杀虫）？

在怀疑曾有传染源存在的情况下，认为外环境中有被污染的病原体存在，或在外环境中有传递病原体的媒介节肢动物存在时，所施行的消毒与杀虫措施，称预防性消毒（杀虫）。在人群进住某居室或某驻地前常采取此措施来切断可能的传播途径。

何谓检疫？检疫的方式有哪些？

检疫是对传染病的接触者所采取的管理措施。接触者指接触过病人、受染人员、动物或污染的环境并有可能受到感染的人，他们是潜在的传染源，检疫的目的在于早期发现病人，给予相应的处置。

检疫的方式通常有医学观察、留验和集体检疫。

医学观察适用于乙类和丙类传染病的接触者，在接受医学观察时，接触者日常活动不受限制，可照常参加工作和活动。对接触者每日进行视诊、问诊和测量体温，当发病或疑似发病时应立即隔离。

留验也称隔离观察，是将与甲类传染病病人的接触者隔离于专门场所，限制其活动，不准其与其他人员接触，并同时进行医学观察。

集体检疫又称集体留验，受检单位或社区全体人员不得与外界人员接触，在检疫期间，除对全体人员进行医学观察外，可在单位内进行日常活动。

检疫期限一般为该种传染病的最长潜伏期。

什么是法定传染病？

《中华人民共和国传染病防治法》规定：传染病分为甲、乙、丙三类。

甲类传染病共有2种：鼠疫、霍乱。

乙类传染病共有26种，分别是：传染性非典型肺炎、艾滋病、病毒性肝炎、脊髓灰质炎、人感染高致病性禽流感、麻疹、流行性出血热、狂犬病、流行性乙型脑炎、登革热、炭疽、细菌性和阿米巴性痢疾、肺结核、伤寒和副伤寒、流行性脑脊髓膜炎、百日咳、白喉、新生儿破伤风、猩红热、布鲁氏菌病、淋病、梅毒、钩端螺旋体病、血吸虫病、疟疾、人感染 H7N9 流感。

丙类传染病共有 11 种，分别是：流行性感冒、流行性腮腺炎、风疹、急性出血性结膜炎、麻风病、流行性和地方性斑疹伤寒、黑热病、包虫病、丝虫病、手足口病，以及除霍乱、细菌性和阿米巴性痢疾，伤寒和副伤寒以外的感染性腹泻病。

甲类传染病暴发流行时，如何进行疫区检疫？

甲类传染病暴发、流行时，根据疫情状况及需要，经县级以上政府报请上一级政府批准，可以对该疫区实施封锁。如要封锁大中城市的疫区或跨省、自治区和直辖市的疫区，以及封锁疫区导致中断干线交通或封锁国境时，必须由国务院决定，解除疫区封锁由原宣布实施疫区封锁的机关宣布。

甲类传染病暴发、流行时，被封锁的疫区应实行哪些措施？

被封锁的疫区应实行下列检疫措施：

（1）严格隔离治疗病人，限制或停止集市、集会、影剧院演出以及其他人群聚集等活动。

（2）必要时停工、停业、停课，封锁被病原体污染的公共饮用水源。

（3）实施彻底的消毒、杀虫和治疗处理患病动物。

（4）认真追踪和登记所有接触者并实行留验。

（5）必要时对该区的易感人群开展应急免疫或药物预防。

（6）对必须离开封锁区的人员，在他们到达目的地后，立即接受就地医学观察。

（7）限制对该病易感者进入封锁区，必须进入者就接受人工自动免疫或药物预防等保护措施。

（8）封锁区内的物资和交通工具，经检查和卫生处理后，保证消灭了病原体、病媒昆虫和染疫动物时，方允许其离开。

（9）死亡者尸体不经严格处理，一律不得外运。

（10）在病人继续存在的情况下，要对其排泄物、分泌物及其污染物品进行随时消毒，当病人住院、死亡后应对疫区进行全面彻底的终末消毒。

乙类、丙类传染病暴发、流行时，对疫区应采取什么措施？

当乙类、丙类传染病暴发、流行时，不对疫区进行封锁措施。对乙类传染病病人，需要住院治疗者都应动员其入传染病院（科）或临时隔离病房进行隔离治疗。对病原体污染的环境和各种物品进行彻底的消毒。虫媒传染病和动物性疾病应彻底杀虫、灭鼠。丙类传染病病人，如并发症，则不需住院治疗，均可在医务人员指导下进行自家隔离治疗，并指导患者家属做好通风和食具消毒。

甲类传染病和按甲类传染病疗理的病人死亡后，如何对其尸体进行处理？

鼠疫、霍乱、传染性非典型肺炎和炭疽病死亡的病人尸体。含有大量传染性极强的病原体，不经彻底的处理，易造成环境污染或对接触人群的危害，引起续发病例，甚至可能造成这些疾病的爆发和流行。因此，这些病的死亡者尸体必须由医疗单位负责消毒处理后，运送火葬场立即火化，不得举行遗体告别等仪式。不具备火化条件的农村或边远地区，病人尸体可由治疗病人的医疗单位或当地疾病预防控制机构负责消毒后，在远离居民点（500米以外）和远离饮用水源50米以外的地方，将尸体深埋2米以下。

预防传染病最重要应做好哪三方面的工作？

管理传染源，切断传播途径，保护易感人群。

传染病在人群中发生、发展以及引起流行的必备条件是什么？

传染病在人群中发生、发展以及引起流行的必备条件是传染源、传播途径和易感人群。

提高机体的抗病能力主要是指什么？

提高机体的抗病能力主要是指保证一定的营养、改善生活环境、开展体育锻炼、增强体质等。

什么是群体性不明原因疾病？

群体性不明原因疾病是指在短时间内，某个相对集中的区域内，同时或相继出现具有共同临床表现的病人，且病例不断增加，范围不断扩大，又暂时不能明确诊断的疾病。

新发现的传染病有哪些？

（1）过去早已存在的疾病，但当时未认识是传染病，现今才确定为传染病。如由幽门螺杆菌引起的消化性溃疡、胃炎、胃淋巴瘤等。

（2）早已知道为传染病，当时未发现其病原体，近年来由于诊断技术提高而发现其相应病原体。如丙肝、戊肝、流行性出热血等。

（3）过去确实不存在、新近才出现的疾病，如艾滋病（AIDS）等。

（4）已知传染病的病原体，由于变异出现新症状或症状加重及病原学诊断发生变化，如霍乱弧菌O139、SARS、禽流感等。

《消毒管理办法》对医疗机构的消毒灭菌是如何规定的？

医疗卫生机构使用的进入人体组织或无菌器官的医疗用品必须达到灭菌要求。各种注射、穿刺、采血器具应当一人一用一灭菌。凡接触皮肤、黏膜的器械和用品必须达到消毒要求。

什么是肠道传染病？

凡通过粪—口传播的疾病都叫肠道传染疾病。肠道传染病经过水、食物、日常生活接触和苍蝇等传播途径传播。

肠道传染疾病中哪些为法定传染病？

肠道传染疾病主要有霍乱、伤寒、痢疾、感染性腹泻及甲型肝炎等疾病。这些疾病都是国家法律规定管理的疾病，而霍乱又是规定实施强制管理的甲类传染病。

肠道传染病有哪些主要症状？

肠道传染病的主要症状有发热、腹痛、腹泻、恶心、呕吐、失水及全身不适等症状。但霍乱的主要表现为剧烈腹泻、呕吐，进而严重失水，甚至休克，大多不发烧，无腹痛及里急后重，如不及时就医治疗，极易死亡。

季节性肠道门诊开设时间是什么？

季节性肠道门诊开设时间为每年5月1日—10月31日。

肠道门诊必须落实的"五专"是指什么？

（1）专用诊断室和诊断桌。

（2）专人负责，做好腹泻病人的登记、报告、分析。

（3）专薄登记，"逢泻必登"，凡24小时内腹泻3次以上者务必详细登记，要求完整、准确、住址清楚，对于分流病人必须及时归口登记，不得漏登。

（4）配备专用消毒药械，必须配备紫外线灯、84消毒液、漂白粉、喷雾器、痰盂等消毒药械，严格执行隔离消毒制度，认真落实随时消毒和终末消毒。

（5）实行腹泻病人"肠道门诊专用处方"。

肠道传染病的传染源有哪些？

肠道传染病的传染源主要是现症病人和带菌者，他们都能向外排菌，有很强的传染性，对他们要进行隔离治疗，才能防止传染他人。

常见的夏季肠道传染病主要有哪些？

（1）细菌性痢疾：由痢疾杆菌引起，病人有排便不尽的感觉，粪便可呈脓血状，常伴有发热，儿童患者可能会休克。

（2）阿米巴痢疾：由阿米巴原虫引起，粪便呈果酱样。

（3）病毒性肠炎：也叫作流行性腹泻，病人常伴有感冒等症状。

个人如何预防肠道传染病？

个人预防肠道传染病主要是要养成良好的个人卫生习惯，做到洗净手、吃熟食、不喝生水。

预防痢疾的"三管一灭"是指什么？

管好水、粪、饮食卫生，杀灭蝇蛆。

如何正确洗手？

正确的洗手方法包括以下5个步骤：

（1）湿：在水龙头下把手淋湿，包括手腕、手掌和手指均要充分淋湿。

（2）搓：双手擦肥皂或洗手液，搓洗双手的手心、手背、手指、指尖、指甲及手腕，最少洗20秒。

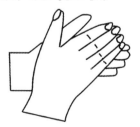 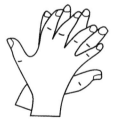 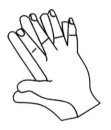

1.掌心对掌心搓擦　　2.手指交错掌心对手背搓擦　　3.手指交错掌心对掌心搓擦

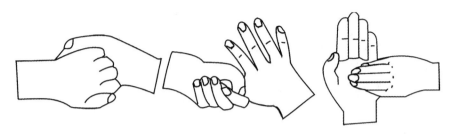

4.两手互握互搓指背　　　5.拇指在掌中转动搓擦　　　6.指尖在掌心中搓擦

图1-1　标准洗手方法

（3）冲：用清水将双手彻底冲洗干净。

（4）捧：捧水将水龙头冲洗干净，或用擦手纸包着水龙头关闭。

（5）擦：用擦手纸或干净毛巾将双手擦干。

什么是春季传染病？

春季传染病是指春季容易传播流行的一组传染病，多为呼吸道传染病，易在人群聚集的场所暴发、流行。常见的春季传染病有流感、麻疹、风疹、流行性腮腺炎、水痘等。

春季传染病如何防控？

主要是针对传染病流行的三个基本环节采取有效措施进行预防：

（1）控制传染源：发现传染病及疫情时及时报告，对传染源要严格按照传染病的隔离期予以隔离治疗。

学校加强晨检和因病缺勤、缺课追踪，尤其对发热的学生进行重点排查，有传染病可疑症状的学生，让其及时就诊。

（2）切断传播途径：加强通风换气，搞好环境卫生，养成良好的个人卫生习惯。勤洗手，打喷嚏、咳嗽后要洗手。

（3）保护易感人群：预防接种，积极参加体育锻炼，提高免疫力，在传染病流行期，尽量少去人群聚集的公共场所。

什么是性病？

性病是性传播疾病的简称，指通过性接触而发生传播的一组传染病。

性病的传染源是什么？

性病的主要传染源是性病病人和无症状感染者。其中主要高危人群为女性性工作者、嫖客、男性同性性行为者等。

性病的传播途径有哪些？

性接触传播、间接接触传播、血源性传播和胎盘产道感染。

性病的易感人群有哪些？

人类对性病普遍易感。

性传播疾病流行特点是什么？

（1）流行范围广，传播速度快。从世界范围来看，性病在所有国家都有发生和流行，因而国际上性传播疾病发病率每年都居高不下。据世界卫生组织统计，在192个国家和地区中，有172个国家和地区报告有艾滋病患者，而且逐年增加。性病中的淋病和非淋菌性尿道炎的潜伏期很短，感染后发病很快，病情蔓延迅速，与其性接触者患病率很高，有些会引起家庭成员或集体成员受感染，是传播速度很快的传染病。

（2）在我国各种性病的发病率都有所变化，过去以梅毒为主，目前非淋菌性尿道炎、淋病成为发病率最高的性传播疾病。据有关资料显示，有的国家淋病患者比梅毒患者多15～20倍。我国由于基层医疗卫生单位检测手段有限，经费不足，影响了非淋菌性尿道炎的诊断。据报道，我国现有的性传播疾病是以淋病为首位。

（3）多种感染。近年来，性传播疾病患者从单纯感染一种病发展为同时感染多种性病的情况越来越多，其中以同时感染淋病和非淋菌性尿道炎、感染淋病同时感染尖锐湿疣为最多。

（4）生殖器外感染。由于性行为方式的多样化，性变态、同性恋等异常性行为发生在生殖器以外的部位比以往多见，其中以肛门直肠、口腔、五官、乳房、手指处皮肤的性传播疾病感染为多。

（5）无症状带菌者的传播。不少性传播疾病如淋病、非淋菌性尿道炎、念珠菌病在女性可无明显症状而带菌，也有些患者经治疗后症状消失但仍有一段时期带菌；潜伏性梅毒患者也没有症状，这些无症状的带菌者常是性传播疾病蔓延的传染源，给性病的防治工作带来了一定的困难。

性病的流行有哪些决定因素？

性病的流行涉及生物学、医学、公共卫生、心理行为、社会和政治等方面，是典型的生物–心理行为–社会医学模式的传染病。研究表明，人群中经性接触传播的性病（包括HIV/AIDS）发病增长主要由三方面因素决定：

（1）性病的平均传播效率。

（2）易感人群暴露于感染者的平均频率，即更换新性伴的平均频率，也就是说性活跃人群单位时间内的平均性伴数。

（3）新感染病例保持传染性的平均时间，即性病病例的平均传染期。

性传播疾病有哪些种类？

我国制定的《性病防治管理方法》中，指定监测的性病有8种，即艾滋病、淋病、梅毒、软下疳、性病性淋巴肉芽肿、非淋菌性尿道炎、尖锐湿疣、生殖器疱疹。在我国，这些疾病的传染途径，主要是通过性接触传染，而且往往与不洁性乱交有关。除了上述的8种性病外，还有阴部念珠菌病、阴道滴虫病、细菌性阴道炎、阴部传染性软疣、性病肉芽肿（腹股沟淋巴肉芽肿）、阴虱病、巨细胞病毒感染、股癣、疥疮、乙型肝炎、阿米巴病、传染性单核细胞增多症等。

性病的危害有哪些？

（1）性病对个人的影响：

性病会导致男性不育：大多数男性性病患者，只要及时就诊，性病是可以治愈的。但若不及时接受正规治疗，以致反复感染，则可以引起前列腺炎、附睾炎、输精管炎和精囊炎，造成男子不育。

性病会导致其他并发症：尖锐湿疣、生殖器疱疹有时会诱发阴茎癌、肛门癌。生殖器疱疹有时会导致尿道狭窄。梅毒不仅侵犯皮肤及黏膜，还侵犯全身脏器，最终导致死亡。如果患者感染性病就应该及时进行检查治疗。

（2）性病对家人的影响：

当夫妻一方患性病，另一方被传染患病的机会高达70%。另外也可能通过日常生活中的密切生活接触传染给家属。因此，家庭中如有性病患者应该注意消毒隔离，即使没有明显症状，其他家庭成员也应该到正规医院检查。

（3）性病对后代的影响：

梅毒或非淋菌性尿道炎病原体可通过胎盘传给胎儿，导致流产、早产、胚胎死亡、先天畸形、胎传梅毒。自发性流产主要与淋病、支原体或单纯疱疹病毒有关。淋病可致新生儿淋病，造成有缺陷新生儿出生，还可致新生儿眼炎导致失明，严重危害到家人的健康和幸福。

怎样预防性病？

（1）性病中除了尖锐湿疣和生殖器疱疹有可能复发外，大多数是可以治愈的，因此，得病后不必过分担心和忧虑，为了尽快恢复健康，除药物治疗外，良好的情绪、营养与适当锻炼也至关重要。

（2）遵医嘱治疗十分必要，自行停药、增减药物或找游医治疗会造成不良后果。

（3）定期复查对判断疗效和预后很有意义。约请配偶或性伴来医院检查是对自己和他人健康负责的行为。

（4）您或您的家人、性伴如果出现某些可疑的症状（皮疹、溃疡、阴道或尿道分泌物异常等），怀疑有性病时，希望能尽早到正规医院检查治疗，因为早诊断、早治疗能够防止产生并发症和后遗症。

（5）为了早日康复，最好在治疗期间不过性生活，需要时请使用安全套。

（6）正确使用安全套。

（7）一般日常生活不会传染性病，但应做好家庭内部的清洁卫生，防止对衣物等生活用品的污染，如勤晒洗被褥、患者内衣裤不要和其他人的混在一起洗，大人、小孩分床睡，分开使用浴盆，马桶圈每天擦洗等。

（8）如果考虑结婚、怀孕，最好等完全治愈后，身体恢复一段时间较为理想。

（9）人体感染性病后不会产生终身免疫，可再次感染，因此治愈后需要改变不良行为、保持健康的生活方式。

性病患者夫妻需要同时治疗吗？

性病患者夫妻必须同时接受治疗。当一方发现自己患了性病，另一方一定要将配偶或性伴侣带到医院进行检查和治疗，不然会互相交叉感染，时间一长，疾病的并发症相应出现，药物的副作用及耐药性也出现，从而造成疾病不易治愈。因此性病患者将配偶或性伴侣带到医院进行检查，一方面是对对方负责，另一方面也是对自己负责，使疾病能彻底治愈。

哪些性病会传给下一代？

性病侵扰着人们的正常生活及家庭和睦，人们谈"性"色变，畏之如"虎"，好多人患了性病，羞于启齿，以致延误病情。也有不少性病会遗传后代致胎儿畸形，如梅毒、艾滋病及疱疹病毒、淋球菌、衣原体、支原体等微生物感染的性病。

（1）先天性梅毒

未经治疗的梅毒病人妊娠后，血液中的梅毒螺旋体引起胚胎或胎儿先天性梅毒感染的机会高达95%，其在胚胎或胎儿中的播散，与因血源性梅毒螺旋体扩散引起的胎盘炎有关。早期先天性梅毒是指2岁以下被确诊的婴儿，具有传染性，并可能危及生命。患儿发育不成熟或早产，有溶血性贫血，肝脾肿大，偶有水肿。迟发性先天性梅毒出现在2岁以上儿童中，大约2/3以上无明显临床症状，但血清学检查持续阳性。

（2）人类免疫缺陷病毒（艾滋病病毒、HIV）感染

据了解，有2%的分娩活产婴儿的母亲为HIV感染者。婴幼儿的HIV感染主要来自母体宫内的先天性感染。母亲HIV血清学阳性的新生儿，都可以有HIV血清阳性的表现，但其中只有30%～45%实际有HIV感染，其余的新生儿则是于体内存在着从子宫内被动传递的母体抗体。

（3）先天性单纯疱疹病毒感染

妇女妊娠期间单纯疱疹病毒（HSV）的感染率为1%～2.5%，可以经胎盘和产道传播给胎儿，新生儿的感染率为1/5000～1/2500，虽然感染的比例较小，但HSV是引起胎儿死亡、发病和出现各种出生缺陷的主要原因。子宫颈部的疱疹可能与宫颈癌有关。

（4）尖锐湿疣

尖锐湿疣主要通过性接触和母婴传播。母亲患性病，在分娩过程中，婴儿可受传染，发生婴儿尖锐湿疣或喉乳头状瘤。流行病学资料表明，尖锐湿疣与生殖器癌之间有密切关联。少数生殖器及肛周的尖锐湿疣经过一段时间后会出现并发展为原位癌或鳞状细胞癌，特别是宫颈癌，这些均已被病理检查所证实。

（5）淋球菌感染

新生儿经产道时感染到淋球菌可引起新生儿淋菌性结膜炎。其表现为眼睑红肿，结膜内大量的脓性分泌物自眼睑裂流出，偶尔可在短期内并发角膜穿孔，以致失明，其分泌物中可找到淋球菌。淋病也是不孕症、宫外孕和盆腔感染的常见原因。

（6）生殖器念珠菌病

生殖器念珠菌病主要指白色念珠菌生殖器的皮肤黏膜感染。男性同性恋者可引起口和肛门念珠菌感染，而新生儿可通过母亲的产道感染引起鹅口疮（念珠菌性口炎）。多见于口腔黏膜、舌、咽喉、齿龈和口唇。皮疹为散在分布，大小不等，单块或多块的乳白色薄膜。易于剥离，露出鲜红色湿润基底，多见于新生儿。

性病的消毒措施有哪些?

常用的消毒方法包括以下几种：

（1）日晒：性病病原体如梅毒螺旋体、淋球菌、乳头瘤病毒等，对外界抵抗力较弱，既不耐高温，也怕低温。如淋球菌在45℃时只能存活15分钟，在紫外

线照射下仅能存活90分钟；而梅毒螺旋体在40～60℃时2～3分钟就能死亡，100℃时则即刻死亡。因此，对于性病患者用过的衣物，在阳光下曝晒2～3小时，冬季将衣物放到户外一夜，即可达到消毒目的。

（2）浸泡：性病病原体对化学药品也很敏感，对于那些可浸泡的污物，可用含有效氯0.1%～0.5%的漂白粉液、6%的过氧化氢等消毒液浸泡30分钟即可达到消毒目的。

（3）开水烫洗和煮沸：患者穿过的衣服、用过的毛巾、浴巾及碗、盆等，可采用开水烫洗和煮沸的方法消毒。但入水前宜先用肥皂洗净，再放入锅中煮洗。一般煮沸几分钟，即可杀死病原体。而被艾滋病病毒污染的物品要煮沸20分钟才可达到消毒目的。

（4）擦拭：对马桶、门窗、桌椅等物品，可用擦拭的方法消毒。擦拭前用水冲洗，然后再用消毒液擦拭。常用的消毒液包括含有效氯漂白液，也可用来苏液。

（5）透风：经常开窗换气，保持室内空气新鲜、干燥，也可起到一定的消毒作用。

性病控制的原则是什么？

性病控制的原则是科学防治，及时、有效的治疗是关键，国际性病专家新近再次强调，缩短性病的传染期是一个非常重要的策略。性病的有效治疗具有很好的费用-效果关系，加之可以减少HIV的性传播，其费用-效果更好。

控制性病流行的策略与措施有哪些？

（1）医疗干预策略

通过纵、横向的医疗服务系统，改善和提高医疗服务质量，促进求医行为，尽早发现和治愈性病感染者，缩短其传染期，并广泛覆盖到各类性病患者。

（2）筛查策略

扩大筛查是控制性病、艾滋病的一项重要手段，其目的是早期发现可疑的性病和HIV感染者，及时给予确诊和治疗，控制性病进一步的传播。性病、艾滋病筛查属于二级预防，已广泛应用于产前、婚前、献血前、妇科门诊、出入境人员（检疫部门）及高危人群和有关重点人群的性病、艾滋病筛查，对控制性病、艾滋病通过血液、母婴、性接触传播起到了重要作用。

（3）健康教育与行为干预策略

广泛开展宣传，提高高危人群和普通人群的防范知识和风险意识，做到洁身自好，不发生非婚性行为，推广使用安全套，减少性伴数量，在中学时期开展早期性教育等。健康教育与行为干预策略，是一项治本策略，可以从根本上预防性病、艾滋病的发生，但要改变人群的行为需要深入持久地开展工作。

什么是性病监测？

性病监测指连续、系统地收集、分析人群中性病发病、患病、分布及危险因素的资料，对结果进行解释与分发，并将结果用于性病防治的规划、计划、实施和效果评价，同时用于预测性病的流行，并可作为艾滋病流行的预警监测。

开展性病监测的目的有哪些？

（1）追踪性病流行趋势。

（2）评价性病的流行规模与疾病负担。

（3）理解性病流行分布及危险因素

（4）理解性病流行的自然史。

（5）病例的溯源和管理。

（6）确定干预工作的目标人群，为干预提供依据。

（7）确定工作的优先重点，为决策提供依据。

（8）社会动员，将性病监测所获得的信息及时向公众发布，让公众知情，了解何时何人群发生性病流行，从而提高警惕性和防范意识。

（9）评价性病与艾滋病防治的效果。

（10）预测未来性病流行趋势，并可作为艾滋病的预警监测。

开展性病监测应遵守哪些伦理学原则？

（1）尊重原则。尊重每一位调查对象，与之建立充分的信赖关系。

（2）知情同意原则。调查前用简明易懂的语言向调查对象讲解调查的目的、方法与内容、好处、可能的不适与风险，并告诉他们参加调查是保密的，经同意后方可调查。

（3）自愿原则。调查对象是否参加调查均是自愿的，在任何时候不能强迫和诱导其参加。

（4）匿名与关联。为确保调查的真实性，调查一般采用匿名的方式，在任何调查表上不填写调查对象的姓名和地址（分配调查编号）。

（5）保密原则。保护调查对象的隐私。

（6）无伤害原则。对调查对象不会产生任何不利的影响与伤害，最大限度地保护调查对象，不至于受到来自社会和法律方面的威胁。

（7）受益原则。调查时应为所有的调查对象提供咨询，解答其疑难问题，讲解性病、艾滋病的预防知识，减少性病、艾滋病传播风险。对调查时发现的感染或疾病应提供支持、关怀或治疗服务和转介服务等。

我国目前开展监测的性病病种有哪些?

1991年，我国卫生部颁布的《性病防治管理方法》中明确了性病监测病种，当时为8种性病，包括艾滋病、梅毒、淋病、非淋菌性尿道炎、尖锐湿疣、生殖器疱疹、软下疳和性病性淋巴肉芽肿。经过16年的监测，我们发现软下疳和性病性淋巴肉芽肿在我国非常少见，且没有可用的、成熟的诊断方法。随着医学的发展和诊断方法的进步，人们认识到生殖道沙眼衣原体感染是一种单独的疾病，并且可以方便地得到诊断，国际上将此种性病单独列出。因此，卫生部于2007年下发了《卫生部办公厅关于进一步加强性病监测工作的通知》，对监测病种做出了调整，目前我国主要监测的性病病种为梅毒、淋病、生殖道沙眼衣原体感染、尖锐湿疣和生殖器疱疹5种，由于艾滋病的特殊性，单独列出进行监测。

第二章

传染病及突发公共卫生事件报告与管理

第一节　《中华人民共和国传染病防治法》

《中华人民共和国传染病防治法》什么时间颁布实施？

《中华人民共和国传染病防治法》于1989年2月21日第七届全国人民代表大会常务委员会第六次会议通过，自1989年9月1日起施行；2004年8月28日第十届全国人民代表大会常务委员会第十一次会议修订；2013年6月29日第十二届全国人民代表大会常务委员会第三次会议通过对其做出修改。

修订后的《中华人民共和国传染病防治法》什么时间开始实施？

《中华人民共和国传染病防治法》已由中华人民共和国第十届全国人民代表大会常务委员会第十一次会议于2004年8月28日修订通过，修订后的《中华人民共和国传染病防治法》自2004年12月1日起施行。

《中华人民共和国传染病防治法》共有几章几条？主要内容有哪些？

《中华人民共和国传染病防治法》共有9章80条，主要内容有总则、传染病预防、疫情报告、通报和公布、疫情控制、医疗救治、监督管理、保障措施、法律责任、附则。

国家对传染病防治的方针是什么？

国家对传染病防治实行预防为主、防治结合、分类管理、科学指导、依靠群众的方针。

《中华人民共和国传染病防治法》规定管理的传染病分哪几类？

《中华人民共和国传染病防治法》规定：传染病分为甲、乙、丙三类。

《中华人民共和国传染病防治法》规定的甲类传染病有几种，分别是哪些传染病？

甲类传染病共有2种：鼠疫、霍乱。

《中华人民共和国传染病防治法》规定的乙类传染病共有多少种，分别是哪些传染病？

乙类传染病共有26种，分别是：传染性非典型肺炎、艾滋病、病毒性肝炎、脊髓灰质炎、人感染高致病性禽流感、麻疹、流行性出血热、狂犬病、流行性乙型脑炎、登革热、炭疽、细菌性和阿米巴性痢疾、肺结核、伤寒和副伤寒、流行性脑脊髓膜炎、百日咳、白喉、新生儿破伤风、猩红热、布鲁氏菌病、淋病、梅毒、钩端螺旋体病、血吸虫病、疟疾、人感染H7N9流感。

《中华人民共和国传染病防治法》规定的丙类传染病共有多少种？分别是哪些传染病？

丙类传染病共有11种，分别是：流行性感冒、流行性腮腺炎、风疹、急性出血性结膜炎、麻风病、流行性和地方性斑疹伤寒、黑热病、包虫病、丝虫病、手足口病，以及除霍乱、细菌性和阿米巴性痢疾，伤寒和副伤寒以外的感染性腹泻病。

《中华人民共和国传染病防治法》关于传染病的报告有哪些规定？

疾病预防控制机构、医疗机构和采供血机构及其执行职务的人员发现，《中华人民共和国传染病防治法》规定的传染病疫情或者发现其他传染病暴发、流行以及突发原因不明的传染病时，应当遵循疫情报告属地管理原则，按照国务院规定的或者国务院卫生行政部门规定的内容、程序、方式和时限报告。

军队医疗机构向社会公众提供医疗服务，发现前款规定的传染病疫情时，应当按照国务院卫生行政部门的规定报告。

任何单位和个人发现传染病病人或者疑似传染病病人时，应当及时向附近的疾病预防控制机构或者医疗机构报告。

各级疾病预防控制机构在传染病预防控制中履行哪些职责？

传染病防治法第十八条规定，各级疾病预防控制机构在传染病预防控制中履行下列职责：

（1）实施传染病预防控制规划、计划和方案。

（2）收集、分析和报告传染病监测信息，预测传染病的发生、流行趋势。

（3）开展对传染病疫情和突发公共卫生事件的流行病学调查、现场处理及其效果评价。

（4）开展传染病实验室检测、诊断、病原学鉴定。

（5）实施免疫规划，负责预防性生物制品的使用管理。

（6）开展健康教育、咨询，普及传染病防治知识。

（7）指导、培训下级疾病预防控制机构及其工作人员开展传染病监测工作。

（8）开展传染病防治应用性研究和卫生评价，提供技术咨询。

国家、省级疾病预防控制机构负责对传染病发生、流行以及分布进行监测，对重大传染病流行趋势进行预测，提出预防控制对策，参与并指导对暴发的疫情进行调查处理，开展传染病病原学鉴定，建立检测质量控制体系，开展应用性研究和卫生评价。

设区的市和县级疾病预防控制机构负责传染病预防控制规划、方案的落实，组织实施免疫、消毒、控制病媒生物的危害，普及传染病防治知识，负责本地区疫情和突发公共卫生事件监测、报告，开展流行病学调查和常见病原微生物检测。

《中华人民共和国传染病防治法》中规定疾控机构和医疗机构在传染病防治中的职责是什么？

各级疾病预防控制机构承担传染病监测、预测、流行病学调查、疫情报告以及其他预防、控制工作。

医疗机构承担与医疗救治有关的传染病防治工作和责任区域内的传染病预防工作。城市社区和农村基层医疗机构在疾病预防控制机构的指导下，承担城市社区、农村基层相应的传染病防治工作。

疾病预防控制机构发现传染病疫情或者接到传染病疫情报告时，应当及时采取哪些措施？

（1）对传染病疫情进行流行病学调查，根据调查情况提出划定疫点、疫区的建议；对被污染的场所进行卫生处理；对密切接触者，在指定场所进行医学观察和采取其他必要的预防措施，并向卫生行政部门提出疫情控制方案。

（2）传染病暴发、流行时，对疫点、疫区进行卫生处理，向卫生行政部门提出疫情控制方案，并按照卫生行政部门的要求采取措施。

（3）指导下级疾病预防控制机构实施传染病预防、控制措施，组织、指导有关单位对传染病疫情进行处理。

《中华人民共和国传染病防治法》规定县级以上地方人民政府应当制定传染病预防控制预案，传染病预防控制预案主要包括哪些内容？

传染病预防控制预案主要包括以下内容：

（1）传染病预防控制指挥部的组成和相关部门的职责。

（2）传染病的监测、信息收集、分析、报告、通报制度。

（3）疾病预防控制机构、医疗机构在发生传染病疫情时的任务与职责。

（4）传染病暴发、流行情况的分级以及相应的应急工作方案。

（5）传染病的预防、疫点或疫区的现场控制，应急设施、设备、救治药品和医疗器械以及其他物资和技术的储备与调用。

对被传染病病原体污染的水、场所和物品应如何处理？

对被传染病病原体污染的水、场所和物品，有关单位和个人必须在疾病预防控制机构的指导下或者按照其提出的卫生要求，进行严格消毒处理；拒绝消毒处理的，由当地卫生行政部门或者疾病预防控制机构进行强制消毒处理。

医疗机构发现传染病时，应当采取哪些措施？

医疗机构发现甲类传染病时，应当及时采取下列措施：

（1）对病人、病原携带者，予以隔离治疗，隔离期限根据医学检查结果确定。

（2）对疑似病人，确诊前在指定场所单独隔离治疗。

（3）对医疗机构内的病人、病原携带者、疑似病人的密切接触者，在指定场所进行医学观察和采取其他必要的预防措施。

（4）拒绝隔离治疗或者隔离期未满擅自脱离隔离治疗的，可以由公安机关协助医疗机构采取强制隔离治疗措施。

医疗机构发现乙类或者丙类传染病病人,应当根据病情采取必要的治疗和控制传播措施。

传染病暴发、流行时,县级以上地方人民政府可采取哪些措施?

传染病暴发、流行时,县级以上地方人民政府可采取下列紧急措施并予以公告:

(1)限制或者停止集市、影剧院演出或者其他人群聚集的活动。

(2)停工、停业、停课。

(3)封闭或者封存被传染病病原体污染的公共饮用水源、食品以及相关物品。

(4)控制或者扑杀染疫野生动物、家畜、家禽。

(5)封闭可能造成传染病扩散的场所。

患传染病死亡的,对尸体应做如何处理?

患甲类传染病、炭疽死亡的,应当将尸体立即进行卫生处理,就近火化。患其他传染病死亡的,必要时,应当将尸体进行卫生处理后火化或者按照规定深埋。

为了查找传染病病因,医疗机构在必要时可以按照国务院卫生行政部门的规定,对传染病病人尸体或者疑似传染病病人尸体进行解剖查验,并应当告知死者家属。

地方各级人民政府未履行《中华人民共和国传染病防治法》相关职责者,有何法律责任?

《中华人民共和国传染病防治法》第六十五条规定,地方各级人民政府未依照本法的规定履行报告职责,或者隐瞒、谎报、缓报传染病疫情,或者在传染病暴发、流行时,未及时组织救治、采取控制措施的,由上级人民政府责令改正,通报批评;造成传染病传播、流行或者其他严重后果的,对负有责任的主管人员,依法给予行政处分;构成犯罪的,依法追究刑事责任。

县级以上人民政府卫生行政部门违反《中华人民共和国传染病防治法》有何法律责任?

《中华人民共和国传染病防治法》第六十六条规定,县级以上人民政府卫生行政部门违反本法规定,有下列情形之一的,由本级人民政府、上级人民政府卫生行政部门责令改正，通报批评；造成传染病传播、流行或者其他严重后果的，对负有责任的主管人员和其他直接责任人员，依法给予行政处分；构成犯罪的，依法追究刑事责任：

（1）未依法履行传染病疫情通报、报告或者公布职责，或者隐瞒、谎报、缓报传染病疫情的。

（2）发生或者可能发生传染病传播时未及时采取预防、控制措施的。

（3）未依法履行监督检查职责，或者发现违法行为不及时查处的。

（4）未及时调查、处理单位和个人，对下级卫生行政部门不履行传染病防治职责遭举报的。

（5）违反本法的其他失职、渎职行为。

疾病预防控制机构违反《中华人民共和国传染病防治法》有何法律责任？

《中华人民共和国传染病防治法》第六十八条规定，疾病预防控制机构违反本法规定，有下列情形之一的，由县级以上人民政府卫生行政部门责令限期改正，通报批评，给予警告；对负有责任的主管人员和其他直接责任人员，依法给予降级、撤职、开除的处分，并可以依法吊销有关责任人员的执业证书；构成犯罪的，依法追究刑事责任：

（1）未依法履行传染病监测职责的。

（2）未依法履行传染病疫情报告、通报职责，或者隐瞒、谎报、缓报传染病疫情的。

（3）未主动收集传染病疫情信息，或者对传染病疫情信息和疫情报告未及时进行分析、调查、核实的。

（4）发现传染病疫情时，未依据职责及时采取本法规定的措施的。

（5）故意泄露传染病病人、病原携带者、疑似传染病病人、密切接触者涉及个人隐私的有关信息、资料的。

医疗机构违反《中华人民共和国传染病防治法》有何法律责任？

《中华人民共和国传染病防治法》第六十九条规定，医疗机构违反本法规定，有下列情形之一的，由县级以上人民政府卫生行政部门责令改正，通报批评，给予警告；造成传染病传播、流行或者其他严重后果的，对负有责任的主管人员和其他直接责任人员，依法给予降级、撤职、开除的处分，并可以依法吊销有关责任人员的执业证书；构成犯罪的，依法追究刑事责任：

（1）未按照规定承担本单位的传染病预防、控制工作、医院感染控制任务和责任区域内的传染病预防工作的。

（2）未按照规定报告传染病疫情，或者隐瞒、谎报、缓报传染病疫情的。

（3）发现传染病疫情时，未按照规定对传染病病人、疑似传染病病人提供医疗救护、现场救援、接诊、转诊的，或者拒绝接受转诊的。

（4）未按照规定对本单位内被传染病病原体污染的场所、物品以及医疗废弃物实施消毒或者无害化处置的。

（5）未按照规定对医疗器械进行消毒，或者对按照规定一次使用的医疗器具未予销毁、再次使用的。

（6）在医疗救治过程中未按照规定保管医学记录资料的。

（7）故意泄露传染病病人、病原携带者、疑似传染病病人、密切接触者涉及个人隐私的有关信息、资料的。

第二节　突发公共卫生事件报告

我国的突发公共卫生事件是按照什么分级的？共分几级？

根据突发公共卫生事件的性质、危害程度、涉及范围，将突发公共卫生事件划分为特别重大（Ⅰ级）、重大（Ⅱ级）、较大（Ⅲ级）和一般（Ⅳ级）四级。

什么情形下构成特别重大突发公共卫生事件（Ⅰ级）？

有下列情形之一的为特别重大突发公共卫生事件（Ⅰ级）：

（1）肺鼠疫、肺炭疽在大、中城市发生并有扩散趋势，或肺鼠疫、肺炭疽疫情波及2个以上的省份，并有进一步扩散趋势。

（2）发生传染性非典型肺炎、人感染高致病性禽流感病例，并有扩散趋势。

（3）涉及多个省份的群体性不明原因疾病，并有扩散趋势。

（4）发生新传染病或我国尚未发现的传染病发生或传入，并有扩散趋势，或发现我国已消灭的传染病重新流行。

（5）发生烈性病菌株、毒株、致病因子等丢失事件。

（6）周边以及与我国通航的国家和地区发生特大传染病疫情，并出现输入性病例，严重危及我国公共卫生安全的事件。

（7）国务院卫生行政部门认定的其他特别重大突发公共卫生事件。

什么情形下构成重大突发公共卫生事件（Ⅱ级）？

有下列情形之一的为重大突发公共卫生事件（Ⅱ级）：

（1）在一个县（市）行政区域内，一个平均潜伏期内（6天）发生5例以上肺鼠疫、肺炭疽病例，或者相关联的疫情波及2个以上的县（市）。

（2）发生传染性非典型肺炎、人感染高致病性禽流感疑似病例。

（3）腺鼠疫发生流行，在一个市（地）行政区域内，一个平均潜伏期内多点连续发病20例以上，或流行范围波及2个以上市（地）。

（4）霍乱在一个市（地）行政区域内流行，1周内发病30例以上，或波及2个以上市（地），有扩散趋势。

（5）乙类、丙类传染病波及2个以上县（市），1周内发病水平超过前5年同期平均发病水平2倍以上。

（6）我国尚未发现的传染病发生或传入，尚未造成扩散。

（7）发生群体性不明原因疾病，扩散到县（市）以外的地区。

（8）发生重大医源性感染事件。

（9）预防接种或群体预防性服药出现人员死亡。

（10）一次食物中毒人数超过100人并出现死亡病例，或出现10例以上死亡病例。

（11）一次发生急性职业中毒50人以上，或死亡5人以上。

（12）境内外隐匿运输、邮寄烈性生物病原体、生物毒素造成我境内人员感染或死亡的。

（13）省级以上人民政府卫生行政部门认定的其他重大突发公共卫生事件。

什么情形下构成较大突发公共卫生事件（Ⅲ级）？

有下列情形之一的为较大突发公共卫生事件（Ⅲ级）：

（1）发生肺鼠疫、肺炭疽病例，一个平均潜伏期内病例数未超过5例，流行范围在一个县（市）行政区域以内。

（2）腺鼠疫发生流行，在一个县（市）行政区域内，一个平均潜伏期内连续发病10例以上，或波及2个以上县（市）。

（3）霍乱在一个县（市）行政区域内发生，1周内发病10～29例，或波及2个以上县（市），或市（地）级以上城市的市区首次发生。

（4）1周内在一个县（市）行政区域内，乙、丙类传染病发病水平超过前5年同期平均发病水平1倍以上。

①痢疾、甲肝、伤寒（副伤寒）、麻疹：在一个县（市）行政区域内，同一

事件累计发病100例以上，或者累计发病10例以上并出现死亡病例。

②流脑、出血热：在一个县（市）行政区域内，同一事件累计发病10例以上，并出现死亡病例。

③流感：在一个县（市）行政区域内，同一事件累计发病数500例以上。

（5）在一个县（市）行政区域内发现群体性不明原因疾病。

（6）一次食物中毒人数超过100人，或出现死亡病例。

（7）预防接种或群体预防性服药出现群体心因性反应或不良反应。

（8）一次发生急性职业中毒10～49人，或死亡4人以下。

（9）市（地）级以上人民政府卫生行政部门认定的其他较大突发公共卫生事件。

什么情形下构成一般突发公共卫生事件（Ⅳ级）？

有下列情形之一的为一般突发公共卫生事件（Ⅳ级）：

（1）腺鼠疫在一个县（市）行政区域内发生，一个平均潜伏期内病例数未超过10例。

（2）霍乱在一个县（市）行政区域内发生，1周内发病9例以下。

（3）一次食物中毒人数30～99人，未出现死亡病例。

（4）一次发生急性职业中毒9人以下，未出现死亡病例。

（5）县级以上人民政府卫生行政部门认定的其他一般突发公共卫生事件。

突发公共卫生事件报告范围与标准是什么？

突发公共卫生事件相关信息报告范围，包括可能构成或已发生的突发公共卫生事件相关信息，其报告标准不完全等同于《国家突发公共卫生事件应急预案》的判定标准。突发公共卫生事件的确认、分级由卫生行政部门组织实施。

（一）传染病

1.鼠疫：发现1例及以上鼠疫病例。

2.霍乱：发现1例及以上霍乱病例。

3.传染性非典型肺炎：发现1例及以上传染性非典型肺炎病例病人或疑似病人。

4.人感染高致病性禽流感：发现1例及以上人感染高致病性禽流感病例。

5.炭疽：发生1例及以上肺炭疽病例；或1周内，同一学校、幼儿园、自然村寨、社区、建筑工地等集体单位发生3例及以上皮肤炭疽或肠炭疽病例；或1例及以上职业性炭疽病例。

6.甲肝／戊肝：1周内，同一学校、幼儿园、自然村寨、社区、建筑工地等集体单位发生5例及以上甲肝／戊肝病例。

7.伤寒（副伤寒）：1周内，同一学校、幼儿园、自然村寨、社区、建筑工地等集体单位发生5例及以上伤寒（副伤寒）病例，或出现2例及以上死亡。

8.细菌性和阿米巴性痢疾：3天内，同一学校、幼儿园、自然村寨、社区、建筑工地等集体单位发生10例及以上细菌性和阿米巴性痢疾病例，或出现2例及以上死亡。

9.麻疹：1周内，同一学校、幼儿园、自然村寨、社区、建筑工地等集体单位发生10例及以上麻疹病例。

10.风疹：1周内，同一学校、幼儿园、自然村寨、社区等集体单位发生10例及以上风疹病例。

11.流行性脑脊髓膜炎：3天内，同一学校、幼儿园、自然村寨、社区、建筑工地等集体单位发生3例及以上流脑病例，或者有2例及以上死亡。

12.登革热：1周内，一个县（市、区）发生5例及以上登革热病例，或首次发现病例。

13.流行性出血热：1周内，同一自然村寨、社区、建筑工地、学校等集体单位发生5例（高发地区10例）及以上流行性出血热病例，或者死亡1例及以上。

14.钩端螺旋体病：1周内，同一自然村寨、建筑工地等集体单位发生5例及以上钩端螺旋体病病例，或者死亡1例及以上。

15.流行性乙型脑炎：1周内，同一乡镇、街道等发生5例及以上乙脑病例，或者死亡1例及以上。

16.疟疾：以行政村为单位，1个月内，发现5例（高发地区10例）及以上当地感染的病例；或在近3年内无当地感染病例报告的乡镇，以行政村为单位，1个月内发现5例及以上当地感染的病例；在恶性疟流行地区，以乡（镇）为单位，1个月内发现2例及以上恶性疟死亡病例；在非恶性疟流行地区，出现输入性恶性疟继发感染病例。

17.血吸虫病：在未控制地区，以行政村为单位，2周内发生急性血吸虫病病例10例及以上，或在同一感染地点1周内连续发生急性血吸虫病病例5例及以上；在传播控制地区，以行政村为单位，2周内发生急性血吸虫病5例及以上，或在同一感染地点1周内连续发生急性血吸虫病病例3例及以上；在传播阻断地区或非流行区，发现当地感染的病人、病牛或感染性钉螺。

18.流感：1周内，在同一学校、幼儿园或其他集体单位发生30例及以上流感样病例，或5例及以上因流感样症状住院病例，或发生1例及以上流感样病例死亡。

19.流行性腮腺炎：1周内，同一学校、幼儿园等集体单位中发生10例及以上流行性腮腺炎病例。

20.感染性腹泻（除霍乱、痢疾、伤寒和副伤寒以外）：1周内，同一学校、幼儿园、自然村寨、社区、建筑工地等集体单位中发生20例及以上感染性腹泻病例，或死亡1例及以上。

21.猩红热：1周内，同一学校、幼儿园等集体单位中，发生10例及以上猩红热病例。

22.水痘：1周内，同一学校、幼儿园等集体单位中，发生10例及以上水痘病例。

23.输血性乙肝、丙肝、HIV：医疗机构、采供血机构发生3例及以上输血性乙肝、丙肝病例或疑似病例或HIV感染。

24.新发或再发传染病：发现本县（区）从未发生过的传染病或发生本县近5年从未报告的或国家宣布已消灭的传染病。

25.不明原因肺炎：发现不明原因肺炎病例。

（二）食物中毒

1.一次食物中毒人数30人及以上或死亡1人及以上。

2.学校、幼儿园、建筑工地等集体单位发生食物中毒，一次中毒人数5人及以上或死亡1人及以上。

3.地区性或全国性重要活动期间发生食物中毒，一次中毒人数5人及以上或死亡1人及以上。

（三）职业中毒

发生急性职业中毒10人及以上，或者死亡1人及以上的。

（四）其他中毒

出现食物中毒、职业中毒以外的急性中毒病例3例及以上的事件。

（五）环境因素事件

发生环境因素改变所致的急性病例3例及以上。

（六）意外辐射照射事件

出现意外辐射照射人员1例及以上。

（七）传染病菌、毒种丢失

发生鼠疫、炭疽、非典、艾滋病、霍乱、脊灰等菌毒种丢失事件。

（八）预防接种和预防服药群体性不良反应

1.群体性预防接种反应：一个预防接种单位一次预防接种活动中出现群体性疑似异常反应，或发生死亡。

2.群体预防性服药反应：一个预防服药点一次预防服药活动中出现不良反应（或心因性反应）10例及以上，或死亡1例及以上。

（九）医源性感染事件

医源性、实验室和医院感染暴发。

（十）群体性不明原因疾病

2周内，一个医疗机构或同一自然村寨、社区、建筑工地、学校等集体单位发生有相同临床症状的不明原因疾病3例及以上。

（十一）其他突出公共卫生事件

各级人民政府卫生行政部门认定的其他突发公共卫生事件。

突发公共卫生事件报告方式、时限和程序是怎样规定的？

获得突发公共卫生事件相关信息的责任报告单位和责任报告人，应当在2小时内以电话或传真等方式向属地卫生行政部门指定的专业机构报告，具备网络直报条件的同时进行网络直报，直报的信息由指定的专业机构审核后进入国家数据库。不具备网络直报条件的责任报告单位和责任报告人，应采用最快的通讯方式将《突发公共卫生事件相关信息报告卡》报送属地卫生行政部门指定的专业机构，接到《突发公共卫生事件相关信息报告卡》的专业机构，应对信息进行审核、确定真实性，2小时内进行网络直报，同时以电话或传真等方式报告同级卫生行政部门。接到突发公共卫生事件相关信息报告的卫生行政部门应当尽快组织有关专家进行现场调查，如确认为实际发生突发公共卫生事件，应根据不同的级别，及时组织采取相应的措施，并在2小时内向本级人民政府报告，同时向上一级人民政府卫生行政部门报告。如尚未达到突发公共卫生事件标准的，由专业防治机构密切跟踪事态发展，随时报告事态变化情况。

突发公共卫生事件的报告内容有哪些？

1.事件信息报告主要内容

事件名称、事件类别、发生时间、地点、涉及的地域范围、人数、主要症状与体征、可能的原因、已经采取的措施、事件的发展趋势、下步工作计划等。

2.事件发生、发展、控制过程信息

事件发生、发展、控制过程信息分为初次报告、进程报告、结案报告。

（1）初次报告

报告内容包括事件名称、初步判定的事件类别和性质、发生地点、发生时间、发病人数、死亡人数、主要的临床症状、可能原因、已采取的措施、报告单位、报告人员及通讯方式等。

（2）进程报告

报告事件的发展与变化、处置进程、诊断、原因或可能因素，以及势态评估、控制措施等内容。同时，对初次报告的《突发公共卫生事件相关信息报告卡》进行补充和修正。

重大及特别重大突发公共卫生事件至少按日进行进程报告。

（3）结案报告

事件结束后，应进行结案信息报告。达到《国家突发公共卫生事件应急预案》分级标准的突发公共卫生事件结束后，由相应级别卫生行政部门组织评估，在确认事件终止后2周内，对事件的发生和处理情况进行总结，分析其原因和影响因素，并提出今后对类似事件的防范和处置建议。

公共卫生相关紧急突发事件的特征有哪些?

（1）突然发生的，不可预测的。

（2）原因是多样的：法定传染病的暴发；新发现传染病的进入；核物质与放射源污染事故；农药、有毒化学品污染事故；食物中毒；食源性疾患；饮用水污染事故；职业性中毒和自然灾害的次生危害等多种类型。

（3）危害是直接的。对健康的损害和影响达到一定的程度易造成社会的恐慌和混乱。

（4）发生是隐蔽的。在正常的公共场所活动中，经过人与人接触，或通过饮食为载体和日常工作不知不觉地受到侵害，不易引起人们的注意，用常规的手段也无法检查到，具有极大的隐蔽性和不确定性。

突发公共卫生事件的工作原则有哪些?

（1）预防为主，常备不懈。提高全社会对突发公共卫生事件的防范意识，落实各项防范措施，做好人员、技术、物资和设备的应急储备工作。对各类可能引发突发公共卫生事件的情况要及时进行分析、预警，做到早发现、早报告、早处理。

（2）统一领导，分级负责。根据突发公共卫生事件的范围、性质和危害程度，对突发公共卫生事件实行分级管理。各级人民政府负责突发公共卫生事件应急处理的统一领导和指挥，各有关部门按照预案规定，在各自的职责范围内做好突发公共卫生事件应急处理的有关工作。

（3）依法规范，措施果断。地方各级人民政府和卫生行政部门要按照相关法律、法规和规章的规定，完善突发公共卫生事件应急体系，建立健全系统、规范的突发公共卫生事件应急处理工作制度，对突发公共卫生事件和可能发生的公共卫生事件做出快速反应，及时、有效地开展监测、报告和处理工作。

（4）依靠科学，加强合作。突发公共卫生事件应急工作要充分尊重和依靠科学，要重视开展防范和处理突发公共卫生事件的科研和培训，为突发公共卫生事件应急处理提供科技保障。各有关部门和单位要通力合作、资源共享，有效应对突发公共卫生事件。要广泛组织、动员公众参与突发公共卫生事件的应急处理。

突发公共卫生事件应急反应原则是什么？

发生突发公共卫生事件时，事发地的县级、市（地）级、省级人民政府及其有关部门按照分级响应的原则，做出相应级别的应急反应。同时，要遵循突发公共卫生事件发生发展的客观规律，结合实际情况和预防控制工作的需要，及时调整预警和反应级别，以有效控制事件，减少危害和影响。要根据不同类别突发公共卫生事件的性质和特点，注重分析事件的发展趋势，对事态和影响不断扩大的事件，应及时升级预警和反应级别；对范围局限、不会进一步扩散的事件，应相应降低反应级别，及时撤销预警。

国务院有关部门和地方各级人民政府及有关部门对在学校、区域性或全国性重要活动期间等发生的突发公共卫生事件，要高度重视，可相应提高报告和反应级别，确保迅速、有效地控制突发公共卫生事件，维护社会稳定。

突发公共卫生事件应急处理要采取边调查、边处理、边抢救、边核实的方式，以有效措施控制事态发展。

事发地之外的地方各级人民政府卫生行政部门接到突发公共卫生事件情况通报后，要及时通知相应的医疗卫生机构，组织做好应急处理所需的人员与物资准备，采取必要的预防控制措施，防止突发公共卫生事件在本行政区域内发生，并服从上一级人民政府卫生行政部门的统一指挥和调度，支援突发公共卫生事件发生地区的应急处理工作。

各级人民政府突发公共卫生事件应急反应措施有哪些？

（1）组织协调有关部门参与突发公共卫生事件的处理。

（2）根据突发公共卫生事件处理需要，调集本行政区域内各类人员、物资、交通工具和相关设施、设备参加应急处理工作。涉及危险化学品管理和运输安全的，有关部门要严格执行相关规定，防止事故发生。

（3）划定控制区域：甲类、乙类传染病暴发、流行时，县级以上地方人民政府报经上一级地方人民政府决定，可以宣布疫区范围；经省、自治区、直辖市人民政府决定，可以对本行政区域内甲类传染病疫区实施封锁；封锁大、中城市的疫区或者封锁跨省（区、市）的疫区，以及封锁疫区导致中断干线交通或者封锁国境的，由国务院决定。对重大食物中毒和职业中毒事故，根据污染食品扩散和职业危害因素波及的范围，划定控制区域。

（4）疫情控制措施：当地人民政府可以在本行政区域内采取限制或者停止集市、集会、影剧院演出以及其他人群聚集的活动；停工、停业、停课；封闭或者封存被传染病病原体污染的公共饮用水源、食品以及相关物品等紧急措施；临时征用房屋、交通工具以及相关设施和设备。

（5）流动人口管理：对流动人口采取预防工作，落实控制措施，对传染病病人、疑似病人采取就地隔离、就地观察、就地治疗的措施，对密切接触者根据情况采取集中或居家医学观察。

（6）实施交通卫生检疫：组织铁路、交通、民航、质检等部门在交通站点和出入境口岸设置临时交通卫生检疫站，对出入境、进出疫区和运行中的交通工具及其乘运人员和物资、宿主动物进行检疫查验，对病人、疑似病人及其密切接触者实施临时隔离、留验和向地方卫生行政部门指定的机构移交。

（7）信息发布：突发公共卫生事件发生后，有关部门要按照有关规定做好信息发布工作，信息的发布要及时主动、准确把握、实事求是，正确引导舆论，注重社会效果。

（8）开展群防群治：街道、乡（镇）以及居委会、村委会协助卫生行政部门和其他部门、医疗机构，做好疫情信息的收集、报告、人员分散隔离及公共卫生措施的实施工作。

（9）维护社会稳定：组织有关部门保障商品供应，平抑物价，防止哄抢；严厉打击造谣传谣、哄抬物价、囤积居奇、制假售假等违法犯罪和扰乱社会治安的行为。

卫生行政部门突发公共卫生事件的应急反应措施有哪些？

（1）组织医疗机构、疾病预防控制机构和卫生监督机构开展突发公共卫生事件的调查与处理。

（2）组织突发公共卫生事件专家咨询委员会对突发公共卫生事件进行评估，提出启动突发公共卫生事件应急处理的级别。

（3）应急控制措施：根据需要组织开展应急疫苗接种、预防服药。

（4）督导检查：国务院卫生行政部门组织对全国或重点地区的突发公共卫生事件应急处理工作进行督导和检查。省、市（地）级以及县级卫生行政部门负责对本行政区域内的应急处理工作进行督察和指导。

（5）发布信息与通报：国务院卫生行政部门或经授权的省、自治区、直辖市人民政府卫生行政部门及时向社会发布突发公共卫生事件的信息或公告。国务院卫生行政部门及时向国务院各有关部门和各省、自治区、直辖市卫生行政部门以及军队有关部门通报突发公共卫生事件情况。对涉及跨境的疫情线索，由国务院卫生行政部门向有关国家和地区通报情况。

（6）制定技术标准和规范：国务院卫生行政部门对新发现的突发传染病、不明原因的群体性疾病、重大中毒事件，组织力量制定技术标准和规范，及时组织全国培训。地方各级卫生行政部门开展相应的培训工作。

（7）普及卫生知识：针对事件性质，有针对性地开展卫生知识宣教，提高公众健康意识和自我防护能力，消除公众心理障碍，开展心理危机干预工作。

（8）进行事件评估：组织专家对突发公共卫生事件的处理情况进行综合评估，包括事件概况、现场调查处理概况、病人救治情况、所采取的措施、效果评价等。

医疗机构突发公共卫生事件的应急反应措施有哪些？

（1）开展病人接诊、收治和转运工作，实行重症和普通病人分开管理，对疑似病人及时排除或确诊。

（2）协助疾控机构人员开展标本的采集、流行病学调查工作。

（3）做好医院内现场控制、消毒隔离、个人防护、医疗垃圾和污水处理工作，防止院内交叉感染和污染。

（4）做好传染病和中毒病人的报告。对因突发公共卫生事件而引起身体伤害的病人，任何医疗机构不得拒绝接诊。

（5）对群体性不明原因疾病和新发传染病做好病例分析与总结，积累诊断治疗的经验。重大中毒事件，按照现场救援、病人转运、后续治疗相结合的原则进行处置。

（6）开展科研与国际交流：开展与突发事件相关的诊断试剂、药品、防护用品等方面的研究。开展国际合作，加快病源查寻和病因诊断。

疾病预防控制机构突发公共卫生事件的应急反应措施有哪些？

（1）突发公共卫生事件信息报告：国家、省、市（地）、县级疾控机构做好突发公共卫生事件的信息收集、报告与分析工作。

（2）开展流行病学调查：疾控机构人员到达现场后，尽快制订流行病学调查计划和方案，地方专业技术人员按照计划和方案，开展对突发事件累及人群的发病情况、分布特点进行调查分析，提出并实施有针对性的预防控制措施；对传染病病人、疑似病人、病原携带者及其密切接触者进行追踪调查，查明传播链，并向相关地方疾病预防控制机构通报情况。

（3）实验室检测：中国疾病预防控制中心和省级疾病预防控制机构指定的专业技术机构在地方专业机构的配合下，按有关技术规范采集足量、足够的标本，分送省级和国家应急处理功能网络实验室检测，查找致病原因。

（4）开展科研与国际交流：开展与突发事件相关的诊断试剂、疫苗、消毒方法、医疗卫生防护用品等方面的研究。开展国际合作，加快病源查寻和病因诊断。

（5）制定技术标准和规范：中国疾病预防控制中心协助卫生行政部门制定全国新发现的突发传染病、不明原因的群体性疾病、重大中毒事件的技术标准和规范。

（6）开展技术培训：中国疾病预防控制中心具体负责全国省级疾病预防控制中心突发公共卫生事件应急处理专业技术人员的应急培训。各省级疾病预防控制中心负责县级以上疾病预防控制机构专业技术人员的培训工作。

卫生监督机构突发公共卫生事件的应急反应措施有哪些？

（1）在卫生行政部门的领导下，开展对医疗机构、疾病预防控制机构突发公共卫生事件应急处理各项措施落实情况的督导、检查。

（2）围绕突发公共卫生事件应急处理工作，开展食品卫生、环境卫生、职业卫生等的卫生监督和执法稽查。

（3）协助卫生行政部门依据《突发公共卫生事件应急条例》和有关法律、法规，调查处理突发公共卫生事件应急工作中的违法行为。

出入境检验检疫机构突发公共卫生事件的应急反应措施有哪些？

（1）突发公共卫生事件发生时，调动出入境检验检疫机构技术力量，配合当地卫生行政部门做好口岸的应急处理工作。

（2）及时上报口岸突发公共卫生事件信息和情况变化。

第三节　传染病信息报告管理

传染病疫情责任报告单位及报告人有哪些？

《突发公共卫生事件与传染病疫情监测信息报告管理办法》第十六条规定，各级各类医疗机构、疾病预防控制机构、采供血机构均为责任报告单位；其执行职务的人员和乡村医生、个体开业医生均为责任疫情报告人。

发现甲类传染病病人或疑似病人怎么报告？

《突发公共卫生事件与传染病疫情监测信息报告管理办法》第十八条规定，责任报告单位和责任疫情报告人发现甲类传染病和乙类传染病中的肺炭疽、传染性非典型肺炎、脊髓灰质炎、人感染高致病性禽流感的病人或疑似病人时，或发现其他传染病和不明原因疾病暴发时，应于2小时内将传染病报告卡通过网络报告；未实行网络直报的责任报告单位应于2小时内以最快的通讯方式（电话、传真）向当地县级疾病预防控制机构报告，并于2小时内寄送出传染病报告卡。

发现乙类传染病的哪些病种时应和甲类传染病一样进行报告？

乙类传染病中的肺炭疽、传染性非典型肺炎、脊髓灰质炎、人感染高致病性禽流感的病人或疑似病人。

发现乙、丙类传染病病人或疑似病人时怎么报告？

乙类、丙类传染病病人、疑似病人和规定报告的传染病病原携带者在诊断后，实行网络直报的责任报告单位应于24小时内进行网络报告；未实行网络直报的责任报告单位应于24小时内寄送出传染病报告卡。县级疾病预防控制机构收到无网络直报条件责任报告单位报送的传染病报告卡后，应于2小时内通过网络进行直报。

《传染病报告卡》如何填写？

《传染病报告卡》统一格式并用A4纸印刷，使用钢笔或圆珠笔填写，内容完整、准确，字迹清楚，填报人须签名。

《传染病报告卡片》填写时应注意哪些事项？

《传染病报告卡》中带"*"号为必填项目，14岁以下患儿要填写家长姓名，时间顺序无逻辑错误，患者住址必须详细到村。如为学生，必须填写学校名称和班级；如为幼托儿童，必须填写学校托幼机构名称和班级；如为工作人员，必须填写工作单位。

传染病报告病例分类与分型有哪些？

传染病报告病例分为疑似病例、临床诊断病例、实验室确诊病例、病原携带者和阳性检测结果5类。其中，须报告病原携带者的病种包括霍乱、脊髓灰质炎、艾滋病以及卫生部规定的其他传染病；阳性检测结果仅限采供血机构填写。

哪些传染病须做分型报告？

炭疽、病毒性肝炎、梅毒、疟疾、肺结核须做分型报告。炭疽分为肺炭疽、皮肤炭疽和未分型3类；病毒性肝炎分为甲型、乙型、丙型、戊型和未分型5类；梅毒分为一期、二期、三期、胎传、隐性5类；疟疾分为间日疟、恶性疟和未分型3类；肺结核分为利福平耐药、涂阳、仅培养阳性、菌阴和未痰检4类。

哪些传染病报告须做急、慢性分型？

乙型肝炎、血吸虫病应做急性和慢性报告。

传染病怎么登记？

责任报告单位或责任报告人在诊疗过程中应规范填写或由电子病历、电子健康档案自动生成规范的门诊日志、入／出院登记、检测检验和放射登记。首诊医生在诊疗过程中发现传染病病人、疑似病人和规定报告的病原携带者后应按照要求填写《中华人民共和国传染病报告卡》，或通过电子病历、电子健康档案自动抽取符合交换文档标准的电子传染病报告卡。

传染病的报告程序与方式是什么？

传染病报告实行属地化管理，首诊负责制。传染病报告卡由首诊医生或其他执行职务的人员负责填写。现场调查时发现的传染病病例，由属地医疗机构诊断并报告。采供血机构发现阳性病例也应填写报告卡。

（1）传染病疫情信息实行网络直报或直接数据交换。不具备网络直报条件的医疗机构，在规定的时限内将传染病报告卡信息报告属地乡镇卫生院、城市社区卫生服务中心或县级疾病预防控制机构进行网络报告，同时传真或寄送传染病报告卡至代报单位。

（2）区域信息平台或医疗机构的电子健康档案、电子病历系统应当具备传染病信息报告管理功能，已具备传染病信息报告管理功能的要逐步实现与传染病报告信息管理系统的数据自动交换功能。

（3）军队医疗卫生机构向社会公众提供医疗服务时，若发现传染病疫情，应当按照本规定进行传染病网络报告或数据交换。

《传染病报告卡》如何审核、录入？

医疗机构传染病报告管理人员须对收到的纸质《传染病报告卡》或电子病历、电子健康档案系统中抽取的电子《传染病报告卡》的信息进行错项、漏项、逻辑错误等检查，对有疑问的报告卡必须及时向填卡人核实。

县级疾病预防控制机构疫情管理人员每日对辖区内报告或数据交换的传染病信息进行审核，对有疑问的报告信息及时反馈报告单位或向报告人核实。对误报、重报的信息应及时删除。

对甲类传染病和乙类传染病中的肺炭疽、传染性非典型肺炎等按照甲类管理的病人或疑似病人以及其他传染病和不明原因疾病暴发的报告信息，应立即调查核实，于2小时内通过网络完成报告信息的三级确认审核。

对于其他乙类、丙类传染病报告卡，由县级疾病预防控制机构核对无误后，于24小时内通过网络完成确认审核。

《传染病报告卡》如何订正？

医疗卫生机构发生报告病例诊断变更、已报告病例因该病死亡或填卡错误时，应由该医疗卫生机构及时进行订正报告，并重新填写《传染病报告卡》或抽取电子《传染病报告卡》，卡片类别选择订正项，并注明原报告病名。对报告的疑似病例，应及时进行排除或确诊。

实行专病报告管理的传染病，由相应的专病管理机构或部门对报告的病例进行追踪调查，发现传染病报告卡信息有误或排除病例时，应当在24小时内订正。已具备电子病历、电子健康档案数据自动抽取交换功能时，以唯一身份标识实现传染病个案报告与专病的数据动态管理。暂不具备条件的，应及时在传染病报告信息管理系统中完成相关信息的动态订正，保证数据的一致性。

漏报传染病需要补报吗？

需要。责任报告单位发现本年度内的传染病漏报病例，应及时补报。

传染病报告卡如何查重？

疾病预防控制机构及具备网络直报条件的医疗机构每日对报告信息进行查重，对重复报告的信息进行删除。

《传染病报告卡》、传染病资料如何保存？

（1）各级各类医疗卫生机构的纸质《传染病报告卡》及传染病报告记录保存3年。不具备网络直报条件的医疗机构，其《传染病报告卡》由代报单位保存，原报告单位必须进行登记备案。

（2）符合《中华人民共和国电子签名法》的电子《传染病报告卡》视为与纸质文本具有同等法律效力，须做好备份工作，备份保存时间至少与纸质传染病报告卡一致；暂不符合的须打印成纸质卡片由首诊医生签名后进行保存备案。

（3）各级疾病预防控制机构应将传染病信息资料按照国家有关规定纳入档案管理。

如何做好传染病报告信息系统的安全管理？

（1）涉及对传染病信息报告管理系统发生需求变更和功能调整时，中国疾病预防控制中心应做好风险评估，报国家卫生计生委批准后实施。

（2）县级及以上疾病预防控制机构必须使用专网或虚拟专网进行网络报告，并逐步覆盖辖区内的各级各类医疗机构。

（3）各级疾病预防控制机构负责辖区内信息报告系统用户与权限的管理，应根据信息安全三级等级保护的要求，制定相应的制度，建立分级电子认证服务体系，加强对信息报告系统的账号安全管理。

（4）医疗机构的电子病历系统实施传染病报告功能时，应通过身份鉴别和授权控制加强用户管理，做到其行为可管理、可控制、可追溯。

（5）信息系统使用人员不得转让或泄露信息系统操作账号和密码。发现账号、密码已泄露或被盗用时，应立即采取措施，更改密码，同时向上级疾病预防控制机构报告。

（6）传染病信息报告、管理、使用部门和个人应建立传染病数据使用的登记和审核制度，不得利用传染病数据从事危害国家安全、社会公共利益和他人合法权益的活动，不得对外泄露传染病病人的个人隐私信息资料。

疾病预防控制机构发现传染病疫情或接到传染病疫情报告时，应当及时采取哪些措施？

（1）对传染病疫情进行流行病学调查，根据调查情况提出划定疫点、疫区的建议，对被污染的场所进行卫生处理，对密切接触者，在指定场所进行医学观察和采取其他必要的预防措施，并向卫生行政部门提出疫情控制方案。

（2）传染病暴发、流行时，对疫点、疫区进行卫生处理，向卫生行政部门提出疫情控制方案，并按照卫生行政部门的要求采取措施。

（3）指导下级疾病预防控制机构实施传染病预防、控制措施，组织、指导有关单位对传染病疫情进行处理。

卫生计生行政部门在传染病信息报告管理工作中的职责有哪些？

负责本辖区内传染病信息报告工作的管理。

（1）负责本辖区内传染病信息报告工作的管理，建设和完善本辖区内传染病信息网络报告系统，并为系统正常运行提供保障条件。

（2）依据相关法律、法规规定，结合本辖区的具体情况，组织制定传染病信息报告工作实施方案，落实传染病信息报告工作。

（3）定期组织开展对各级医疗卫生机构传染病信息报告、管理等工作的监督检查。

（4）国家卫生计生委及省级地方人民政府卫生计生行政部门根据全国或各省（区、市）疾病预防控制工作的需要，可调整传染病监测报告病种和内容。

疾病预防控制机构在传染病信息报告管理工作中的职责有哪些？

负责本辖区内传染病信息报告工作的业务指导和技术支持。

（1）负责本辖区的传染病信息报告业务管理、技术培训和工作指导，实施传染病信息报告管理规范和相关方案，建立健全传染病信息报告管理组织和制度。

（2）负责本辖区的传染病信息的收集、分析、报告和反馈，预测传染病的发生、流行趋势，开展传染病信息报告管理质量评价。

（3）动态监视本辖区的传染病报告信息，对疫情变化态势进行分析，及时分析报告、调查核实异常情况或甲类及按甲类管理的传染病疫情。

（4）负责对本辖区信息报告网络系统的维护，提供技术支持。

（5）负责对本辖区的传染病信息分析相关数据的备份，确保报告数据安全。

（6）开展对本辖区的传染病信息报告工作的考核和评估。

县级疾病预防控制机构履行以上职责的同时，负责对本辖区内医疗机构和其他责任报告单位报告传染病信息的审核；承担本辖区内不具备网络直报条件的责任报告单位报告的传染病信息的网络直报，或指导本辖区承担基本公共卫生服务项目任务的基层医疗卫生机构对不具备网络直报条件的责任报告单位报告的传染病信息进行网络报告。

卫生监督机构在传染病信息报告管理工作中的职责有哪些？

配合卫生计生行政部门开展对传染病报告管理工作情况的监督检查，对不履行职责的单位或个人依法进行查处。

医疗机构在传染病信息报告管理工作中的职责有哪些？

执行首诊负责制，依法依规及时报告法定传染病，负责传染病信息报告管理要求的落实。

（1）制定传染病报告工作程序，明确各相关科室在传染病信息报告管理工作中的职责。

（2）建立健全传染病诊断、登记、报告、培训、质量管理和自查等制度。

（3）确立或指定具体部门和专（兼）职人员负责传染病信息报告管理工作。二级及以上医疗机构必须配备2名或以上专（兼）职人员，二级以下医疗机构至少配备1名专（兼）职人员。

（4）一级及以上医疗机构应配备传染病信息报告专用计算机和相关网络设备，保障疫情报告及其管理工作。

（5）负责对本单位相关医务人员进行传染病诊断标准和信息报告管理技术等内容的培训。

（6）负责传染病信息报告的日常管理、审核检查、网络报告（数据交换）和质量控制，定期对本单位报告的传染病情况及报告质量进行分析汇总和通报。协助疾病预防控制机构开展传染病疫情调查和信息报告质量考核与评估。

承担基本公共卫生服务项目任务的基层医疗卫生机构履行以上职责的同时，负责收集和报告责任范围内的传染病信息，并在县级疾病预防控制机构指导下，承担本辖区内不具备网络直报条件的责任报告单位报告的传染病信息网络报告。

采供血机构在传染病信息报告管理工作中的职责有哪些？

对献血人员进行登记。按《艾滋病和艾滋病病毒感染诊断标准》对最终检测结果为阳性的病例进行网络报告。

疾病预防控制机构对学校卫生工作承担的任务有哪些？

实施学校卫生监测，掌握本地区学生生长发育和健康状况，掌握学生常见病、传染病、地方病动态。制订学生常见病、传染病、地方病的防治计划。对本地区学校卫生工作进行技术指导，开展学校卫生服务。

教育行政部门在各类中小学校和托幼机构的传染病疫情等突发公共卫生事件预防控制工作中的职责有哪些？

根据《传染病防治法》和《学校卫生工作条例》的规定，主要有以下几个方面：

（1）负责对学校和托幼机构传染病疫情等突发公共卫生事件报告工作的督促与检查。

（2）负责与卫生行政部门共同组织开展学校和托幼机构有关人员传染病防控及传染病疫情等突发公共卫生事件报告工作相关知识的培训。

（3）协助同级卫生行政部门制定本地区学校和托幼机构传染病疫情等突发公共卫生事件监测与报告工作的相关要求或规范。

（4）加强与卫生行政部门的沟通，及时了解本地区学校和托幼机构传染病疫情等突发公共卫生事件相关信息。

卫生行政部门在各类中小学校和托幼机构的传染病疫情等突发公共卫生事件预防控制工作中的职责有哪些？

（1）负责制定本地区学校和托幼机构传染病疫情等突发公共卫生事件监测与报告工作的相关要求或规范。

（2）配合同级教育行政部门开展对学校和托幼机构传染病疫情等突发公共卫生事件监测与报告工作的督促与检查。

（3）与同级教育行政部门共同组织开展学校和托幼机构传染病防控及传染病疫情等突发公共卫生事件监测与报告工作相关知识的培训。

（4）负责及时向同级教育行政部门通报本地区学校和托幼机构传染病疫情等突发公共卫生事件的相关信息。

疾病预防控制机构在各类中小学校和托幼机构的传染病疫情等突发公共卫生事件预防控制工作中的职责有哪些？

（1）负责为学校和托幼机构开展传染病疫情等突发公共卫生事件防控、疫情监测与报告工作提供技术支持，并定期到学校进行经常性的技术指导。

（2）负责对学校或托幼机构发生的传染病疫情等突发公共卫生事件开展流行病学调查工作，并提出防控措施与建议。

（3）协助学校和托幼机构对其全体师生进行传染病防控、疫情监测与报告相关知识的宣传与培训。

（4）负责及时将涉及本地区学校和托幼机构传染病疫情等突发公共卫生事件信息告知学校和托幼机构，并指导学校和托幼机构具体落实传染病防控措施。

学校和托幼机构在各类中小学校和托幼机构的传染病疫情等突发公共卫生事件预防控制工作中的职责有哪些？

（1）负责建立、健全本单位传染病疫情等突发公共卫生事件的发现、收集、汇总与报告管理工作制度。

（2）负责指定专人或兼职教师负责本单位内传染病疫情等突发公共卫生事件、因病缺勤等健康信息的收集、汇总与报告工作。

（3）协助疾病预防控制机构对本单位发生的传染病疫情等突发公共卫生事件进行调查和处理，接受教育行政部门与卫生行政部门对学校传染病疫情等突发公共卫生事件的督促、检查。

（4）负责组织开展对本单位全体人员传染病防治知识的宣传教育。

（5）学校校长或者托幼机构主要领导是传染病疫情等突发公共卫生事件报告的第一责任人。

学校疫情报告人的主要职责有哪些？

（1）在校长的领导下，具体负责本单位传染病疫情和疑似传染病疫情等突发公共卫生事件的报告工作。

（2）协助本单位建立、健全传染病疫情等突发公共卫生事件监测、发现及报告相关工作制度及工作流程。

（3）定期对全校（托幼机构）学生的出勤、健康情况进行巡查。

（4）负责指导全校（托幼机构）学生的晨检工作。

学校和托幼机构传染病疫情监测与报告的主要工作任务是什么？

各类中小学校和托幼机构应当建立由学生—教师—学校疫情报告人—学校（托幼机构）领导的传染病疫情发现、信息登记与报告制度。

学校和托幼机构应当建立学生晨检、因病缺勤病因追查与登记制度。学校和托幼机构的老师发现学生有传染病早期症状、疑似传染病病人以及因病缺勤等情况时，应及时报告给学校疫情报告人。学校疫情报告人应及时进行排查，并将排查情况记录在学生因病缺勤、传染病早期症状、疑似传染病病人患病及病因排查结果登记日志上。

（1）晨检应在学校疫情报告人的指导下进行，由班主任或班级卫生员对早晨到校的每个学生进行观察、询问，了解学生出勤、健康状况。发现学生有传染病早期症状（如发热、皮疹、腹泻、呕吐、黄疸等）以及疑似传染病病人时，应当及时告知学校疫情报告人，学校疫情报告人要进行进一步排查，以确保做到对传染病病人的早发现、早报告。

（2）班主任应当密切关注本班学生的出勤情况，对于因病缺勤的学生，应当了解学生的患病情况和可能的病因，如有怀疑，要及时报告给学校疫情报告人。学校疫情报告人接到报告后应及时追查学生的患病情况和可能的病因，以做到对传染病病人的早发现。

学校传染病疫情报告内容及时限是什么？

（1）在同一宿舍或者同一班级，1天内有3例或者连续3天内有多个学生（5例以上）患病，并有相似症状（如发热、皮疹、腹泻、呕吐、黄疸等）或者有共同用餐、饮水史时，学校疫情报告人应当在24小时内报出相关信息。

（2）当学校和托幼机构发现传染病或疑似传染病病人时，学校疫情报告人应当立即报出相关信息。

（3）个别学生出现不明原因的高热、呼吸急促或剧烈呕吐、腹泻等症状时，学校疫情报告人应当在24小时内报出相关信息。

（4）学校发生群体性不明原因疾病或者其他突发公共卫生事件时，学校疫情报告人应当在24小时内报出相关信息。

学校传染病疫情报告的方式是什么？

当出现符合本工作规范规定的报告情况时，学校疫情报告人应当以最方便的通讯方式（电话、传真等）向属地疾病预防控制机构（农村学校向乡镇卫生院防保组）报告，同时，向属地教育行政部门报告。

学校教室通风换气的要求是什么？

（1）换气次数：小学教室每节课换气2次，初中教室3次，高中教室4次。除去课间休息开窗换气1次外，则每节课在上课过程中小学教室应换气1次，初中教室2次，高中教室3次。

（2）换气时间：每次换气的持续时间视室外温度而定，室外温度为5～10℃时，每次5分钟；室外温度0～5℃，每次4分钟；室外温度-5～0℃，每次3分钟；室外温度低于-5℃，每次2分钟。

（3）换气方式：楼内设有走廊的，应以开走廊侧内窗通风为主，开窗面积应达到2㎡以上（约一扇窗）。

（4）注意事项：要同时保证教室内温度始终不低于16℃。

学校设置传染病隔离室应满足什么要求？

隔离观察室应远离其学生上课区，通风较好，最好有单独使用的卫生间和洗手设施；要设立醒目的"隔离室"标识，最好门前有闲人免进等要求，避免其他人员误入隔离室。

隔离室原则上应具备以下基本设备：

观察床、凳、处置台；听诊器、血压计、体温计、一次性压舌板；一次性注射器、一次性输液器、纱布罐、药品柜、一次性口罩；紫外线灯、灭菌消毒器材、福尔马林熏蒸消毒柜、污物桶；通信设施；流水洗手设施（有手消毒液）。

学校晨检的主要内容是什么？

（1）因病缺课情况：记录学生每天因病缺课相关信息，汇总上报人次数。

（2）监测疾病症候群：发热、咳嗽、头痛、咽痛、呕吐、腮肿、腹痛、腹泻、皮疹、红眼、受伤及其他。

（3）监测疾病种类：感冒、气管炎、肺炎、水痘、风疹、麻疹、腮腺炎、猩红热、手足口病、胃肠道疾病、心脏病、眼病、牙病、耳鼻喉疾病、泌尿系疾病、神经衰弱、意外伤害、结核、肝炎、甲型流感等其他传染病和疾病。

第三章

法定传染病

第一节　鼠疫

什么是鼠疫?

鼠疫是鼠疫杆菌借鼠蚤传播为主的烈性传染病,广泛流行于野生啮齿动物间的一种自然疫源性疾病。临床上表现为发热、严重毒血症症状、淋巴结肿大、肺炎、出血倾向等。鼠疫在世界历史上曾有多次大流行,鼠疫是我国传染病防治法规定的甲类传染病。

鼠疫的流行历史如何?

鼠疫是一种古老的传染病,人类历史上曾发生过三次世界鼠疫大流行。有记载的最早的一次鼠疫大流行发生在公元6世纪(527—565年),几乎波及当时世界所有著名国家,死亡约一亿人;第二次大流行发生在公元14世纪(1347—1350年),欧洲最为严重,死亡近2500万人,在医学史上被称为"黑死病";第三次鼠疫大流行发生于1894年,持续到20世纪中叶,波及亚洲、欧洲、大洋洲、美洲和非洲的60多个国家,约1500万人死于本次鼠疫流行。

鼠疫病原学是什么？

鼠疫的致病菌是鼠疫耶尔森菌。在光学显微镜下为革兰染色阴性、两端钝圆、两极浓染的短小杆菌，有荚膜，无鞭毛，无芽孢；对高温和常用化学消毒剂敏感。

鼠疫传染源有哪些？

（1）鼠疫染疫动物。自然感染鼠疫的动物都可以作为人间鼠疫的传染源，最主要的传染源是啮齿类动物（鼠类、旱獭等）。

（2）鼠疫患者。主要是肺鼠疫患者，在疾病早期即具有传染性。败血型鼠疫、腺肿发生破溃的腺鼠疫患者等也可作为传染源。无症状感染者不具有传染性。

鼠疫的传播途径有哪些？

（1）经跳蚤叮咬传播。人类鼠疫的首发病例多由跳蚤叮咬所致，最常见的是印鼠客蚤，主要寄生于家栖鼠类。其次是不同类型鼠疫自然疫源地宿主动物的主要寄生蚤。

（2）经直接接触传播。人类通过捕猎、宰杀、剥皮及食肉等方式直接接触染疫动物。鼠疫菌可以通过手部伤口，包括非常细小的伤口，如手指的倒刺等进入人体，然后经淋巴管或血液引起腺鼠疫或败血型鼠疫。

（3）经飞沫传播。肺鼠疫患者或动物呼吸道分泌物中含有大量鼠疫菌，可通过呼吸、咳嗽将鼠疫菌排入周围的空气中，形成细菌微粒及气溶胶，造成肺鼠疫传播。

（4）实验室感染。鼠疫实验室工作人员由于防护不严、操作不当和实验室事故，可通过吸入、锐器刺伤等途径感染鼠疫。

鼠疫人群易感性如何？

人类对鼠疫普遍易感，没有天然免疫力，在流行病学上表现出的差异与接触传染源的机会和频次有关。

鼠疫的发病机理如何？

鼠疫菌经皮肤进入人体后，首先沿淋巴管到达局部淋巴结，在其中繁殖，引起出血性坏死性淋巴结炎，感染的腺体极度肿胀，充血坏死，即为"腺鼠疫"，周围组织亦水肿、出血。鼠疫菌可冲破局部的淋巴屏障，继续沿着淋巴系统扩散，侵犯其他淋巴结。鼠疫菌及内毒素，也可经淋巴循环系统进入血液循环，引起败血症，出现严重中毒症状，包括严重的皮肤黏膜出血（故鼠疫曾被称为"黑死病"），然后侵入肺组织引起继发性肺鼠疫。当人类吸入一定数量的鼠疫菌后，可引发原发性肺鼠疫。

鼠疫的潜伏期有多长？

鼠疫的潜伏期较短，一般在1～6天之间，多为2～3天，个别病例可达8～9天。其中，腺型和皮肤型鼠疫的潜伏期较长，约为2～8天；原发性肺鼠疫和败血型鼠疫的潜伏期较短，约为1～3天。

鼠疫临床表现有哪些？

鼠疫的全身症状主要表现为发病急剧，高热、寒战、体温突然上升至39～41℃，呈稽留热。剧烈头痛、呼吸促迫，心动过速，血压下降，有时出现中枢性呕吐。重症病人早期即可出现血压下降、意识不清、谵语等。

（1）腺鼠疫。腺鼠疫是最多见的临床类型。其主要特征表现为淋巴结迅速弥漫性肿胀，大小不等，质地坚硬，疼痛剧烈，与皮下组织粘连，失去移动性，周围组织亦充血、出血。由于疼痛剧烈，患侧常呈强迫体位。

（2）肺鼠疫。根据感染途径不同，肺鼠疫可分为原发性和继发性两种类型。原发性肺鼠疫是临床上最重的病型，主要表现为发病急剧，寒战、高热，体温达40～41℃，脉搏细速，呼吸促迫，呼吸频率25次/分钟或更快。继发性肺鼠疫，在发病之前，往往有腺鼠疫或败血型鼠疫的症状。当继发肺鼠疫时，常表现为病势突然增剧，出现咳嗽、胸痛、呼吸困难，吐鲜红色泡沫样血痰。

（3）败血型鼠疫。败血型鼠疫分为原发性和继发性两种类型。感染鼠疫菌后尚未出现局部症状即发展为败血症的为原发败血型鼠疫，而继发于腺鼠疫、肺鼠疫或其他类型鼠疫者则为继发败血型鼠疫。败血型鼠疫的主要表现为恶寒、高热、剧烈头痛、谵妄、神志不清、脉搏细速、心律不齐、血压下降、呼吸促迫，广泛出血，如皮下及黏膜出血、腔道出血等，若不及时抢救，常于1～3天内死亡。

（4）肠鼠疫。除具有鼠疫的全身症状外，还表现为消化道感染的特殊症状。如频繁呕吐和腹泻，一昼夜可达数十次，吐泻物中常混有血液和黏液混合物，排便时腹痛，常伴有大网膜淋巴结肿胀，从肿胀的淋巴结和吐泻物中可检出鼠疫菌。

（5）脑膜炎型鼠疫。脑膜炎型鼠疫多继发于败血型鼠疫，具有严重的中枢神经系统症状。如剧烈头痛、昏睡、颈强直、谵语、妄动、呕吐频繁，巴氏征

（Babinski）和克氏征（Kernig）阳性，颅内压增高，脑脊液中可检出鼠疫菌。

（6）眼鼠疫。除具有鼠疫的全身感染症状之外，还具有严重的上下眼睑水肿等重症结膜炎表现。

（7）皮肤鼠疫。除具有鼠疫的全身感染症状之外，皮肤出现剧痛性红色丘疹，其后逐渐隆起，形成血性水泡，周边呈灰黑色，基底坚硬。水泡破溃后创面也呈灰黑色。

鼠疫如何诊断？

根据流行病学资料及典型临床表现，一般即可做出诊断。轻型病例须与急性淋巴结炎、恙虫病、钩端螺旋体病、兔热病等区别。对可疑需进行细菌学或血清学检查，检出鼠疫杆菌是确诊的最重要依据。早期诊断尤其是首例的及时发现对鼠疫的防治至关重要。在流行区，流行初期或散发性不典型病例尤应特别注意。

鼠疫怎么治疗？

原则是早期、联合、足量、应用敏感的抗菌药物。链霉素为治疗各型鼠疫特效药，对严重病例应加大剂量。链霉素可与磺胺类或四环素等联合应用，以提高疗效。

鼠疫如何隔离？

（1）疑似或确诊病例：坚持就地、就近原则。对疑似或确诊病例分别予以单间隔离；条件不允许的，可对同类型鼠疫病例进行同室隔离。若附近有传染病专用隔离病房时，应将患者转入该病房隔离；不具备上述条件的，应建立临时隔离病房。

（2）直接接触者：是指在无有效防护状态下与疑似、确诊病例或相关病例尸体近距离接触且有可能感染鼠疫的人。应对直接接触者在单独隔离状态下进行医学观察。

鼠疫如何防控？

（1）严格控制传染源

发现疑似或确诊患者，将患者严密隔离，禁止探视及患者互相往来。患者排泄物应彻底消毒，患者死亡应火葬或深埋。对于肺鼠疫患者要进行严格的隔离以防空气传播。腺鼠疫隔离至淋巴结肿完全消散后再观察7天，肺鼠疫要隔离至痰培养6次阴性。鼠疫接触者应检疫9天，对曾接受预防的接种者，检疫期应延至12天。消灭动物传染源广泛开展灭鼠爱国卫生运动。

（2）切断传播途径

消灭跳蚤、加强交通及国境检疫。

（3）保护易感者

在流行时应避免接触蚤；预防接种自鼠间开始流行时，对疫区及其周围的居民、进入疫区的工作人员，均应进行预防接种；进入疫区的医务人员，必须接种菌苗，两周后方能进入疫区。工作时必须着防护服、戴口罩、帽子、手套、眼镜、穿胶鞋及隔离衣。

鼠疫的经常性预防措施有哪些？

加强国境卫生检疫、开展预防接种、灭鼠、灭蚤、开展安全猎獭、开展流行病学监测。

消灭鼠疫的根本性措施是什么？

消除鼠疫的自然疫源地是消灭鼠疫的根本性措施。

第二节　霍乱

什么是霍乱？

霍乱是由霍乱弧菌引起的急性肠道传染病，具有发病急、传播快、波及面广的特点，是我国《传染病防治法》规定的两种甲类传染病之一，也是《国际卫生检疫条例》规定国际检疫的三种传染病之一。

霍乱流行概况如何？

至今已引起7次世界性大流行。1817年至1923年的百余年间，在亚、非、欧、美、澳等发生的6世界性霍乱大流行是由古典生物型引起的，给人类带来了巨大的灾难。1961年开始的第七次世界性霍乱大流行，是由埃尔托生物型霍乱弧菌引起的，至今已波及五大洲140个以上的国家和地区，报告病例数在400万以上，目前尚无停息的迹象。1992年10月，印度和孟加拉相继发生一种由O139群霍乱弧菌引起的新型霍乱暴发和较大流行。

引起霍乱的病原体是什么？

根据菌体（O）抗原的不同，霍乱弧菌可分出200个以上的O血清群，但仅发现O1和O139群霍乱弧菌能引发霍乱。O1群霍乱弧菌包括两个生物型：古典生物型和埃尔托生物型，两个生物型又都分为稻叶、小川和彦岛（少见）三种血清型。O1和O139群霍乱弧菌可分为产毒株和非产毒株。

霍乱的传染源是什么？

霍乱病人或带菌者是霍乱的传染源。

霍乱是怎么传播的？

霍乱可通过饮用或食用被霍乱弧菌传染而又未经消毒处理的水或食物和接触霍乱病人、带菌者排泄物污染的手、物品以及食用经苍蝇污染过的食物等途径传播。

霍乱的潜伏期和传染期多长？

潜伏期数小时至5天，通常1～3天。粪便阳性期间有传染性，偶有病菌携带者传染期持续数月。对霍乱弧菌有效的抗菌药物可缩短传染期。

什么时候容易得霍乱？

我国的流行时间为3—11月，6—9月是流行高峰。

什么人容易感染霍乱？

人群普遍易感，胃酸缺乏者尤其易感。

感染霍乱后有哪些症状？

大多数情况下，感染只造成轻度腹泻或根本没有症状，典型的症状表现为剧烈的无痛性水样腹泻，严重的一天腹泻十几次。感染霍乱后，如果治疗不及时或不恰当，会引起严重脱水导致死亡。

感染霍乱可以治愈吗？通常如何治疗？

只要及早发现，及时补充水分与电解质溶液，合理使用抗生素，治疗霍乱并不困难。

首先霍乱病人要按甲类传染病隔离治疗。危重病人应先就地抢救，待病情稳定后在医护人员陪同下送往指定的隔离病房。确诊与疑似病例应分开隔离。

不同临床分型的病人治疗的方法不同：轻度脱水病人，以口服补液为主；中、重型脱水病人，须立即进行静脉输液抢救，待病情稳定、脱水程度减轻、呕吐停止后改为口服补液。在液体治疗的同时，给予抗菌药物治疗以减少腹泻量和缩短排菌期。可根据药品来源及引起流行的霍乱弧菌对抗菌药物的敏感性，选定一种常用抗菌药物，常用的抗生素为诺氟沙星、环丙沙星等。

如何发现自己感染霍乱？

有腹泻症状，尤其是剧烈的无痛性水样腹泻，应马上到医院就诊，并做霍乱弧菌的培养检查。与霍乱感染者一起就餐或密切接触的人也应采集粪便或肛拭检查，以确定是否感染。在霍乱疫区内或近日去过霍乱疫区，出现腹泻，应及时到医院就诊并留粪便做霍乱细菌学检查。

公众如何预防霍乱？

预防霍乱主要是"把好一张口"，预防病从口入。做到"五要""五不要"。五要：饭前便后要洗手，买回海产要煮熟，隔餐食物要热透，生熟食品要分开，出现症状要就诊。五不要：生水未煮不要喝，无牌餐饮不光顾，腐烂食品不要吃，暴饮暴食不可取，未消毒（霍乱污染）物品不要碰。

餐饮业如何预防霍乱？

做好原材料选购——加工食物——储存食物每个环节的食品卫生。

选购新鲜的食物原材料，不要购买变质、变色、变味的食物；不要从流动熟食小贩或无牌食品店购买食物；注意个人卫生，保持双手清洁，处理食物前、处理生的食物后及如厕后，都应用消毒水或清水洗净双手；任何人如有腹泻或呕吐，不要处理食物；不要过早准备食物，尤其是海产品，最好即煮即食；生、熟食物要用不同工具处理；食物要彻底煮熟，尤其是海水产品；生、熟食物要分开存放；已煮熟的食物，如不是即时食用，应储存在4℃以下的环境且保存时间不超过48小时。

霍乱病人接触者如何处理？

与霍乱病人共同进餐或密切接触的人必须接受医学观察1周，如接触者是食物加工人员必须暂离工作岗位，直至2次粪便培养阴性。医学观察期间如有腹泻症状，必须立即报告当地疾病预防控制中心。接触者采便检查后，在医生指导下，选择服用抗菌药物进行预防。

霍乱的疫点如何消毒？

对疫点的消毒是有效切断传播途径、控制疫情的措施之一。对可能被病人排泄物污染的厕所、餐具、地面、地拖、门拉手、衣物等要进行消毒。霍乱弧菌对一般的消毒剂均较敏感。漂白粉、漂白精、过氧乙酸、戊二醛等均有效。

霍乱的预防措施有哪些？

（1）健康教育：要大力加强以预防肠道传染病为重点的宣传教育，提倡喝开水，不吃生的、半生的食物，生吃瓜果要洗净，饭前便后要洗手，养成良好的卫生习惯。

（2）免疫接种：目前尚无理想的、保护效果较好和保护持续时间较长的霍乱菌苗，因此不提倡使用过去沿用的霍乱疫苗用于霍乱的预防。

（3）加强饮用水卫生：要加快城乡自来水建设。在一时达不到要求的地区，必须保护水源，改善饮用水条件，实行饮水消毒。

（4）抓好饮食卫生：严格执行《中华人民共和国食品卫生法》，特别要加强对饮食行业（包括餐厅、个体饮食店、摊等）、农贸集市、集体食堂等的卫生管理。

霍乱流行期的控制措施有哪些？

（1）开展以预防肠道传染病为重点的群众性爱国卫生运动，搞好环境卫生，及时清除、处理垃圾和人畜粪便。

（2）做好水源保护和饮用水消毒。

（3）加强食品卫生法的执法力度，做好食品卫生监督管理工作。

（4）做好肠道传染病的卫生防病宣传教育和动员工作，在发生流行时发动群众自觉停止一切宴请聚餐，发生吐、泻时及时到医院肠道门诊就医。

（5）加强肠道门诊工作，做到逢泻必检，逢疑必报。对发现的病人及时隔离治疗。

第三节　传染性非典型肺炎

什么是传染性非典型肺炎？

传染性非典型肺炎（SARS）为一种由SARS冠状病毒（SARS-CoV）引起的

急性呼吸道传染病，世界卫生组织（WHO）将其命名为重症急性呼吸综合征。本病为呼吸道传染性疾病，主要传播方式为近距离飞沫传播或接触患者呼吸道分泌物。

传染性非典型肺炎的临床表现有哪些？

潜伏期1~16天，常见为3~5天。起病急，传染性强，以发热为首发症状，可有畏寒，体温常超过38 ℃，呈不规则热、弛张热或稽留热等，热程多为1~2周；伴有头痛、肌肉酸痛、全身乏力和腹泻。起病3~7天后出现干咳、少痰，偶有血丝痰，肺部体征不明显。病情于10~14天达到高峰，发热、乏力等感染中毒症状加重，并出现频繁咳嗽、气促和呼吸困难，略有活动则气喘、心悸，被迫卧床休息。

传染性非典型肺炎临床诊断的标准是什么？

1.流行病学史

（1）与发病者有密切接触史，或属受传染的群体发病者之一，或有明确传染他人的证据；

（2）发病前2周内曾到过或居住于报告有传染性非典型肺炎病人并出现继发感染疫情的区域。

2.症状与体征

起病急，以发热为首发症状，体温一般超过38 ℃，偶有畏寒；可伴有头痛、关节酸痛、肌肉酸痛、乏力、腹泻；常无上呼吸道卡他症状；可有咳嗽，多为干咳、少痰，偶有血丝痰；可有胸闷，严重者出现呼吸加速、气促，或明显呼吸窘迫。肺部体征不明显，部分病人可闻少许湿罗音，或有肺实变体征。

注意：有少数病人不以发热为首发症状，尤其是有近期手术史或有基础疾病的病人。

3.实验室检查

外周血白细胞计数一般不升高或降低；常有淋巴细胞计数减少。

4.胸部X线检查

肺部有不同程度的片状、斑片状浸润性阴影或呈网状改变，部分病人进展迅速，呈大片状阴影；常为多叶或双侧改变，阴影吸收消散较慢；肺部阴影与症状体征可不一致。若检查结果阴性，1~2天后应予复查。

5.抗菌药物治疗无明显效果

疑似诊断标准：符合上述（1）A+（2）+（3）条，或（1）B+（2）+（4）条，或（2）+（3）+（4）条。

临床诊断标准：符合上述（1）A+（2）+（4）条及以上，或（1）B+（2）+（4）+（5）条，或（1）B+（2）+（3）+（4）条。

医学观察诊断标准：符合上述（1）B+（2）+（3）条。

符合医学观察标准的病人，如条件允许应在指定地点接受隔离观察，也可允许患者在家中隔离观察。在家中隔离观察时应注意通风，避免与家人的密切接触，并由疾病控制部门进行医学观察，每天测体温。观察中的病人病情符合疑似或临床诊断标准时，要立即由专门的交通工具转往集中收治传染性非典型肺炎和疑似病人的医院进行隔离治疗。

传染性非典型肺炎怎样预防控制？

1.控制传染源

（1）疫情报告。我国已将传染性非典型肺炎列入《中华人民共和国传染病防治法》2004年12月1日施行的法定传染病乙类首位，并规定按甲类传染病进行报告、隔离治疗和管理。发现或怀疑本病时，应尽快向卫生防疫机构报告。做到早发现、早隔离、早治疗。

（2）隔离治疗患者。对临床诊断病例和疑似诊断病例应在指定的医院按呼吸道传染病分别进行隔离观察和治疗。

（3）隔离观察密切接触者。对医学观察病例和密切接触者，如条件许可应在指定地点接受隔离观察，为期14天。在家中接受隔离观察时应注意通风，避免与家人密切接触，并由卫生防疫部门进行医学观察，每天测量体温。

2.切断传播途径

（1）社区综合性预防。减少大型群众性集会或活动，保持公共场所通风换气、空气流通；排除住宅建筑污水排放系统淤阻隐患。

（2）保持良好的个人卫生习惯。不随地吐痰，避免在人前打喷嚏、咳嗽、清洁鼻腔，且事后应洗手；确保住所或活动场所通风；勤洗手；避免去人多或相对密闭的地方，应注意戴口罩。

（3）医院应设立发热门诊，建立本病的专门通道。

3.保护易感人群

保持乐观稳定的心态，均衡饮食，多喝汤饮水，注意保暖，避免疲劳，要保证足够的睡眠以及在空旷场所做适量运动等。

传染性非典型肺炎流调人员现场防护指导原则是什么？

1.一级防护

（1）一级防护适用于下列情况：

A.对传染性非典型肺炎疑似病例和临床诊断病例的密切接触者进行流行病学调查和医学观察；

B.对医学观察病例进行流行病学调查和医学观察；

C.对公共场所、学校、托幼机构以及其他场所进行预防性消毒。

（2）防护要求为穿戴普通工作衣帽、戴12～16层棉纱口罩，使用4小时后，消毒更换。

（3）每次接触后立即洗手和消毒。手消毒用0.3%～0.5%碘伏消毒液或快速手消毒剂（洗必泰醇、新洁尔灭醇、75%酒精等）揉搓1～3分钟。

2.二级防护

（1）二级防护适用于下列情况：

A.在发热门诊、集中收治定点医院污染区或其他发病地点，对疑似病例或临床诊断病例进行流行病学调查；

B.对疫点或疫区进行终末消毒。

（2）防护要求为穿普通工作服、外罩一层隔离衣，戴防护帽和符合N95或FFP2标准的防护口罩（离开污染区后更换），以及戴乳胶手套和鞋套，近距离接触病人时戴防护眼镜。

（3）每次接触病人后立即洗手和消毒。手消毒用0.3%～0.5%碘附消毒液或快速手消毒剂（氯己定、新洁尔灭醇、75%酒精等）揉搓1～3分钟。

（4）离开污染区到半污染区时将全套防护设备交医院灭菌和消毒处理。离开疫点、疫区时将全套防护设备放入密闭污物袋封闭后带回疾控机构灭菌和消毒处理。

3.三级防护

（1）适用于采集疑似病例、临床诊断病例咽拭子等标本的工作人员。

（2）除按二级防护要求外，将口罩、防护眼镜换为全面型呼吸防护器（符合N95或FFP2级标准的滤料）。

第四节　艾滋病

什么是艾滋病（AIDS）？

艾滋病又称获得性免疫缺陷综合征（英文缩写AIDS），是人类受到HIV病毒感染后，免疫功能受到破坏，导致人体发生多种难以治愈的机会感染或肿瘤，最终导致死亡的严重疾病。HIV 即 Human Immunodeficiency Virus，是人类免疫缺陷病毒的英文缩写。

艾滋病是在哪年、哪国发现的？

艾滋病是 1981 年在美国发现的，1982 年正式命名为"获得性免疫缺陷综合征"（Aquired Immuno Deficiency Syndrome）。

我国艾滋病流行分为几个阶段？

第一阶段是 1985—1988 年，为传入期；第二阶段是 1989—1994 年，为扩散期；第三阶段是 1995 年至今，为快速增长期。

目前发现的人类艾滋病病毒有几种？

已经发现的人类艾滋病病毒目前有两种，即 HIV-1 和 HIV-2。

艾滋病主要发病机制是什么？

艾滋病的发病机制主要是 CD4T 淋巴细胞在 HIV 直接和间接作用下，细胞功能受损和破坏，导致细胞免疫缺陷。

何为艾滋病病毒感染者？

体内有艾滋病病毒，但未出现艾滋病临床症状和体征的人称为艾滋病病毒感染者。

艾滋病传播的途径是什么？

艾滋病通过性接触、血液和母婴垂直传播三种途径传播。

从艾滋病病毒感染到发展成艾滋病病人潜伏期有多长？

潜伏期依传播途径而不同，艾滋病病毒感染后，短至数月，长至 17 年，一般 5～10 年发展为艾滋病病人。

艾滋病病毒急性感染期有哪些主要临床表现？

感染艾滋病病毒后 1～2 周，50%～70% 的感染者因艾滋病病毒血症和免疫系统急性损伤而产生一系列症状。包括发热、咽痛、盗汗、关节痛、淋巴结肿大、皮疹和肝脾肿大等。持续 2～4 周后进入无症状期。

艾滋病的临床表现分为几期?

艾滋病病毒感染后临床上分为4期。Ⅰ期:急性感染期;Ⅱ期:无症状期;Ⅲ期:临床期(持续性全身淋巴结肿大综合征);Ⅳ期:终末期。

什么是艾滋病病毒的窗口期?

艾滋病病毒感染人体后,需要一段时间才能产生出能够检测出来的足够数量的抗体。自感染艾滋病病毒到血液中能够检测出艾滋病病毒抗体为止,这段时间称为"窗口期"。

窗口期有多长时间,有什么意义?

窗口期一般为2周~3个月,有极少数人可长达6个月。在窗口期做HIV抗体检测,结果有可能是"阴性",但其血液中已有艾滋病病毒,可以传染给他人。

我国目前艾滋病流行有哪些特点?

(1)流行范围广,全国低流行与局部地区和特定人群中的高流行并存。目前全国31个省均有疫情报告,全国平均感染率仍处于较低水平,但某些地区和某些人群中感染率较高,例如云南、广西、四川等省的部分地区。

(2)面临艾滋病发病和死亡高峰。

(3)传播模式及途径发生变化。目前经性传播成为主要传播方式,经静脉注射吸毒传播的比例呈下降趋势。

(4)疫情由高危人群向一般人群扩散。

一般的生活和工作接触会不会传染艾滋病?

一般的接触如握手、拥抱、礼节性亲吻、共同进餐等不会传染艾滋病。

蚊虫叮咬会不会传播艾滋病?

蚊虫叮咬不会传播艾滋病。

使用安全套能否预防艾滋病?

使用质量合格的安全套可以有效降低艾滋病、性病传播的概率。

艾滋病的传染源有哪些?

艾滋病的传染源是艾滋病病人和无症状的艾滋病病毒携带者。

有高危行为后应该怎么办？

发生高危行为后（如不洁性生活、吸毒等），应主动到当地正规、有资质的艾滋病检测点和实验室做HIV抗体筛查检测。

艾滋病属于哪类传染病？

艾滋病属于乙类传染病。

什么是艾滋病患者的卡波氏肉瘤？

艾滋病患者因免疫功能缺陷常继发肿瘤，其中最常见的肿瘤是卡氏肉瘤。这是一种主要累及皮肤的肿瘤，可出现于全身皮肤，四肢多见，呈深紫色斑块，皮损附近淋巴结肿大，皮损可发展为不易愈合的溃疡或霉菌感染。

哪些人群是高危人群？

静脉注射吸毒人群、暗娼人群、男男同性恋人群及性病患者。

为什么不把艾滋病病毒感染者和病人隔离起来？

从艾滋病病毒感染的途径来看，它不像其他烈性传染病那样会主动传染。

艾滋病病毒的存活力有多大？

艾滋病病毒在外界的抵抗力弱，不易存活，干燥、高温几小时到几天可死亡。血液成分在室温可存活15天，对热比较敏感，加热至80 ℃ 30分钟、100 ℃ 20分钟可灭活。对一般消毒剂敏感，25%以上浓度酒精、0.2%次氯酸钠、漂白粉、2%福尔马林浸泡可灭活病毒。但对射线和紫外线不敏感。

预防艾滋病应采取哪些措施？

艾滋病虽然不能治愈，但完全可以预防。拒绝毒品，珍爱生命，不与他人共用注射器等；保持一个性伴侣，要洁身自爱，不卖淫嫖娼和乱交；接受输血或血液制品时，要求使用经过艾滋病病毒抗体检测阴性的血液及其制品；在接受任何刺皮肤的医疗操作或美容操作时，要求使用一次性或经过严格消毒的器械；正确使用安全套，注意有效期和质量；患有性病时要及时到正规医疗机构咨询、检查和治疗；怀疑自己感染了艾滋病病毒时，应及早到有条件的医疗单位（如当地疾控中心、正规医院等）咨询、检查和治疗。

何为安全性行为？

安全性行为是指以下几种情况：只有一个固定的性伴侣；不进行肛交、口交，不做湿吻（唾液交流），不共用性玩具；不与HIV感染者发生性接触；正确使用安全套（可减少感染HIV的机会，但不是绝对安全）。

什么是艾滋病监测？

主动对某些人群开展人类免疫缺陷病毒抗体的血清流行病学检测，以了解艾滋病的流行状况，并为制定卫生政策提供依据的工作。

HIV抗体检测实验室的种类有哪些？

HIV抗体检测实验室分为确认与初筛（或称筛查）实验室两类。

艾滋病初筛（筛查）实验室可以设立在哪些单位？

艾滋病初筛（筛查）实验室可以设立在疾病预防控制中心、检疫机构、医疗机构、采供血机构、生物制品生产单位、医学科研教学等单位内。

什么是非婚性行为？

没有婚姻关系的男女之间发生的性行为。非婚性行为包括两类：一类是婚前性行为，即尚未结婚的男女之间发生的性行为；另一类是婚外性行为，即有合法配偶的人与他人发生的性行为。

为何同性性行为更易感染性病、艾滋病？

这是由男性同性性行为的方式和特点决定的。首先，男性同性恋者多存在多性伴现象，而多性伴是感染性病、艾滋病的主要原因。其次，男性同性性行为的特殊性交方式是引起感染和传播性病、艾滋病的重要原因。

针头刺伤后感染艾滋病病毒的危险性有多大？

据研究资料显示：被艾滋病病毒污染的针头刺伤后，发生艾滋病病毒感染的概率为0.33%（20/6135）。美国疾病预防控制中心进行的一项研究显示，影响针头刺伤后感染艾滋病病毒的危险性因素包括：刺伤的深度；针头的性质（空心比实心更危险）；有可见的血液从伤口溢出；针头刺伤了静脉和动脉；污染源来自感染早期和晚期艾滋病病毒感染者（病毒载量高）。

感染艾滋病病毒的妇女能怀孕生孩子吗?

从医学上讲,如果不用抗艾滋病病毒的药物,感染的孕妇有 1/3 的机会将病毒传给胎儿或婴儿;从个人来说,虽然是否怀孕生孩子是个人的权利,但是,如果孩子被感染,一般来说五岁以前就会死亡,这对孩子来说非常不公平。如果孩子侥幸未被感染,他不久将会失去母亲;在很多情况下,由于妻子是通过性接触被丈夫感染的,孩子将会失去父母成为孤儿,他的一生将会很悲惨;从社会的角度来说,要承担治疗被感染的新生儿或是抚养孤儿到 18 岁的负担。从以上三个方面考虑,艾滋病病毒感染的妇女生孩子,于私、于公都是弊大于利。所以,建议已被艾滋病病毒感染的妇女最好不要怀孕生孩子。

如艾滋病病毒感染者坚持要怀孕,建议到当地妇幼保健机构采取母婴阻断措施后再受孕,同时应加强围产期与分娩时的监护。要到医疗条件好的医院分娩。分娩时要做好严格的消毒隔离,在医生的指导下进行预防性用药,推荐剖腹产和人工喂养,并做好新生儿的医学随访工作。

什么是艾滋病自愿咨询检测?

联合国艾滋病规划署和世界卫生组织认为,艾滋病自愿咨询检测(HIV Voluntary Counseling&Testing,简称 VCT)是指人们咨询后,在知情和保密的情况下,对是否做 HIV 检测自愿做出选择的过程。

我国开展自愿咨询检测(VCT)工作的主要目的有哪些?

(1)最大限度地发现 HIV 感染者和艾滋病病人,促使更多的人了解自己的 HIV 感染状况,及时采取保护自己和他人的措施,预防艾滋病在社会上的传播。

(2)使 VCT 服务成为其他预防、控制艾滋病工作的重要连接点或转介环节。

A.及时发现感染了 HIV 的育龄妇女,有利于尽快采取避孕、终止妊娠、围产期给予预防性抗病毒药物、选择性剖宫产及人工喂养等预防艾滋病母婴传播的干预措施,减少艾滋病对母婴健康的危害。

B.与有关治疗服务配合,帮助 HIV 感染者和艾滋病病人及时获得治疗。

C.使咨询和检测成为推动有高危行为的人改变危险行为的起点,减少新感染的发生。

D.为接受 HIV 检测的人们提供心理情感上的支持,帮助他们树立信心,适应新的生活。

开展艾滋病自愿咨询检测的作用是什么？

（1）帮助更多的人接受有关艾滋病和HIV检测的基本知识，在知情同意的前提下自愿接受检测并能获得检测的结果。

（2）促使高危人群改变/降低危险行为，减少HIV的传播。

（3）VCT为那些担心自己感染HIV的人提供了一个与医务人员或其他人接触的机会，有利于获得有关医疗服务的信息。

（4）及时发现感染HIV的孕产妇，帮助孕产妇做出最有益的选择，减少艾滋病对母婴健康的危害。

（5）作为艾滋病治疗、关怀和预防工作的切入点和枢纽，为高危人群（如静脉吸毒者、暗娼、嫖客、同性恋者）和重点人群（如既往有偿供血者、孕产妇等）提供心理、情感支持与转介服务；同时，有利于加强艾滋病检测、治疗、关怀和预防等各部门、各机构之间的联系，促使艾滋病防治各部门的配合与工作的开展。

（6）广泛开展VCT服务，营造理解、关怀HIV感染者的社会氛围，对HIV感染者和艾滋病病人提供公开、富有同情心的关怀，有利于减少歧视、克服对艾滋病的恐惧心理，争取社会支持，促进把艾滋病和相关服务"正常化"，使艾滋病预防控制工作真正得以持续和深入进行。

艾滋病自愿咨询检测工作的原则是什么？

（1）自愿原则，应建立在知情、自愿的基础上。

（2）保密原则，各个管理与服务环节注意保护求询者的隐私。

（3）尊重原则，求询者利益优先的原则。维护其人格与自尊，以平等态度看待对方，不因求询者的职业、性别、性取向、文化程度、经济地位或处境遭遇而歧视他们。

（4）提供信息原则，无论求询者是否做检测以及结果如何（阳性或阴性），都应利用求询者前来寻求帮助的机会，根据对方需求为其提供有关HIV检测、预防感染和传播、改变危险行为、促进安全套使用等信息。

（5）受益原则，应确保VCT活动有利于促进求询者的健康，例如对HIV阳性者及其他有需求的求询者应尽可能提供支持性咨询、特殊需求咨询和治疗、关怀等相关转介服务。

（6）因地制宜原则，在不违背上述VCT基本原则的前提下，各地开展VCT服务的方式和内容可以采用一些因地制宜的方法。

为什么要对孕产妇开展咨询？

孕产妇可能通过胎盘和哺乳将HIV传染给胎儿或新生儿，但目前已有阻断艾滋病病毒母婴传播的有效措施，这些措施包括及时采取避孕、中止妊娠、围产期给予抗病毒药物治疗、及时处理混合感染、剖腹产及人工喂养等。对孕产妇咨询，可以使她们了解预防HIV母婴传播的最新信息、方法及效果，帮助她们分析感染者妊娠对本人、家庭、后代造成的影响及利弊，促使她们配合医务人员采取恰当的干预措施，及时控制HIV的母婴传播，对预防、控制艾滋病有重要作用。

什么是"四免一关怀"政策？

2003年，我国政府提出了"四免一关怀"政策，即国家实施艾滋病自愿免费血液初筛检测；对农民和城镇经济困难人群中的艾滋病患者实行免费抗病毒治疗；对艾滋病患者遗孤实行免费就学；对孕妇实施免费艾滋病咨询、筛查和抗病毒药物治疗；将生活困难的艾滋病患者及其家庭纳入政府救助范围。

什么是艾滋病的职业暴露？

艾滋病职业暴露是指工作人员在从事艾滋病防治工作或其他工作过程中被HIV感染者或艾滋病病人的血液、体液污染了破损的皮肤或非胃肠道黏膜，或被含有HIV的血液、体液污染了的针头及其他锐器刺破皮肤，而具有被艾滋病病毒感染可能性的情况。

造成艾滋病职业暴露的原因有哪些？

没有制定内部安全防护管理制度；没有遵守安全操作规程；缺乏自我防护知识与技能；工作中发生意外，如给HIV感染者或艾滋病病人注射时不慎被针头刺破手指，医疗护理和实验室工作中皮肤或黏膜意外被针刺或其他锐器损伤，感染者分泌物或血液意外溅入工作人员的眼、鼻、口中等。

艾滋病职业暴露后的处理原则是什么？

（1）紧急局部处理：用肥皂和水清洗被污染的皮肤，用生理盐水冲洗黏膜；如有伤口应轻轻挤压，尽可能挤出损伤处的血液，用肥皂水或清水清洗；受伤部位的消毒，伤口应用消毒液（如75%的酒精，0.2%～0.5%的过氧乙酸，0.5%的碘附等）浸泡或涂抹消毒，并包扎伤口。被暴露的黏膜，应用生理盐水或清水冲洗干净。

（2）对暴露者的处理：暴露者应暂时脱离工作岗位；由专家对暴露级别进行

评估，确定是否进行药物预防，如有必要，应于24小时内开始服药并坚持完成整个过程。原则上，用药越早越好，并采用联合疗法（两种或三种药物）；暴露者应于暴露后0周、6周、12周、第6个月、第12个月进行血液检测。

（3）事故的报告和记录：立即向单位负责人和当地疾病控制中心报告；查找事故原因，并对事故过程和处理情况进行详细记录。包括事故的发生时间、地点、经过、暴露方式、损伤的具体部位、损伤的程度、接触物的种类和含有 HIV 的情况、处理方法和处理经过（包括现场专家和领导的活动）、详细记录用药情况及首次用药时间、药物的毒副作用情况及用药的依从性；各事故处理单位在每年的7月5日和次年的1月5日前将上、下半年填写的艾滋病职业暴露人员个案登记表报至本省疾病预防控制中心。每年的7月10日和次年的1月10日省疾病预防控制中心填写本省的"艾滋病防治工作人员职业暴露事故汇总表"，报至本省（市、区）卫生厅（局）。抄报中国疾病预防控制中心。

（4）保密：无论重大事故还是小型事故，对事故涉及的职业暴露者在整个处理过程中均应做好保密工作，每一个得到信息的机构或个人均应严守秘密。

如何预防艾滋病职业暴露？

制定、实施医疗实验室安全操作和普遍性防护措施指南；对有关人员（包括医务人员、警务人员等）加强艾滋病传播途径及自我防护的宣传教育以及相关知识技能的培训，提高他们预防艾滋病的知识水平及自我防护能力，并持正确态度，既不能过度恐惧，也不能无所谓；设有专门的组织和管理系统；落实好各项防止职业暴露的安全操作和个人防护措施。包括医疗实验室的布局，安全操作规章，废弃物的消毒处理，个人防护用品和健康监护等。

世界艾滋病日和宣传主题是哪年开始的？

1988年1月在各国卫生部长参加的世界卫生大会上，与会的学者、官员一致确立每年的12月1日为世界艾滋病日；宣传主题为"全球共讨，征服有期"。

艾滋病中长期规划的实施原则是什么？

政府领导、多部门合作、全社会参与；宣传教育为主、标本兼治、综合治理；突出重点、加强对高危行为干预能力建设；调查研究、因地制宜、分类指导；注重实效、综合评价防治工作。

艾滋病中长期规划的防治策略与主要措施是什么？

（1）加强宣传教育，全民普及艾滋病、性病防治知识。营造有利于艾滋病防治的社会环境，减少艾滋病对个人、家庭、社区和社会的影响。

（2）针对高危人群（吸毒、卖淫、嫖娼和同性恋者）开展健康教育和行为干预工作，减少人群中的相关危险行为，控制艾滋病经性接触和经吸毒途径传播。

（3）依法监督，阻断艾滋病病毒经血液、血液制品等医源性和非医源性途径传播。

（4）规范艾滋病、性病防治管理，控制艾滋病在性病人群中的传播，改善艾滋病性病的医疗保健服务质量。

艾滋病疫情报道有哪些原则和要求？

在艾滋病疫情报道中，凡涉及感染者、病人的个人情况，未经本人同意，任何单位或个人均不得公开泄露，电视影像的遮挡必须可靠。涉及艾滋病疫情的报道，数字要准确，发稿前应经当地卫生行政部门核实。

怎样防止对艾滋病病毒感染者和艾滋病病人的歧视宣传？

歧视不利于预防和控制艾滋病的传播，反而极易成为引起社会不安定的因素；每个人都必须懂得预防艾滋病的知识和措施，否则都有感染艾滋病的可能；感染者是无知和疾病的受害者，与其他病人一样需要人们和社会给予人道主义的关心和帮助，即使是由于有过某种过失行为而感染艾滋病病毒也是受害者。

什么是艾滋病宣传教育的"五进"活动？

"五进"，即艾滋病防治知识的宣传教育进社区、进家庭、进学校、进农村、进公共场所。

《关于对艾滋病病毒感染者和艾滋病病人的管理意见》的管理原则是什么？

遵守法律法规和社会道德规范，维护社会安定；坚持预防和宣传教育为主，加强社区综合治理和预防指导，防止艾滋病病毒的扩散和传播，保护人民群众的身体健康；严格保密制度，保障个人合法权益，履行社会义务和责任，反对歧视。

经艾滋病确认实验室确认的HIV阳性患者应如何报告？

应按传染报告制度报告，确认报告属于个人隐私，不得泄露。

经确认的艾滋病阳性结果怎样告知受检者本人及其配偶或亲属?

经确认的艾滋病阳性结果原则上告知受检者本人及其配偶或亲属。告知的时机和方式,由当地卫生行政部门决定。在告知时,要给予心理咨询并提供预防再传播的技术指导。

各地疾病预防控制中心怎样负责组织对本地艾滋病病毒感染者和艾滋病病人的疫情及管理?

各地卫生防疫部门负责组织对本地艾滋病病毒感染者和艾滋病病人进行流行病学调查,建立个人档案,并按计划定期随访。如有可能,应对其密切接触者进行随访。档案属机密资料,要妥善保管、严格保密,并设专人负责,明确其职责和任务。

艾滋病病毒感染者和艾滋病病人及其家属应享有哪些权利?

艾滋病病毒感染者和艾滋病病人及其家属不受歧视,他们享有公民依法享有的权利和社会福利。不能剥夺艾滋病病毒感染者工作、学习、享受医疗保健和参加社会活动的权利,也不能剥夺其子女入托、入学、就业等权利。

从事艾滋病病毒感染者和艾滋病病人诊断、治疗及管理工作的人员保密原则是什么?

不得向无关人员泄漏有关信息。任何单位和个人不得将艾滋病病毒感染者和艾滋病病人的姓名、住址等个人情况公布或传播,防止社会歧视。

流动人口艾滋病病毒感染者和艾滋病病人如何管理?

流动人口中被确诊的艾滋病病毒感染者和艾滋病病人,原则上由常住地负责对其监护管理,其疫情由常住地的疾病预防控制中心按规定报告和管理,并由省级疾病预防控制中心向其户籍所在省的疾病预防控制中心通报。没有正当理由,不得将艾滋病感染者和艾滋病病人遣送回原籍。

艾滋病初筛(筛查)实验室的任务是什么?

对本地按规定和要求检测的对象做HIV抗体初筛检测,并提供检测前、后咨询服务;及时将初检呈阳性反应的标本送HIV抗体初筛中心实验室,再转送确认实验室确认;做好初检标本登记、实验记录,定期向当地的HIV抗体初筛中心实验室或省级HIV抗体确认中心报告HIV抗体检测情况。

初筛实验室必备人员条件?

有3名以上的医技人员,其中中级卫生技术职称人员1名以上(采供血机构的HIV抗体检测人员须具有技师以上卫生技术职称),从事病毒血清学检测技术工作2年以上,接受过国家或省级HIV抗体确认中心举办的HIV抗体检测学习班培训,并获得合格证书。

艾滋病初筛实验室应具备哪些设备条件?

有独立的实验用房(或至少有专用的检测台),污染区和清洁区要分开。依据我国HIV抗体检测工作发展要求,要以酶联免疫法测定考虑所需的检测器材,包括酶标读数仪和洗板机、精确的移液器、专用的普通冰箱、低温冰箱、离心机以及各种消毒与污物处理设施、安全防护用品和恒温设施。

美沙酮为什么可替换毒品?

美沙酮是一种合成的鸦片类毒品,美沙酮的止痛效果强于吗啡,毒性和副作用较小,成瘾性也小于吗啡。口服美沙酮可维持药效24小时。吸毒者服用美沙酮可以使其停止使用非法毒品。

为什么说性病会增加感染艾滋病病毒的危险和机会?

性传播疾病易造成生殖器或生殖道的皮肤或黏膜的炎症、破损和溃疡,在性交过程中易造成进一步的破损和出血,从而使艾滋病病毒经性传播更加容易。

艾滋病对家庭有哪些危害?

社会上对艾滋病人及感染者的种种歧视态度会殃及其家庭,他们的家庭成员和他们一样,也要背负沉重的心理负担。由此容易产生家庭不和,甚至导致家庭破裂。

艾滋病的主要治疗方法是什么?

目前,艾滋病的治疗尚无特效的治疗药物,抗病毒治疗是其主要的治疗方式,但总的治疗原则为抗感染、抗肿瘤、杀灭或抑制HIV病毒、增强机体免疫机能。

艾滋病诊断标准有哪些?

(1)艾滋病病毒抗体阳性,又具有下述任何一项者,可为实验确诊艾滋病病人：

近期内（3～6个月）体重减轻10%以上，且持续发热达38℃在1个月以上；近期内（3～6个月）体重减轻10%以上，且持续腹泻（每日达3～5次）1个月以上；卡氏肺囊虫肺炎（PCR）；卡波济肉瘤KS。明显的霉菌或其他条件致病感染。

（2）若抗体阳性者体重减轻、发热、腹泻症状接近上述第1项时，可为实验确诊艾滋病病人。

CD4/CD8（辅助/抑制）淋巴细胞计数比值＜1，CD4细胞计数下降；全身淋巴结肿大。明显的中枢神经系统占位性病变的症状和体征，出现痴呆，辨别能力丧失，或运动神经功能障碍。

艾滋病对儿童有哪些影响？

艾滋病使千千万万的儿童沦为孤儿，使千万无辜儿童被迫承受失去亲人的痛苦，还要经常忍受人们的歧视、失学、营养不良以及过重的劳动负担。

什么是艾滋病的三级预防？

一级是预防未感染的人感染艾滋病病毒；二级预防是使感染者能够早期诊断，早期得到治疗、教育和咨询服务，延缓艾滋病病毒感染者发展成艾滋病病人，同时减少艾滋病病毒在人群中进一步传播；三级预防是通过医疗和其他社会支持服务改善艾滋病病人的生命质量、延长他们的生存时间。在三级预防中，一级预防是最重要的。

在艾滋病宣传活动中，以免造成不必要的恐慌应注意什么？

应强调艾滋病是完全可以预防的，在提法中不宜用"绝症""超级癌症"之类词，应使用"艾滋病是一种目前尚无有效治愈方法，但是完全可以预防的严重传染病"的提法。

艾滋病病毒感染者和艾滋病病人应对社会承担哪些义务和责任？

（1）认真听从医务人员的医学指导，服从卫生防疫部门的管理。到医疗机构就诊时，应当主动向医务人员说明自身的感染情况，防止将病毒传播给他人。对艾滋病病毒感染者和艾滋病病人所从事的工作有传播艾滋病病毒危险的，其所在单位应负责安排其从事其他工作。

（2）对明知自己是艾滋病病毒感染者或艾滋病病人而故意感染他人者，应依法追究其法律责任。

（3）艾滋病病毒感染者和艾滋病病人不得捐献血液、精液、器官、组织和细胞。

艾滋病监测管理的若干规定的对象是哪些？

（1）艾滋病病人；（2）艾滋病病毒感染者；（3）疑似艾滋病病人；艾滋病病人及艾滋病病毒感染者所指人员有密切接触者；（4）被艾滋病病毒污染或可能造成艾滋病传播的血液和血液制品、毒株、生物组织、动物及其他物品。

什么是艾滋病相关综合征？

艾滋病相关综合征指的是易感艾滋病的高危人群（如男性同性恋者、静脉药物成瘾者等），出现一组艾滋病的症状或体征。由艾滋病病毒携带者或急性感染发展而来，表现为全身性淋巴结肿大，伴有不规则的发热、疲乏、夜间出汗、慢性腹泻、厌食、体重减轻、舌尖毛状白斑病，及各种神经症状。也可出现轻度机会感染，如鹅口疮、单纯疱疹、带状疱疹、软疣等，外周血白细胞及血小板均减少，贫血，T4细胞减少，T4／T8比值下降，变态反应性消失；细胞免疫指标和免疫功能低下，血清球蛋白增多，血清中可检出艾滋病毒抗体。

艾滋病对社会的危害是什么？

艾滋病主要侵害那些年富力强的20～45岁的成年人，而这些成年人是社会的生产者、家庭的抚养者、国家的保卫者。艾滋病削弱了社会生产力，减缓了经济增长，人均出生期望寿命降低，民族素质下降，国力减弱。社会的歧视和不公正待遇将许多艾滋病病人及感染者推向社会，造成社会的不安定因素，使犯罪率升高，社会秩序和社会稳定遭到破坏。

第五节　病毒性肝炎

什么是病毒性肝炎？

病毒性肝炎是由多种肝炎病毒引起的常见传染病，具有传染性强、传播途径复杂、流行面广泛，发病率较高等特点。临床上主要表现为乏力、食欲减退、恶心、呕吐、肝大及肝功能损害，部分病人可有黄疸和发热。有些患者出现荨麻疹、关节痛或上呼吸道感染症状。

病毒性肝炎的病原体是什么？

病毒性肝炎的病原学分型，目前已被公认的有甲、乙、丙、丁、戊五种肝炎病毒，分别写作 HAV、HBV、HCV、HDV、HEV，除乙型肝炎病毒为 DNA 病毒外，其余均为 RNA 病毒。

病毒性肝炎临床表现有哪些？

（1）急性肝炎：

分为急性黄疸型肝炎和急性无黄疸型肝炎。

A.黄疸前期：有畏寒、发热、乏力、食欲不振、恶心、厌油、腹部不适、肝区痛、尿色逐渐加深，本期持续5～7天。

B.黄疸期：热退，巩膜、皮肤黄染，黄疸出现而自觉症状有所好转，肝大伴压痛、叩击痛，部分患者轻度脾大，本期持续2～6周。

C.恢复期：黄疸逐渐消退，症状减轻以至消失，肝脾恢复正常，肝功能逐渐恢复，本期持续2周～4个月，平均1个月。

（2）慢性肝炎：

既往有乙型、丙型、丁型肝炎或HBsAg携带史或急性肝炎病程超过6个月，而目前仍有肝炎症状、体征及肝功能异常者，可以诊断为慢性肝炎。常见症状为乏力、全身不适、食欲减退、肝区不适或疼痛、腹胀、低热，体征为面色晦暗、巩膜黄染，可有蜘蛛痣或肝掌、肝大、质地中等或充实感，有叩痛。脾大严重者，可有黄疸加深、腹腔积液、下肢水肿、出血倾向及肝性脑病。

（3）另外还有重型肝炎、淤胆型肝炎、肝炎后肝硬化。

甲肝的传染源是什么？

甲肝的主要传染源是急性期病人和亚临床感染者、隐性感染者。

甲肝的传播途径有哪些？

甲肝主要经粪—口途径传播，经食物传播，经水传播，以日常生活接触为主要方式及其他途径。通常引起散发性发病，如水源被污染或生食污染的水产品（贝类动物），可导致局部地区暴发流行。

甲肝的临床表现有哪些？

甲肝临床上表现为急性起病，有畏寒、发热、食欲减退、恶心、疲乏、肝大及肝功能异常，部分病例出现黄疸。

甲肝如何预防？

主要是管理好传染源。病人做到早发现、早报告、早隔离。密切接触者医学观察45天。加强饮食、水源及粪便的管理，养成良好的卫生习惯，饭前便后洗手等。接种甲肝疫苗可有效保护易感人群。

乙肝的传染源是什么？

乙肝的传染源是乙肝病人和乙肝病毒携带者。其中以慢性乙肝病人和乙肝病毒携带者最为重要。

乙肝的传播途径有哪些？

乙肝的传播途径包括：（1）医源性传播（输血和血制品，以及使用污染的注射器或针刺等）；（2）母婴垂直传播（主要通过分娩时产道血液、哺乳及密切接触）；（3）生活上的密切接触；（4）性接触传播。此外，尚有经吸血昆虫（蚊，臭虫，虱等）叮咬传播的可能性。

如何预防乙肝？

（1）管理传染源：做好乙肝病人的管理、HBsAg病毒携带者及献血人员管理。

（2）切断传播途径：重视环境卫生和公共场所卫生、防止医源性传播、阻断母婴传播，避免日常生活接触传播及其他。

（3）保护易感人群：主动免疫接种乙肝疫苗、被动免疫注射乙肝免疫球蛋白（HBIJ）。

丙肝的传染源是什么？

丙肝的传染源是急、慢性丙肝病人和无症状病毒携带者。

丙肝的传播途径有哪些？

丙肝的传播途径和乙肝的传播途径类似，主要是经血及血制品传播为主，有医源性传播、性接触传播、母婴传播。

丙肝如何预防？

丙肝的预防采取以切断传播途径为主的综合性防治措施，对献血者进行抗HCV筛查是目前降低输血后丙型肝炎的重要措施。同时要加强预防母婴传播，宣传丙型肝炎防治知识，遵守消毒隔离制度。

丁型肝炎的传染源是什么？

丁型肝炎的传染源是急、慢性丁肝病人和病毒携带者。HbsAg病毒携带者是HDV的保毒宿主和主要传染源。

丁型肝炎的传播途径有哪些？

丁型肝炎的传播途径与乙肝相似。主要有医源性传播、日常生活接触传播、母婴传播。

戊型肝炎的传染源是什么？

戊型肝炎的传染源是潜伏期末和急性期戊肝病人。以潜伏末期和发病初期患者的粪便传染性最高。

戊型肝炎的传播途径有哪些？

戊型肝炎通过粪—口途径传播。经水或食物传播，也可经日常生活接触传播。

第六节　脊髓灰质炎

什么是脊髓灰质炎？

脊髓灰质炎（简称脊灰，俗称为小儿麻痹）是由脊灰病毒引起的急性传染病，主要影响年幼的儿童。病毒通过受污染的食物和水传播，经口腔进入体内并在肠道内繁殖。90%以上受感染的人没有症状，但他们排泄的粪便带有病毒，因此传染给他人。少数感染者出现发热、疲乏、头痛、呕吐、颈部僵硬以及四肢疼痛等症状。仅有极少数感染者，由于病毒侵袭神经系统导致不可逆转的瘫痪。在瘫痪病例中，5%～10%的患者因呼吸肌麻痹而死亡。

脊髓灰质炎有什么临床症状？

脊灰病毒由口进入胃肠道，潜伏期为3～35天，一般为7～14天。感染脊灰病毒后有下列几种表现：

（1）无症状性感染：表现有轻度疲倦或无任何症状，这占脊髓灰质炎病毒感染后的大多数。

（2）顿挫型：病人只有轻度发热、疲倦、嗜睡或伴以头痛、恶心、呕吐、便秘、咽痛等一般症状。

（3）无菌性脑膜炎（非瘫痪型）：开始的症状与顿挫型相似，继之或痊愈数日，或好转数日，或相继出现背痛、颈部强直等脑膜刺激症状。

（4）瘫痪型脊髓灰质炎：感染后仅1%或更少的感染者发展为瘫痪型脊髓灰质炎。主要是由于下运动神经元受损害而出现肌肉松弛性瘫痪，表现为单侧或双侧，下肢或上肢肌肉无力，瘫痪，肢体温度低于正常。肌肉瘫痪在开始几天内发展很快，继之停留在这一水平，恢复较慢，需要6个月或更长时间，相当多数留下跛行的后遗症。

脊髓灰质炎的主要威胁人群有哪些？

脊灰主要影响5岁以下的儿童。但如果人群抗体水平低，也可引起大年龄组儿童以及成人发病。

只要有一个国家有脊灰病毒的传播，所有国家的儿童就都有感染该病的危险。受感染的人口流动，可造成脊灰病毒跨地区或跨境传播，并可在未接受免疫接种的人群中迅速传播蔓延。

脊灰历史流行情况如何，我国何时消灭脊灰的？

中国历史上脊髓灰质炎曾广泛流行。20世纪60年代初期，每年约报告20000～43000例。1960年中国自行研制成功脊灰减毒活疫苗，1965年开始在全国逐步推广使用，脊灰的发病和死亡急剧下降。1991年，我国政府对世界做出实现消灭脊灰目标承诺，并将消灭脊灰作为我国政府的工作目标之一。通过实施疾病监测、免疫接种等策略，尤其是在加强常规免疫的基础上，开展了多轮强化免疫活动，人群免疫水平迅速提高，1991年起脊髓灰质炎野病毒传播范围逐年缩小，发病数逐年下降。监测结果表明，自1994年10月以来，我国未再发现本土脊灰野病毒病例。经过严格的认证，2000年世界卫生组织证实我国实现了无脊灰目标。

全球消灭脊灰行动的目标是什么？

尽快阻断野生脊灰病毒传播；实现全球消灭脊灰认证；促进卫生事业发展，加强常规免疫接种和系统监测传染病。

世界各国阻断野生脊灰病毒传播的主要策略是什么？

目前主要有四项策略：儿童常规接种服用四剂口服脊灰减毒活疫苗（OPV），达到高免疫覆盖率；在强化免疫活动期间给特定年龄组儿童服用口服OPV；通过报告和实验室检测15岁以下儿童的所有急性弛缓性麻痹（AFP）病例，监测脊灰野病毒病例；一旦将野生脊灰病毒传播限制在某一特定地区后，开展有目标的"扫荡"式免疫活动。

脊髓灰质炎控制措施有哪些？

（1）预防措施

A. 健康教育：本病没有特效药治疗，但有安全有效的疫苗可供预防，并辅以强化免疫，能有效保获儿童不得脊灰，进而可以消灭本病。

B. 免疫接种：全球通过疫苗的免疫接种，已有效地在美洲地区、西太平洋地区阻断了脊灰野毒的传布，成为无脊灰病例的地区。服苗时应用凉开水吞服，服苗后半小时内不宜饮热开水，以免影响活疫苗的免疫效果。

（2）病人、接触者的管理

急性期病人尽量隔离治疗，病人粪便用20%漂白粉乳剂浸泡消毒1～2小时或用含氯消毒剂浸泡消毒后再排放，沾有粪便的尿布、衣裤应煮沸消毒，被服应日光曝晒，检查病人后医生的手应用肥皂和流水洗净。

接触者：脊灰病毒感染后发生麻痹的病人只占1%或更少，病人的密切接触者可能为无症状的感染者，对其粪便也应做消毒处理，必要时采集其粪便进行病毒分离。

（3）其他措施

为预防脊灰野毒从流行的邻国传入我国，应加强边境地区入境者的监测工作，检查入境儿童的免疫接种证明，对入境后发现的AFP病孩，应立即采集粪便做病毒学监测，平时应特别关注边境一侧AFP病例发生的情况。

第七节　人感染高致病性禽流感

什么是禽流感？

禽流感是禽流行性感冒的简称，是由甲型流感病毒引起的禽类传染性疾病，容易在鸟类（尤其是鸡）之间引起流行，过去在民间称作鸡瘟。禽类感染后死亡率很高。

什么是人感染高致病性禽流感？

人感染高致病性禽流感是由禽甲型流感病毒某些亚型中的一些毒株如H5N1、H7N7等引起的人类急性呼吸道传染病。我国《传染病防治法》将其列为乙类传染病，但实行甲类管理，即一旦发生疫情，立即采取甲类传染病的预防控制措施。

人感染高致病性禽流感的潜伏期多长？

根据对H5N1亚型感染病例的调查结果，潜伏期为1～7天，通常为2～4天。

人感染高致病性禽流感的临床症状有哪些？

不同亚型的禽流感病毒感染人类后可引起不同的临床症状。患者呈急性起病，早期表现类似于普通型流感。主要为发热，体温大多持续在39℃以上，可伴有流涕、鼻塞、咳嗽、咽痛、头痛、肌肉酸痛和全身不适。部分患者可有恶心、腹痛、腹泻、稀水样便等消化道症状。重症患者可出现高热不退，病情发展迅速，几乎所有患者都有临床表现明显的肺炎，可出现急性肺损伤、急性呼吸窘迫综合征（ARDS）、肺出血、胸腔积液、全血细胞减少、多脏器功能衰竭、休克及瑞氏（Reye）综合征等多种并发症。可继发细菌感染，发生败血症。

人感染高致病性禽流感的传染源和传播途径是什么？

人感染高致病性禽流感的传染源主要为患禽流感或携带禽流感病毒的鸡、鸭、鹅等家禽，特别是鸡；传播途径主要经呼吸道传播，也可通过密切接触感染的禽类及其分泌物、排泄物，受病毒污染的物品和水，以及实验室直接接触病毒毒株被感染。目前尚无人与人之间传播的确凿证据。

人是怎样感染上禽流感的？

禽流感病毒可通过消化道和呼吸道进入人体传染给人，人类直接接触受禽流感病毒感染的家禽及其粪便，或直接接触禽流感病毒也可以被感染。通过飞沫及接触呼吸道分泌物也是其传播途径。如果直接接触带有相当数量病毒的物品，如家禽的粪便、羽毛、呼吸道分泌物、血液等，也可经过眼结膜和破损皮肤引起感染。

防治人感染高致病性禽流感的关键是什么？

防治人感染高致病性禽流感关键要做到"四早"，指对疾病要早发现、早报告、早隔离、早治疗。

早发现：当自己或周围人出现发烧、咳嗽、呼吸急促、全身疼痛等症状时，应立即去医院就医。

早报告：发现人感染高致病性禽流感病例或类似病例，及时报告当地医疗机构和疾病预防控制机构。

早隔离：对人感染高致病性禽流感病例和疑似病例要及时隔离，对密切接触者要按照情况进行隔离或医学观察，以防止疫情扩散。

早治疗：确诊为人感染高致病性禽流感的患者，应积极开展救治，特别是对有其他慢性疾病的人要及早治疗，经过抗病毒药物治疗以及使用支持疗法和对症疗法，绝大部分病人可以康复出院。

个人预防禽流感应该注意什么？

个人预防禽流感应该注意以下几点：首先，注意饮食卫生。食用禽蛋、禽肉要彻底煮熟，禽蛋表面的粪便应当洗净，加工保存这类食物要生熟分开。第二，避免接触水禽、候鸟等易于携带禽流感病毒的动物。第三，如果条件允许，可以接种流感疫苗。健康的成年人和青少年可以接种减毒活疫苗，老年人、婴幼儿、孕妇和慢性病患者可以接种流感灭活疫苗。接种流感疫苗的主要目的是减少感染普通流感病毒的概率，并减少流感病毒与禽流感病毒发生基因整合的机会。此外，养禽场工作人员更应注意个人卫生，工作时戴口罩、穿工作服、戴手套，接触禽类粪便等污染物后要洗手，并保持工作环境的空气流通。

如果出现发热、头痛、鼻塞、咳嗽、全身不适等症状，患者应当戴上口罩，立即到医院就医。就诊时，务必告诉医生自己是否到过禽流感疫区、是否接触过病禽等情况，并在医生的指导下治疗和用药。

人感染高致病性禽流感的流行病学调查要点有哪些？

在出现人禽流感疫情时，应对所有人禽流感确诊病例和疑似病例进行流行病学个案调查，内容包括发病和就诊情况、临床表现、实验室检查、暴露因素及密切接触者情况和转归等。同时，应确定人禽流感病例或疑似病例的密切接触者、可疑病例、死禽的密切接触者，并进行追踪调查。

人感染高致病性禽流感职业暴露的个人防护要点是什么？

职业暴露个人防护是：各级医护人员、疾病预防控制机构及其他有关人员在医院或疫点、疫区进行禽流感防治工作时，应强化正确的洗手方法并遵循以下防护原则：

（1）二级防护：适用于进入医院污染区的人员，如采集疑似病例、确诊病例咽拭子的人员，处理其分泌物、排泄物的人员，处理病人使用过的物品和死亡病人尸体的人员，以及转运病人的医护人员及司机，对禽流感疑似或确诊病例进行流行病学调查的人员，在疫点内对禽流感染疫动物进行标本采集、捕杀禽类及无害化处理的人员，进行终末消毒的人员等。防护要求：穿普通工作服，戴工作帽，外罩一层防护服，戴防护眼镜和防护口罩（离开污染区后更换），戴乳胶手套和穿鞋套。进行家禽的宰杀和处理时，应戴橡胶手套，穿长筒胶鞋。每次实施防治处理后应立即进行洗手和消毒。

（2）三级防护：确定禽流感由人传染人时，对病人实施近距离高危操作者，如气管插管、气管切开等医护人员，应实施三级防护。防护要求：除按二级防护外，将口罩、防护眼镜换为全面型呼吸防护器（符合N95或FFP2级标准的滤料）。

第八节　麻疹

什么是麻疹？

麻疹是由麻疹病毒引起的急性呼吸道传染病。临床症状有发热、咳嗽、流涕、眼结膜充血、口腔黏膜出现带红晕的灰白小点（Koplik's spots斑）及皮肤出现斑丘疹表现。

麻疹是儿童最常见的急性呼吸道传染病之一，其传染性很强，在人口密集而未普种疫苗的地区易发生流行，2～3年发生一次大流行。麻疹病毒属副黏液病毒，通过呼吸道分泌物飞沫传播。

麻疹的传染源、传播途径是什么？

患者是唯一的传染源，自发病前2日至出疹后5日内，眼结膜分泌物、鼻、口、咽、气管的分泌物中都含有病毒，具有极强的传染性。恢复期不带病毒。麻疹病毒主要通过飞沫直接传播，衣物、玩具等间接传播少见。

典型麻疹的临床经过分几期？如何治疗？

典型麻疹分三期：

（1）前驱期：从发病至出疹前一般3~5天。主要临床症状为发热、咳嗽等，口腔麻疹黏膜斑的出现对早期诊断很有价值。

（2）出疹期：发病3~4日，皮疹自耳后、发际渐及耳前、面颊、前额、躯干及四肢，最后达手足心，2~5日布及全身。皮疹初为淡红色斑丘疹，疹间皮肤正常。

（3）恢复期：体温开始下降，全身症状减轻，皮疹按出疹的先后顺序消退，可出现褐色色素斑及碎屑样脱皮，1~2周消失。

麻疹治疗重点在于护理、对症治疗及预防并发症。一般治疗有隔离、休息、护理；其他治疗有对症治疗、中医中药治疗、并发症治疗。

麻疹有哪些并发症？

（1）喉、气管、支气管炎：麻疹病毒本身可导致整个呼吸道炎症。由于小于3岁的小儿喉腔狭小、黏膜层血管丰富、结缔组织松弛，如继发细菌或病毒感染，可造成呼吸道阻塞而需行气管切开术。临床表现为声音嘶哑、犬吠样咳嗽、吸气性呼吸困难及三凹征，严重者可窒息死亡。

（2）肺炎：由麻疹病毒引起的间质性肺炎常在出疹及体温下降后消退。支气管肺炎更常见，为细菌继发感染所致，常见致病菌有肺炎链球菌、链球菌、金黄色葡萄球菌和嗜血性流感杆菌等，故易并发脓胸或脓气胸。AIDS病人合并麻疹肺炎，伴有皮疹，常可致命。

（3）中枢神经系统：麻疹脑炎，出现意识改变、惊厥、突然昏迷等症状；亚急性硬化性全脑炎，是一种急性感染的迟发性并发症，表现为大脑机能的渐进性衰退。

（4）心肌炎：较少见，但一过性心电图改变常见。

如何预防麻疹？

（1）管理传染源：对病人应进行隔离，对接触者医学观察3周。

（2）切断传播途径：病室注意通风换气，充分利用日光或紫外线照射；医护人员离开病室后应洗手更换外衣，方可接触易感者。

（3）保护易感人群：接种疫苗是预防麻疹的最佳手段，目前我国麻疹类疫苗免疫程序为8个月龄接种麻疹-风疹联合疫苗，18个月龄接种麻疹-腮腺炎-风疹联合疫苗或麻疹–腮腺炎联合疫苗。

第九节　流行性出血热

什么是流行性出血热?

流行性出血热又称肾综合征出血热,是由流行性出血热病毒引起的自然疫源性疾病,流行广泛,病情危急,病死率高,危害极大。在我国主要为肾综合征出血热,以鼠类为主要传染源的自然疫源性疾病。以发热、出血、充血、低血压休克及肾脏损害为主要临床表现。

流行性出血热的病原是什么?

流行性出血热的病原是汉坦病毒,该病毒属布尼亚病毒科汉坦病毒属中的一个血清型(或基因型)病毒,我国也称 I 型,黑线姬鼠是汉坦病毒的主要宿主动物和传染源。

流行性出血热的传播途径有哪些?

(1)动物源性传播:经呼吸道、破损皮肤及消化道传播。

(2)生物媒介传播:老鼠体表寄生的螨类叮咬人后可引起本病的传播。

(3)母婴传播:孕妇患病后可经胎盘感染胎儿。

流行性出血热的临床表现分几期?

典型病例可有以下五期:

(1)发热期:起病急剧,体温多在39~40℃,热型以弛张热和稽留热为多,一般持续3~7日。出现全身中毒症状,全身酸痛。头痛和剧烈腰痛、眼眶痛,称为"三痛"。

(2)休克期:一般发生于病程第4~6日,患者出现低血压,重者发生休克。

(3)少尿期:一般发生于病程第5~8日。

(4)多尿期:一般发生于病程第9~14日,肾小管回吸收功能尚未完全恢复,以致尿量显著增多。

(5)恢复期:尿液稀释与浓缩功能逐渐恢复,精神及食欲逐渐好转,体力逐渐恢复。

流行性出血热的早期特点是什么？

主要是有三痛（头痛、腰痛、眼眶痛）、三红（脸部、颈部、上胸部红肿充血）症状。

流行性出血热的治疗原则是什么？

流行性出血热的治疗原则是强调"三早一就"（早发现、早休息、早治疗，就近医治），把好"五关"（休克关、尿毒症关、高血压容量关、大出血关、继发感染关）。

（1）发热期治疗：原则为抗病毒、抗渗出和抗出血。

（2）低血压（休克）期治疗：以积极补充血容量为主，同时针对微循环障碍、酸中毒、心功能不全等，进行相应的治疗。力争血压尽快回升，于4小时达到稳定。

（3）少尿期治疗：尿量在500 mL/日以下为少尿。为便于早期治疗，以平均每小时尿量<30 mL为少尿，及时采取相应的治疗措施，稳定内环境，促进肾功能恢复，防止并发症的发生。

（4）多尿期治疗：少尿期后，若每日尿量增至500～2000 mL，为少尿期向多尿期移行阶段，补液量可为尿量的2/3（欠量补液），以免延长多尿期。要维持出入量及电解质平衡，补液以口服为主，食欲不佳者可静脉补液。

（5）恢复期治疗：注意休息，加强营养和增加活动量，防止感冒等其他传染病的侵袭。

流行性出血热如何预防？

预防措施包括人群预防和个体预防：

（1）人群预防：采取以灭鼠、防鼠为主的综合性措施，对高发病区的多发人群及其他疫区的高危人群进行疫苗接种。

①健康教育：必须加强组织领导，进行广泛的宣传教育；

②灭鼠防鼠：在整治环境卫生，清除鼠类栖息活动场所的基础上，开展以药物灭杀为主的灭鼠措施。一般在流行高峰前半个月进行；

③疫苗接种：对高发疫区的青壮年，特别是高危人群（10岁以上），应在流行前一个月内完成全程注射，于次年加强注射一针次。

（2）个体预防：尽量加强个人防护，防止接触传染。

①整治环境卫生，投放毒饵，堵塞鼠洞，防止野鼠进家；

②避免与鼠类及其排泄物（尿、粪）或分泌物（唾液）接触；

③不吃生冷特别是鼠类污染过的食物、水和饮料等；

④避免皮肤黏膜破损，如有破损，应用碘酒消毒处理。在清理脏乱杂物和废弃物（如稻草、玉米秸秆等）时，要戴口罩、帽子和手套等。

流行性出血热如何监测？

包括人间疫情监测（人群感染及发病情况）和鼠间感染情况监测等。监测的内容、方法如下：

（1）人间疫情监测：以县为单位，设专人负责疫情监测和管理，及时掌握疫情数字，画出疫情分布图，按月统计发病数、死亡数，按年统计发病率、死亡率和病死率；对临床可疑病例做特异性血清学诊断，确定误诊和漏诊率，以核实疫情。

（2）鼠间感染情况监测：逐步查清所属乡（镇）地区的鼠种构成、分布、密度、带毒率及血清抗体阳性率。对可能暴发疫情的地区，对主要宿主鼠密度及其带毒率进行定点监测。

第十节　狂犬病

什么是狂犬病？

狂犬病又叫疯狗病或恐水症，是由狂犬病病毒导致的人兽共患急性传染病。狂犬病特征性临床表现为恐水、畏光、吞咽困难、狂躁等，最后死于呼吸、循环和全身衰竭。人一旦发病，目前尚没有有效的临床治疗方法，几乎100%死亡，病死率是所有传染病中最高的。

狂犬病是怎么感染的？

几乎所有的温血动物都可以感染狂犬病病毒，但最主要的为犬科和猫科动物，以及某些啮齿类动物和翼手类动物。感染了狂犬病病毒的动物咬伤、抓伤人，或舔了人的黏膜及破损的皮肤都可能导致狂犬病病毒的传播。

被狂犬咬伤，就肯定要得狂犬病吗？

不一定，有学者统计发现，被真正的狂犬或其他疯动物咬伤，且没有采取任何预防措施，结果也只有30%～70%的人发病。

被狂犬咬伤后是否发病有很多影响因素：

（1）要看进入人体的狂犬病毒的数量多少，如果疯狗咬人时处于发病的早期阶段，它的唾液中所带的狂犬病毒就比处于发病后期时少。

（2）咬伤是否严重也影响被咬的人是否发病。大面积深度咬伤就比伤口很小的浅表伤容易发病。

（3）多部位咬伤比单一部位咬伤容易发病，且潜伏期较短。

（4）被咬伤后正确及时地处理伤口，是防治狂犬病的第一道防线，如果及时对伤口进行了正确处理，和抗狂犬病暴露后治疗，则可大大减少发病的危险。

（5）通过黏膜感染发病较咬伤皮肤感染发病难，而且病例较多呈抑郁型狂犬病。

（6）疯动物咬伤头、面和颈部等靠近中枢神经系统的部位或周围神经丰富的部位，较咬伤四肢者的发病率和病死率要高。

（7）抵抗力低下的人较抵抗力强的人更易发病。

狂犬病的潜伏期有多久？

潜伏期的长短受多种因素的影响，比如伤口的严重程度及其距头面部的远近、感染病毒的数量和病毒的毒力等。总的来说，和其他很多传染病相比，狂犬病的潜伏期相对较长，长可达数月，但也可短为数天。从我国现有的狂犬病病例来看，大多数病例的潜伏期在半年以内，一般为半个月至3个月。

人患狂犬病后都有哪些症状？

根据狂犬病的临床特点和病程改变，一般将狂犬病分为狂躁型（脑炎型）和麻痹型（抑郁型、哑型狂犬病）两型。

（1）狂躁型：约占80%，早期唯一的特异症状是约有40%～80%的病人在伤口附近出现烧灼、麻木、针刺、瘙痒等异常感觉。病人随后进入高度兴奋状态，突出表现为恐惧不安、怕风、恐水，呼吸困难、胸痛、多汗、流涎等，50%～80%的患者有恐水这一狂犬病的典型症状，在吞咽时咽喉等部位的肌肉因痉挛而出现怕饮水的表现，有时甚至听见水声也可引起喉头痉挛，故又称恐水症。有的病人对光、噪音和感觉刺激格外敏感，出现肌张力增高和面部肌肉痉挛。兴奋期持续1～3天后，痉挛抽搐逐渐停止，患者出现各种迟缓性瘫痪症状，以肢体软瘫较多见，迅速进入昏迷状态，死于呼吸、循环和全身衰竭。

（2）麻痹型：约占20%，此型病程一般比狂躁型狂犬病要长，由蝙蝠咬伤者常见，无恐水、怕风、兴奋等症状。患者在前驱期后出现肌肉瘫痪，共济失调、麻痹症状，最终死于呼吸肌麻痹。

被动物咬伤后，应采取什么措施预防狂犬病？

按照世界卫生组织的推荐，首先要判断受伤的严重程度，然后再据此采取不同的处理措施，与动物仅有普通的接触或喂养动物，以及被舔的皮肤部位完好时都不需要进行任何处理。然而一旦有下列情况发生，应该立刻就医：

（1）如果皮肤被轻咬或者仅有轻微抓伤或擦伤而无出血时，属于 II 度暴露，则需要对伤口进行处理，同时接种狂犬病疫苗。

（2）如果皮肤被咬伤或抓伤有出血，或皮肤破损的伤口被舔，或黏膜被动物体液污染时，属于 III 度暴露，则在伤口处理之后、疫苗接种之前，还需要在伤口周围注射抗狂犬病的被动免疫制剂。

在进行预防狂犬病处置的同时，要进行预防伤口感染等治疗。

被动物咬伤后，暴露的伤口为什么需要进行处理？

伤口处理包括对伤口进行彻底冲洗、消毒处理及预防伤口感染，这对于预防狂犬病发生具有重要意义。首先，流水冲洗的机械力量有助于减少伤口的病毒残留量；其次，狂犬病病毒对脂溶剂（肥皂水、氯仿、丙酮等）、75%酒精、碘制剂以及季胺类化合物较为敏感，采用肥皂水和消毒剂能够有效地杀灭伤口周围的大部分病毒。因此，彻底冲洗伤口和消毒可大大降低狂犬病发生的风险。

狂犬病毒通过哪些途径进入人体并繁殖？

最主要的途径就是感染了狂犬病的动物在咬伤人时，通过唾液使狂犬病毒进入人体，狂犬病毒还可以通过无损伤的正常黏膜进入人体，或带有狂犬病毒的液体溅入眼睛，通过眼结膜进入人体，但以这种方式进入人体的例子要少得多。另外，通过吸入空气中带有狂犬病毒飞沫而感染的例子也很少见，只有空气中狂犬病毒的浓度达到极高程度时，才可能发生。

病毒在咬伤部位侵入，在局部组织中短时间停留，可达 1～2 周。病毒可从神经肌肉交界处的神经感受器或其他神经组织细胞的神经感受器，或暴露于黏膜浅表处的神经感受器侵入邻近的末梢神经。

人与人接触能传播狂犬病吗？

人与人的一般接触不会传染狂犬病，理论上只有发了病的狂犬病人咬了健康人，才有使被他咬伤的人得狂犬病的可能，发了病的狂犬病人或发病前几天的人也有可能通过性途径把狂犬病毒传染给对方，狂犬病人污染了用具，他人再通过被污染的用具受到感染的可能性很小，狂犬病人的器官、组织如角膜移植给健康人则有极高的危险性。

狂犬疫苗必须在被狂犬或可疑狂犬咬伤24小时以内接种才有效吗？

狂犬疫苗注射原则上是接种越早效果越好。但是，超过24小时注射疫苗，只要在疫苗生效前，也就是疫苗刺激机体产生足够的免疫力之前人还没有发病，疫苗就可以发挥效用，对暴露已数日数月而因种种原因一直未接种狂犬疫苗的人，只要能得到疫苗，也应与刚遭暴露者一样尽快给予补注射，争取抢在发病之前让疫苗起作用，这时，前一针或前两针的接种剂量应当加倍。

如何才能知道自己接种的疫苗是否有效？

要想知道接种的疫苗是否生效，可在全程疫苗接种完后半个月左右检查血清抗狂犬病毒抗体水平。如果血清抗狂犬病毒抗体是阴性，可再加强接种疫苗2～3针，可使抗体转阳。再不转阳时最好测定一下细胞免疫指标，一般而言，全程（5针）接种了合格的狂犬疫苗，尤其是并用血清后半个月以上仍未发生狂犬病，则狂犬疫苗免疫失败的概率极小，也就是说一般不会再发生狂犬病。

第十一节 流行性乙型脑炎

什么是流行性乙型脑炎？

流行性乙型脑炎（简称乙脑）是乙型脑炎病毒引起的急性传染病。

病原体于1934年在日本发现，故名日本乙型脑炎，经蚊虫传播，多见于夏秋季，临床上急起发病，有高热、意识障碍、惊厥、强直性痉挛和脑膜刺激征等，重型患者病后往往留有后遗症。属于血液传染病。

乙脑的流行病学特征有哪些？

乙脑是人畜共患的自然疫源性疾病，猪是乙脑的主要传染源。乙脑传播途径主要通过蚊虫叮咬而传播，其中三带喙库蚊是主要传播媒介。人群对乙脑病毒普遍易感，感染后多数呈隐性感染，感染后可获得持久免疫力。

夏秋季为发病高峰季节，流行地区分布与媒介蚊虫分布密切相关，我国是乙脑高流行区，在20世纪60年代和70年代初期全国曾发生大流行，70年代以后随着大范围接种乙脑疫苗，乙脑发病率明显下降，近年来维持在较低的发病水平。近几年全国乙脑报告病例数每年在5000～10000例之间，但局部地区时有暴发或流行。

乙脑有几种临床类型？

乙脑临床上以高热、意识障碍、抽搐、病理反射及脑膜刺激征为特征。可分轻型、普通型、重型、极重型（暴发型）。乙脑临床表现以轻型和普通型为多，约占总病例数的2/3。流行初期重型较多，后期则以轻型居多。

乙脑如何治疗？

目前尚无特效抗病毒药物，主要是对症、支持、综合治疗。必须重视对症治疗，要认真把好"三关"，即高热关、惊厥关和呼吸衰竭关。

（1）降温：高热易发生惊厥，可加重脑水肿，诱发呼吸衰竭，故必须及时降温，最好把体温控制在38.5℃以下（肛表），头部温度力争降到36℃左右，其方法有物理降温、药物降温等。

（2）镇静：乙脑患者因头痛剧烈，常有烦躁不安，因颅内压增高易发生惊厥，故应给以适量镇静剂以防止发生惊厥。如果遇抽搐患者则应尽快用镇静剂予以控制。

（3）防止呼吸衰竭：首先要防止痰堵造成换气不佳的缺氧，故应多让病人侧卧，防止昏迷时舌根后坠。若已出现痰堵，可考虑气管插管或切开，以改善肺部的换气功能；重症病例早期可发生颅内压增高，当出现脑水肿或脑疝，引起呼吸衰竭时，应立即给以脱水剂；如病人有缺氧表现，则应早期给氧，如病人出现呼吸表浅或节律不齐时，应采用呼吸兴奋剂。

乙脑预防措施有哪些？

（1）健康教育：将预防乙脑的知识教给群众，提高自我保护意识，特别是提高群众对疫苗接种、防蚊灭蚊对预防乙脑重要性的认识。

（2）免疫接种：接种乙脑疫苗以提高人群免疫力是预防乙脑的重要措施之一。接种对象是流行区的儿童及从非流行区到流行区的敏感人群。目前有灭活疫苗和活疫苗两种。为了确保疫苗接种效果，接种时间应在流行季节前3个月内完成。儿童经初次基础免疫后应按规定加强免疫。

（3）灭蚊防蚊：灭蚊要强调一个早字，最好在人间乙脑流行前2个月开展一次群众性的灭蚊活动，在农村重点是消灭牲畜棚（特别是猪圈）的蚊虫。夜间睡觉防止蚊虫叮咬可用蚊帐、驱蚊剂等，提倡不露宿。黄昏户外活动应避免蚊虫叮咬。

乙脑流行期间应急措施有哪些?

（1）宣传教育：积极开展有关乙脑防治知识的宣传教育；早期发现和治疗病人。

（2）开展以灭蚊为中心的群众性爱国卫生运动：必要时对高危地区采用超低容量大面积喷洒马拉硫磷方法，短期内可控制成虫，对预防乙脑有良好效果。

（3）应急接种疫苗：如果易感人群疫苗接种覆盖面窄，应采取应急接种疫苗，但应注意偶合病例发生。

第十二节　登革热

什么是登革热?

登革热是登革热病毒引起、伊蚊传播的一种急性传染病。临床特征为起病急骤，高热，全身肌肉、骨髓及关节痛，极度疲乏，部分患者可有皮疹、出血和淋巴结肿大。

登革热病原学是什么?

登革病毒属黄病毒科黄病毒属。登革病毒颗粒呈球形，直径为45～55 nm。登革病毒共有4个血清型（DENV-1、DENV-2、DENV-3和DENV-4），4种血清型均可感染人，其中2型重症率及病死率均高于其他型。登革病毒对热敏感，56 ℃ 30分钟可灭活，但在4 ℃条件下其感染性可保持数周之久。超声波、紫外线、0.05%甲醛溶液、乳酸、高锰酸钾、甲紫等均可灭活病毒。病毒在pH 7～9时最为稳定，在-70 ℃或冷冻干燥状态下可长期存活。

登革热流行病学特征是什么?

（1）传染源：登革热患者、隐性感染者和登革病毒感染的非人灵长类动物以及带毒的媒介伊蚊。

（2）传播途径：主要通过伊蚊叮咬传播。传播媒介主要为埃及伊蚊和白纹伊蚊。

（3）易感人群：人群普遍易感，但感染后仅有部分人发病。登革病毒感染后，人体可对同型病毒产生持久免疫力，但对异型病毒感染不能形成有效保护，若再次感染异型或多个不同血清型病毒，机体可能发生免疫反应，从而导致严重的临床表现。

（4）流行特征：登革热流行于全球热带及亚热带地区，尤其是在东南亚、太平洋岛屿和加勒比海等100多个国家和地区。我国各省均有输入病例报告，广东、云南、福建、浙江、海南等南方省份可发生本地登革热流行，主要发生在夏秋季，居家待业和离退休人员较多。

登革热临床表现有哪些？

登革热的潜伏期一般为3～15天，多数为5～8天。

登革病毒感染可表现为无症状隐性感染、非重症感染及重症感染等。登革热是一种全身性疾病，临床表现复杂多样。典型的登革热病程分为三期，即急性发热期、极期和恢复期。根据病情严重程度，可将登革热分为普通登革热和重症登革热两种临床类型。

（1）急性发热期：患者通常急性起病，首发症状为发热，可伴畏寒，24小时内体温可达40 ℃。部分病例发热3～5天后体温降至正常，1～3天后再度上升，称为双峰热型。发热时可伴头痛，全身肌肉、骨骼和关节疼痛，明显乏力，并可出现恶心、呕吐、腹痛、腹泻等胃肠道症状。急性发热期一般持续2～7天。于病程第3～6天在颜面、四肢出现充血性皮疹或点状出血疹。典型皮疹为见于四肢的针尖样出血点及"皮岛"样表现等。可出现不同程度的出血现象，如皮下出血、注射部位瘀点和瘀斑、牙龈出血、鼻衄及束臂试验阳性等。

（2）极期：部分患者高热持续不缓解，或热退后病情加重，可因毛细血管通透性增加导致明显的血浆渗漏。严重者可发生休克及其他重要脏器损伤等。极期通常出现在病程的第3～8天。出现腹部剧痛、持续呕吐等重症预警指征，往往提示极期的开始。

（3）恢复期：极期后的2～3天，患者病情好转，胃肠道症状减轻，进入恢复期。部分患者可见针尖样出血点，下肢多见，可有皮肤瘙痒。白细胞计数开始上升，血小板计数逐渐恢复。

多数患者表现为普通登革热，可仅有发热期和恢复期。少数患者发展为重症登革热。

登革热高危人群有哪些？

（1）二次感染患者。

（2）伴有糖尿病、高血压、冠心病、肝硬化、消化性溃疡、哮喘、慢阻肺、慢性肾功能不全等基础疾病者。

（3）老人或婴幼儿。

（4）肥胖或严重营养不良者。

（5）孕妇。

登革热并发症有哪些?

可出现中毒性肝炎、心肌炎、输液过量、电解质及酸碱失衡、二重感染、急性血管内溶血等。

登革热如何诊断?

根据流行病学史、临床表现及实验室检查结果，可做出登革热的诊断。在流行病学史不详的情况下，根据临床表现、辅助检查和实验室检测结果做出诊断。

（1）疑似病例：符合登革热临床表现，有流行病学史（发病前15天内到过登革热流行区，或居住地有登革热病例发生），或有白细胞和血小板减少者。

（2）临床诊断病例：符合登革热临床表现，有流行病学史，并有白细胞、血小板同时减少，单份血清登革病毒特异性IgM抗体阳性。

（3）确诊病例：疑似病例或临床诊断病例，急性期血清检测出NS1抗原或病毒核酸，或分离出登革病毒或恢复期血清特异性IgG抗体滴度呈4倍以上升高。

登革热怎么治疗?

目前尚无特效的抗病毒治疗药物，主要采取支持及对症治疗措施。治疗原则是早发现、早诊断、早治疗、早防蚊隔离。重症病例的早期识别和及时救治是降低病死率的关键。

1.一般治疗

（1）卧床休息，清淡饮食。

（2）防蚊隔离至退热及症状缓解，不宜过早下地活动，防止病情加重。

（3）监测神志、生命体征、液体入量、尿量、血小板、HCT、电解质等。对血小板明显下降者，进行动静脉穿刺时要防止出血、血肿发生。

2.对症治疗

（1）退热：以物理降温为主，对出血症状明显的病人，避免采用酒精擦浴。解热镇痛类药物可能出现严重并发症，应谨慎使用。

（2）补液：口服补液为主，适当进流质食物，对频繁呕吐、进食困难或血压低的病人，应及时静脉输液。

（3）镇静止痛：可给予安定、罗通定等对症处理。

登革热怎么预防？

（1）管理感染源

地方性流行区或可能流行地区要做好登革热疫情监测预报工作，早发现、早诊断、及时隔离治疗。应尽快进行特异性实验室检查，识别轻型患者。对可疑患者应进行医学观察，患者应隔离在有纱窗、纱门的病室内，隔离时间应不少于5日。加强国境卫生检疫。

（2）切断传播途径

防蚊、灭蚊是预防本病的根本措施。改善卫生环境，消灭伊蚊滋生地，清理积水，喷洒杀蚊剂消灭成蚊。

（3）保护易感人群

提高人群抗病力，注意饮食均衡营养，劳逸结合，适当锻炼，增强体质。

第十三节　炭疽

炭疽是怎样的传染病？

炭疽是炭疽杆菌引起的人畜共患急性自然疫源性传染病。病原主要侵犯食草动物（牛、马、羊）。人类因接触病畜及其污染的产品或食用病畜的肉类而发病。炭疽杆菌从皮肤侵入，引起皮肤炭疽，使皮肤坏死形成焦痂溃疡、周围肿胀和毒血症，也可以引起肺炭疽或肠炭疽，可并发炭疽败血症。

人是怎么感染上炭疽的？

炭疽是一种人兽共患性传染病，主要发生在牛、马、羊等以草为食的动物中间，人通常是通过接触患病动物或动物制品被感染。大多数情况下，是牛、马、羊等食草动物在吃草时摄入芽孢引起感染，人类接触了感染牲畜的肉类、毛皮或患病牲畜的血液和其他排出物所污染的物品后，才获得感染。

人类感染炭疽主要有三种途径：经皮肤接触感染，如果皮肤接触到污染物，芽孢就会通过皮肤上的微小伤口进入体内；经口感染，主要因摄入污染食物而感染，与饮食习惯和食品加工有关；吸入性感染，吸入污染有炭疽芽孢的尘埃和气溶胶，可引起肺炭疽，一般情况下直接吸入感染较少见。

接触了牛、马、羊等动物会感染炭疽吗？

人类常通过患病动物的肉类、皮毛或患病动物排出物或排出物污染的物品获得感染，前提是患病动物（患炭疽的动物）。接触健康的牛、马、羊等动物及其肉类制品是不会感染炭疽的。

感染炭疽的症状有哪些？

炭疽主要有三种临床类型：皮肤炭疽、肺炭疽和肠炭疽，有时会引起炭疽败血症和脑膜炎。其中皮肤炭疽最为常见，占全部病例的95%以上。

皮肤炭疽病变多见于面、颈、肩、手和脚等裸露部位皮肤，主要表现为局部皮肤的水肿、斑疹或丘疹、水疱、溃疡和焦痂，疼痛不明显，稍有痒感，无脓肿形成。及时治疗病死率小于1%。

肺炭疽初起为"流感样"症状，表现为低烧、疲乏、全身不适、肌痛、咳嗽，通常持续48小时左右。然后突然发展成一种急性病症，出现呼吸窘迫、气急喘鸣、咳嗽、发绀、咯血等。可迅速出现昏迷和死亡，死亡率可达90%以上。

肠炭疽可表现为急性肠炎型或急腹症型。急性肠炎型发病时可出现恶心呕吐、腹痛、腹泻；急腹症型患者全身中毒症状严重，持续性呕吐及腹泻，排血水样便，腹胀、腹痛，常并发败血症和感染性休克，如不及时治疗，常可导致死亡。

炭疽病人需不需要隔离？

人患了炭疽之后，炭疽芽孢杆菌可以通过一定途径排出体外。炭疽病人必须隔离。隔离的目的不是为了阻止人与人之间的传染，而是为了防止污染环境引起感染以至传染的扩大，所以应隔离。炭疽病人的接触者，在其没有发病之前没有传染力，因此不需要隔离。

炭疽能治愈吗？

炭疽是可以治疗的，作为一种细菌性传染病，首要是使用抗生素治疗。青霉素依然是治疗的首选药物，在大多数情况下，炭疽芽孢杆菌对青霉素没有抗药性。还有多种广谱抗生素对炭疽的治疗有效，可根据具体情况选用。皮肤炭疽的治疗不难，除了使用抗生素外，只需要进行简单的创面处理。其他类型的炭疽病情一般复杂并且较重，需要根据具体情况对症治疗。炭疽到了晚期，特别是出现全身出血症候的时候，确实很难救治。因此炭疽病人治疗的关键在于早发现、早诊断、早治疗，任何延误都可能导致严重后果。

怎样预防炭疽?

最重要的一点就是不接触传染源。炭疽的传染源主要是病死动物，发现牛、马、羊等动物突然死亡，不接触、不宰杀、不食用、不买卖，立即报告当地农业畜牧部门，由该部门进行处理。一旦发现自己或周围有人出现炭疽的症状，应立即报告当地卫生院或疾病预防控制机构，并及时就医。注意从正规渠道购买牛羊肉制品，不购买和食用病死牲畜或来源不明的肉类。

第十四节　细菌性痢疾和阿米巴性痢疾

什么是细菌性痢疾?

细菌性痢疾是由痢疾杆菌引起的急性肠道传染病，简称菌痢。临床主要表现为发热、腹痛、腹泻、里急后重和黏液脓血便，严重者可发生感染性休克和（或）中毒性脑病。

痢疾杆菌分几型?

痢疾杆菌属肠杆菌科志贺菌属，按其抗原结构和生化反应之不同，本菌可分为4群和47个血清型。分别是痢疾志贺菌（A群）、福氏志贺菌（B群）、鲍氏志贺菌（C群）、宋内志贺菌（D群）。

细菌性痢疾的流行病学特征有哪些?

传染源包括患者和带菌者。患者以轻症非典型菌痢患者与慢性隐匿型菌痢患者为重要传染源。

痢疾杆菌随患者或带菌者的粪便排出，通过污染手、食品、水源或生活接触，或苍蝇、蟑螂等间接方式传播，最终均经口入消化道使易感者受感染。

人群对痢疾杆菌普遍易感，学龄前儿童患病多，与不良卫生习惯有关；成人患者与机体抵抗力降低、接触感染机会多有关，加之患同型菌痢后无巩固免疫力，不同菌群间及不同血清型痢疾杆菌之间无交叉免疫，故造成重复感染或再感染而反复多次发病。

菌痢临床表现有哪些?

潜伏期一般为1～3天，短至数小时，长可达7天，有明显的季节性，夏秋季发病率高，根据病程长短和病情轻重，分为急性菌痢、慢性菌痢。

1.急性菌痢

急性菌痢主要有全身中毒症状与消化道症状，可分成四型:

（1）普通型:起病急，有中度毒血症表现，畏寒、发热达39℃、乏力、食欲减退、恶心、呕吐、腹痛、腹泻、里急后重。先为稀水样便，1～2天后稀便转成脓血便，每日排便数十次，量少，失水不显著。常伴肠鸣音亢进和左下腹压痛。一般病程为10～14天。

（2）轻型:全身中毒症状、腹痛、里急后重、左下腹压痛均不明显，可有低热、糊状或水样便，混有少量黏液，无脓血，一般腹泻次数每日10次以下。一般病程为3～6天。

（3）重型:多见于年老体弱或营养不良的患者。有严重全身中毒症状及肠道症状。起病急、高热、恶心、呕吐，剧烈腹痛及腹部（尤为左下腹）压痛，里急后重明显，脓血便，便次频繁，甚至失禁。病情进展快，明显失水，四肢发冷，极度衰竭，易发生休克。

（4）中毒型:此型多见于2～7岁的儿童，成人偶有发生。起病急骤，全身中毒症状明显，高热达40℃以上，患者精神萎靡、面色青灰、四肢厥冷、呼吸微弱、皮肤花纹、反复惊厥、嗜睡，甚至昏迷，而肠道炎症反应极轻。

2.慢性菌痢

慢性菌痢的患者可反复发作或迁延不愈达2个月以上，主要病理变化为结肠溃疡性病变，溃疡边缘可有息肉形成，溃疡愈合后留有瘢痕，导致肠道狭窄。

细菌性痢疾的治疗原则是什么?

（1）一般对症治疗:进易消化饮食，注意水电解质平衡，可给口服补液盐（ORS），必要时ORS和静脉输液同时应用。

（2）病原治疗:细菌性痢疾可以是自限性的，一般情况下可以不使用抗生素。对症状比较严重的患者，抗生素治疗可缩短病程、减轻病情和缩短排菌期。

（3）休克型菌痢处理:抗感染、抗休克。

（4）脑型菌痢处理:抗感染、防治脑水肿和呼吸衰竭。

预防细菌性痢疾的关键措施是什么?

应采取以切断传播途径为主的综合措施。

管理好传染源，应隔离治疗病人，直至临床症状消失、粪便培养2次阴性。认真贯彻执行"三管一灭"（管好水源、食物、粪便和消灭苍蝇）。

什么是阿米巴性痢疾？

阿米巴性痢疾是由致病性溶组织阿米巴原虫侵入结肠壁后所致的以痢疾症状为主的消化道传染病。病变多在回盲部结肠，易复发变为慢性。原虫亦可由肠壁经血流—淋巴或直接迁徙至肝、肺、脑等脏器成为肠外阿米巴病，尤以阿米巴肝脓肿最为多见。

阿米巴性痢疾的病原体是什么？

溶组织阿米巴为人体唯一致病性阿米巴，在人体组织及粪便中有大滋养体、小滋养体和包囊三种形态。滋养体在体外抵抗力薄弱，易死亡。包囊对外界抵抗力强。

（1）滋养体：大滋养体见于急性期患者的粪便或肠壁组织中，吞噬组织和红细胞，故又称组织型滋养体。小滋养体不吞噬红细胞，亦称肠腔型滋养体。当肠腔条件改变不利于其活动时变为包囊前期，再变成包囊。滋养体在传播上无重要意义。

（2）包囊：多见于隐性感染者及慢性患者粪便中，是溶组织阿米巴的感染型，具有传染性。包囊对外界抵抗力较强，普通饮水消毒的氯浓度对其无杀灭作用，但对热（50℃）和干燥很敏感。

阿米巴性痢疾的流行病学特征是什么？

慢性患者、恢复期患者及包囊携带者是本病的主要传染源。通过污染的水源、蔬菜、瓜果等经消化道传播，亦可通过污染的手，苍蝇、蟑螂污染的用品等间接经口传播。人群普通易感，感染后不产生免疫力（即不产生保护性抗体），故易再感染。本病遍及全球，我国多见于北方。发病率农村高于城市，男性高于女性，成人多于儿童，大多为散发，偶因水源污染等因素而暴发流行。

阿米巴性痢疾的临床表现有哪些？

可分为普通型、暴发型和慢性型。

普通型：起病多缓慢。常以腹痛、腹泻开始。腹泻日数次至十余次，里急后重程度不一。大便量中等，常有脓血或黏液，典型粪便呈果酱样，有腐败腥臭味。也可表现为单纯性腹泻。右下腹压痛明显。病程数日或数周可自行缓解，若不治疗，易复发。

暴发型：少见，起病急，高热、恶寒、腹泻日十余次，便前剧烈腹绞痛，里急后重明显。大便呈黏液血性或血水样，奇臭。并有呕吐、失水、迅速虚脱。体检见腹胀明显，腹部弥漫性压痛，肝大。不及时抢救，并发肠出血、肠穿孔，可致死亡。

慢性型：症状持续存在或反复发作，常为腹痛、腹胀，腹泻与便秘交替出现。因长期肠功能紊乱，患者可有消瘦、贫血、营养不良或神经衰弱症状。因结肠肠壁增厚偶可触及块物，有压痛。

阿米巴性痢疾的并发症有哪些？

（1）肠内并发症：当肠黏膜溃疡深达肌层并侵及血管，可引起不同程度的肠出血及肠穿孔，急性穿孔可发生弥漫性腹膜炎或腹腔脓肿。亦可引起阑尾炎。阿米巴瘤（结肠肉芽肿）少见，为结肠壁慢性炎性增生反应，形成肉芽肿，可致肠套叠或肠梗阻。

（2）肠外并发症：以肝脓肿最为多见，脓肿穿破可延及附近组织器官。经血循环可直接累及脑、肺、睾丸、前列腺、卵巢等。

阿米巴性痢疾如何治疗？

（1）一般治疗：急性期应卧床休息，肠道隔离至症状消失、大便连续3次查不到滋养体和包囊，加强营养，必要时输液或输血。

（2）病原治疗：甲硝唑（灭滴灵）0.4～0.8 g，每日3次，连服5～7日，儿童50 mg/(kg·d)，分3次服，连用3～5日。不能口服者可静脉滴注。注意本药副作用：偶有恶心、头昏、心悸、白细胞降低等。

阿米巴性痢疾如何预防？

（1）讲究饮食卫生、个人卫生及文明的生活方式，不喝生水，不吃不洁瓜果生蔬，养成餐前、便后或制作食品前洗手等卫生习惯。

（2）加强粪便管理、畜圈的卫生管理，因地制宜地做好粪便无害化处理，改善环境卫生。

（3）保护公共水源，严防粪便污染。饮用水应煮沸。

（4）加强食堂的卫生管理，食品制作及工作人员操作过程均应有卫生监督措施。

（5）大力扑灭苍蝇、蟑螂，采用防蝇罩或其他措施，避免食物被污染。

（6）对患者应迅速治疗，按传染病管理办法实行疫情报告、消毒、隔离等处理。对家庭成员或接触者应做检查。

第十五节　肺结核

什么是结核病？

结核病俗称"痨病"，是由结核杆菌侵入人体引起的一种慢性传染病，人体的任何部位都可发生，其中以肺结核最为多见。

肺结核是怎样传染的？

结核病的传染源主要是痰中带有结核菌的肺结核病人，即痰菌阳性的肺结核病人。

肺结核主要通过吸入传染性肺结核病人咳嗽、咳痰、打喷嚏或大声说话时喷出的含有结核菌的飞沫而感染，一个未经治疗的传染性肺结核病人一年中可能传染10～15人。

肺结核有哪些临床表现？

肺结核最常见的表现为咳嗽、咯痰2周以上，部分患者会出现痰中带血，也有一部分患者会出现午后低热（一般不超过38℃）、盗汗、胸痛、食欲不振、疲乏和消瘦无力等症状。

结核菌侵犯肺部后会造成哪些改变？

结核菌一旦被吸入到人体的肺部，如果个体的抵抗力较强，结核菌的繁殖过程会受到抑制，通常不会大量繁殖造成严重的破坏，也就不会发生结核病，或发生很轻微的结核病；这类结核病，完全没有感觉，只有在做X线检查时肺部有结核病变自行痊愈后而产生的钙化点。

当抵抗力较差或一次性吸入大量的结核菌时，体内的抵抗力不足以抑制或杀灭入侵结核菌的繁殖，此时结核菌在体内会迅速繁殖生长，并侵犯肺组织，甚至造成部分肺的坏死，坏死的肺组织随着痰咳出体外后，在肺内形成空洞。部分患者结核菌会进入被破坏的肺部小血管，随着血流到达身体的各个部位，引起肺外结核，如脑（造成脑膜炎或脑结核瘤）、骨（造成骨结核）、肾（造成肾结核）等。

按照2001年《中华人民共和国卫生行业标准》，结核病可分为哪几类？

（1）原发性肺结核（简写为Ⅰ），是指结核菌首次侵入人体肺部而发生的原发感染，典型病变包括肺部原发灶、淋巴管和肺门或纵隔淋巴结的结核性炎症，三者联合称为原发复合征。绝大多数病人为儿童、青少年。

（2）血行播散性肺结核（简写为Ⅱ），以儿童、青少年多见，原发性肺结核患者肺内原发灶及肺门纵隔淋巴结内的结核菌，以一次性或短期内大量入侵引起的急性血行播散性肺结核，可伴有脑膜炎和其他器官结核。小量结核菌或多次间歇性侵入血流或机体免疫力好时可形成亚急性、慢性过程，临床症状则较轻。

（3）继发性肺结核（简写为Ⅲ），此型是肺结核中的一个主要类型，因90%发生于成年人，故又称成人型肺结核。包括浸润性、纤维空洞性肺结核及干酪性肺炎。

（4）结核性胸膜炎（简写为Ⅳ），临床上已排除其他原因引起的胸膜炎。包括结核性干性胸膜炎、结核性渗出性胸膜炎、结核性脓胸，以渗出性胸膜炎最常见。

（5）肺外结核（简写为Ⅴ），结核杆菌潜伏于肺外脏器，当机体抵抗力低时发病。如结核性脑膜炎、骨结核、肾结核、结核性腹膜炎、肠结核、盆腔结核等。

感染了结核菌是否都会发病？

人体初次受到结核杆菌感染后，绝大多数人没有任何症状，也不发生结核病；少数感染结核杆菌的人因抵抗力低下，可能发生结核病。感染了结核菌一般约5%～10%的人会发生结核病。

结核病遗传吗？

结核病是一种慢性传染性疾病，而不是遗传性疾病，所以结核病是不会遗传的；有的家庭同时有几个结核病人，主要是由于家庭中存在传染性肺结核病人，是相互传染的结果，而不是遗传。

肺结核能治好吗？

绝大部分肺结核患者是可以通过规范治疗获得痊愈的，但是前提是医生要遵循合理配置、规范用药的治疗原则，患者也必须积极配合，严格按照医嘱服药及复查。

肺结核患者可以结婚或者生育吗？

患了肺结核的年轻人，应集中精力将病治好；如果尚无恋爱的对象，在未完全康复前，应该把恋爱的事暂时搁置，在传染期内尽量减少接触。

准备结婚的患者，应尽可能推迟婚期，待肺结核治愈后再考虑结婚，以避免因为婚后的夫妻生活、生儿育女、家务等一系列的问题，给治疗带来不利的影响，并给配偶造成传染。

育龄期妇女，如果患了肺结核，应暂时避孕，此时怀孕，可能会导致患者病情加重，胎儿也可能会出现发育不良或死胎；如果肺结核患者已经怀孕，最好终止妊娠。通常肺结核治愈半年后，可以正常妊娠，最好去医院咨询经治医生。

所有的肺结核病人都有传染性吗？

由于结核杆菌主要是随着痰液排出体外而传播，因而痰里排出结核杆菌的患者才有传染性，才是传染源。传染性的大小取决于痰内菌量的多少。直接涂片法查出结核杆菌者属于大量排菌，直接涂片法检查阴性而仅培养出结核杆菌者属于微量排菌。由此可见只有处于活动期的肺结核患者才具有传染性。

传染性肺结核病人正规治疗多长时间一般就不具有传染性了？

2～3周。

结核菌在什么情况下容易生存？哪些方法可以杀灭结核菌？

结核菌的生存力较强，在室温和阴暗处，干燥的痰内结核菌可以存活6～8个月，黏附在飞扬的空气尘埃中的结核菌可以保持传染性8～10天。结核菌一般对低温比较耐受，在-6℃左右可以存活4～5年。

结核菌对于干热比较耐受，在阳光下曝晒2～7小时，或100℃下需4～5小时，结核菌才能被杀灭。结核患者用过的东西，可以放在强阳光下直晒半日，基本上可以达到消毒的目的。而当湿热情况下，结核菌更容易被杀死，在60℃30分钟，或70℃10分钟，80℃5分钟及90℃1分钟，就可以杀死结核菌，因此煮沸和高压蒸汽消毒是最有效的杀灭结核菌的方法。

暴露的结核菌与70%的酒精接触5～30分钟后可以被杀死，因此可以使用酒精来进行皮肤消毒。此外，常用的"84"消毒液，0.5%的浓度，15分钟可以杀死结核菌。如果结核菌是混在痰液中的，则酒精或"84"消毒液的效果不佳。

肺结核的潜伏期为多长时间？

人们将感染病菌到发病这个阶段叫作潜伏期，结核病也有这个过程，但结核病的潜伏期是无法统计和计算的，成年人90%都感染过结核菌，多数人一生也不发病，有个别人在短期内就可发病，发病与否取决于细菌的数量、毒力和被感染人抵抗力的强弱。所以，结核病没有固定的潜伏期。

我国结核病疫情怎么样？

我国是全球22个结核病和27个耐多药肺结核高负担国家之一，耐多药肺结核患者人数位居全球首位；普通肺结核患者人数位居全球第二位，仅次于印度。

我国结核病疫情的特点是什么？

一是感染人数多，全国约有5.5亿人已感染了结核杆菌，约占全国总人口的45%，明显高于全球平均感染水平。

二是发病人数多，目前我国肺结核病年发病人数约为130万，占全球发病的14.3%。2001—2010年，我国肺结核报告发病人数始终位居全国甲、乙类传染病的前列。

三是现患人数多，全国有活动性肺结核患者约523万人，其中传染性肺结核患者约占1/4。

四是耐药患者人数多，我国每年新发耐多药结核病患者数约为12万，每年新发广泛耐多药肺结核患者数约为1万。

五是结核菌/艾滋病病毒双重感染人数多，据世卫组织估算，我国目前有结核菌/艾滋病病毒双重感染人数约为1.9万。

六是疫情分布不平衡，农村地区高于城镇，西部地区高于东部地区，患病率随年龄增加呈上升趋势，男性高于女性。全国总体疫情与2000年相比有所下降，活动性肺结核患病率年递降率为0.1%，传染性肺结核患病率年递降率为5.5%。但是西部地区和农村地区患病率有所升高。

结核病有哪些危害？

肺结核严重影响患者的身体健康，若不彻底治疗会使其丧失劳动能力，甚至造成死亡。除此之外，肺结核通过呼吸道传播，传染性强，可危及他人的身体健康。一名涂阳肺结核患者若不加以治疗，一年平均可感染10～15名易感者。肺结核疫情若不加以控制，还将对国民经济造成重大影响。由于大部分肺结核患者是青壮年，处于最具生产能力的年龄段，据估计仅此就使国民生产总值每年直接损失90亿元以上。

耐多药肺结核对个人和家庭和社会的危害则更大。与普通肺结核相比，耐多药肺结核因诊断、治疗所需时间长而导致其传染期更长，患者迁延不愈，四处流动，则大大增加了耐多药菌传播的机会和范围，被感染者一旦发病，即直接成为耐多药肺结核患者。此外耐多药肺结核所需治疗时间长达2年之久，治疗费用昂贵，仅抗结核药品费用就高达3万～4万元，是普通结核病费用的100倍，将给患者家庭和社会带来沉重的经济负担。

肺结核有哪些并发症？

肺结核常见并发症有：自发性气胸与脓气胸；肺心病与心肺功能衰竭；结核性支气管扩张及咯血；继发肺外结核。

在《中华人民共和国传染病防治法》中，肺结核病被列为哪类传染病？

乙类。

现代结核病控制策略（DOTS策略）包括哪五项内容？

（1）政府承诺。
（2）痰涂片检查发现肺结核病人。
（3）医务人员直接督导下的短程化疗。
（4）持续不间断的药品供应。
（5）建立结核病的信息监测系统。
其中医务人员直接面视下的短程督导化疗是现代结核病控制策略的核心要素。

为什么要实施"直接面视下短程化疗"？

"直接面视下短程化疗"英文缩写为"DOTS"，具体做法是在全程化疗期间（一般为6～8个月），病人每一剂抗结核药物均在医务人员（或经过培训的志愿督导人员）的面视下服用。"DOTS"可以保证病人在不住院的条件下得到规律、全疗程的治疗，不但能提高治愈率，也能防止细菌产生耐药性，减少复发机会，从而阻断结核病的传播。

"结核病防治日"是哪天？

每年的3月24日是"世界结核病防治日"。在世界结核病防治日前夕，全球各地都会举办系列倡导、宣传和社会动员活动，以呼吁各界人士关注结核病，向公众传播结核病知识。

世界防治结核病日的由来是什么？

1882年3月24日，世界著名微生物学家、德国医学家罗伯特·科霍在德国柏林生理学会上宣布了结核菌是导致结核病的病原菌。100年后，由国际防痨协会和世界卫生组织倡议、各国政府和非政府组织举办纪念罗伯特·科霍发现结核菌100周年活动，国际防痨协会的会员之一非洲马里共和国的防痨协会提议，要像其它世界卫生日一样，设立世界防治结核病日。这个建议后来被国际防痨协会理事会采纳。1995年底，世界卫生组织为了更进一步地推动全球结核病预防控制的宣传活动，唤起公众与结核病做斗争的意识，与其他国际组织一起倡议，将3月24日确定为世界防治结核病日。1996年3月24日是第一个世界防治结核病日。

出现结核病可疑症状到哪里去检查？

当地结核病防治定点医院提供免费的结核病诊断和抗结核药品；有结核症状者可到这些机构去咨询、检查、诊断和治疗。

到专业的结核病防治机构诊疗肺结核，有哪些项目可以给予免费检查？

（1）肺结核可疑症状者，可免费痰涂片检查。

（2）肺结核可疑症状者或疑似肺结核病人，可免费胸部X线检查。

（3）病人在免费抗结核治疗期间，可以免费痰涂片复查，并提供一次X线胸片免费复查。

到专业的结核病防治机构治疗肺结核，哪些病人给予免费抗结核药品治疗？

（1）初治涂阳病人。

（2）重症涂阴病人。

（3）活动性涂阴肺结核病人。

（4）复治涂阳病人（只提供一次免费化疗机会）。免费治疗仅限于病人采用指定化疗方案治疗的抗结核药物、注射器及注射水费用，病人自购的抗结核药品、其他需要药品或住院治疗费用均不属于免费的范围。

长期在外打工的人得了肺结核病应当如何就诊、接受治疗和管理？

外来打工的人口中，大多数年龄在二三十岁之间，处于结核病高发年龄段。他们常常因为经济问题，怕丢失工作而隐瞒病情，不按时就医，因而贻误治疗，甚至成为耐药结核病。提高治愈率最好的方法是到结核病防治机构就医，采取直接面视下的短程化疗法完成6～8个月的治疗，如不能在工作所在地完成全疗程治疗，应回到家乡坚持完成治疗。

控制结核病最有效的两个措施是什么？

控制结核病最有效的两个措施是提高发现率和治愈率。在各级政府的正确领导、各相关部门的积极参与和密切配合下，经各级结核病防治专业人员共同努力，至2005年底，我国结核病防治工作已取得了重大的阶段性成果，即新涂阳肺结核患者发现率达到79%，新涂阳肺结核患者治愈率达到91%。

什么是结核病的系统管理？

系统管理是指结核病防治机构对登记的肺结核患者，在治疗过程中均能按时查痰、督导服药和规范治疗。

什么是全程督导化疗？

全程督导化疗指在肺结核患者治疗全过程中，患者每次用药均在督导人员（医务人员、家庭成员、志愿者）的直接面视下进行。用药后记录，如病人未按时用药，应在24小时之内设法补上。涂阳患者和含有粟粒、空洞的新涂阴患者，应采用全程督导化疗的治疗管理方式。

什么是结核病的强化期督导？

指在肺结核患者治疗强化期内，患者每次用药均在督导人员的直接面视下进行，继续期采用全程管理。非粟粒、空洞的新涂阴肺结核患者及结核性胸膜炎患者，应采用强化期督导的治疗管理方式。

什么是结核病的全程管理？

指在肺结核患者治疗全过程中，通过对患者加强宣教、定期门诊取药、家庭访视、复核患者服药情况（核查剩余药品量、尿液抽检等）、误期（未复诊或未取药）追回等综合性管理方法，以保证患者规律用药。

怀疑自己有了肺结核怎么办?

当你明白了结核病是怎么一回事,知道了肺结核都有些什么症状,那么如果你具有前述症状而怀疑自己患肺结核时,特别是咳嗽、咯痰、痰中带血已经超过两周以上,你就应立即到所在地的结核病防治机构明确诊断,规则治疗,早日治愈。另外,排菌肺结核的亲属(密切接触者),也应该及时进行健康体检。

什么是结核病的筛查和预防性治疗?

由于结核病具有传染性,且更容易传染给与患者有密切接触的人,因此我国出台了政策,对具有传染性的肺结核患者(涂阳肺结核)的密切接触者进行筛查,以帮助更早地发现这些人中的肺结核患者。医生会询问涂阳肺结核患者的亲属或同事的情况,尤其是这些亲属或同事是否出现了咳嗽、咯痰超过2周的结核病可疑症状,如果已经出现可疑症状,国家有免费为他们进行检查的相关政策。对于未出现可疑症状的密切接触者,尤其是儿童,可以通过进行结核菌素试验来测试其是否感染了结核菌。

对于一些特殊人群,如果经检查已经明确感染了结核菌的人,即使他们没有症状,也可以通过短期服药来进行预防性治疗。这些人群包括:(1)艾滋病毒感染者;(2)与涂阳肺结核患者接触密切,而且结核菌素试验阳性的幼儿和青少年;(3)结核菌素试验结果阳性,并且是糖尿病、长期使用激素、长期使用免疫抑制剂的患者;(4)结核菌素试验结果强阳性者。

怎样预防结核病?

(1)早期发现传染源,及时治疗,减少传染性。

(2)新生儿、未被结核菌感染者或结核菌素试验阴性者要接种卡介苗。

(3)要养成良好的卫生习惯,不要随地吐痰;要注意教室和宿舍的开窗和通风。

(4)注意营养和休息,坚持锻炼身体,提高机体抵抗力。

哪些人容易发生结核病?

(1)传染性肺结核的密切接触者,尤其是婴幼儿。

(2)从未接触过结核菌的人群。

(3)肺部有陈旧性结核病灶或结核菌素试验呈阳性反应的年轻人和老年人。

(4)艾滋病感染者或患者。

(5)患有营养不良、矽肺、糖尿病、胃切除术后及较长时间应用激素或抗癌药物治疗者。

（6）打工者、长期处在有害气体或空调环境工作者。

（7）有可能长期反复接触结核病患者的人群，主要包括医务人员，尤其是综合医疗机构中呼吸科门诊和呼吸科病房的医务人员。

什么情况下结核病的传染性增高？

传染性肺结核病人出现下述情况时传染性增高：病人排菌量多；病人咳嗽频繁；与病人密切接触；病人居住房间的通风差；接触者的抵抗力弱等。

减少结核菌传播的主要措施有哪些？

及时发现和规范治疗传染源，加强督导管理，家庭内房间及时通风，阳光照射，病人咳嗽时用手帕捂住嘴，不随地吐痰。

肺结核在农民工群体中迅速传播的主要原因是什么？

（1）生活条件较差、营养不足、身体抵抗力弱而容易感染结核杆菌。

（2）生活环境差，往往是多人共居一室，一人患病很快会传染他人。

（3）无钱医治，造成大量病人流失，扩大传播范围。

卡介苗接种的对象和目的是什么？

接种的对象是新生儿。接种卡介苗后可减少结核病的发病，特别是防止那些严重类型的儿童结核病，如结核性胸膜炎、急性血行播散型肺结核。接种卡介苗对儿童的健康成长很有好处。

卡介苗有什么作用和不足？

主要作用是提高儿童对结核杆菌感染的特异性抵抗力，减少儿童血行播散性肺结核和结核性脑膜炎的发生。不足之处是不能完全防止发生结核病，对预防成人结核无明显效果。

肺结核密切接触者有哪些？

通常，与传染性肺结核患者有密切接触的人（如家属、办公室同事等），被称为肺结核密切接触者，这些人与患者的近距离接触而被感染上结核菌，因此比其他的人更容易发病，应该引起高度重视。密切接触者应经常注意自己是不是出现长期咳嗽、咯痰的症状，一旦出现应尽快到医院进行相关的检查，以免延误诊断和治疗的时机。

密切接触者通常包括哪些人员？

（1）与患者共同居住的家属，或密集居住空间里共同居住的人（如民工宿舍、学生宿舍、监狱监舍等）。

（2）与患者共用办公室的同事。

（3）与患者短期在密闭空间接触的人，如长程航空飞行中与患者距离很近的人。

接触过肺结核患者的人就一定会得肺结核吗？

并非所有接触肺结核患者的人都会得肺结核病。这主要取决于以下几个因素：

首先要看这个肺结核患者的痰中是不是会带有肺结核菌，有一部分患者是不带有结核菌的（称为"菌阴肺结核"），他们没有传染性。

其次，即使患者的痰中带有结核菌，也要看你接触时吸入的结核菌的量有多大；距离近或者患者正在咳嗽、打喷嚏时，如果你在他身边，你会吸入更多量的结核菌，因此应当避免这种情况的发生。

第三，即使你已经吸入了比较大量的结核菌，还要看你自身抵抗力的高低；如果你的抵抗力够高，可以抑制结核菌在体内的繁殖，并杀死它们；如果抵抗力不高，则结核菌会大量繁殖生长，对肺部造成破坏，形成肺结核，因此，一些抵抗力较低的人，如老年人、服用免疫抑制剂的病人、抵抗力低下的艾滋病患者，都更容易患上肺结核。

如何诊断肺结核？

肺结核的诊断目前主要依靠两种手段，一种是痰结核菌的检查，另一种是胸部拍X光片。

当结核菌侵入人体后，往往会因为大量繁殖而造成肺部的病变，此时，繁殖的结核菌以及破坏后坏死的肺组织，会随着痰液被咳出来。对这些痰进行涂片，并经过染色，发现痰液中存在结核菌，可诊断为肺结核（被称为菌阳肺结核）。但是，也有相当一部分的患者，虽然也有肺部的病变，但由于痰液留取方法不正确、细菌量过少等各种原因，查不到结核菌，这部分患者可以通过拍摄胸部X光片，发现肺部被结核菌破坏的影像，从而诊断为肺结核（被称为菌阴肺结核）。

为什么要查痰？

查痰对确诊肺结核极为重要。对肺结核病人应用抗结核药物治疗的目的就是为了杀死结核菌，治愈结核病。在治疗中，只有依靠反复查痰才能知道结核菌是否被杀死，医生根据查痰结果来了解病人的病情，判断治疗效果，从而决定治疗方案。因此，必须遵照医嘱，按时送痰检查。

怀疑得了结核病要做哪些检查？

一旦出现肺结核可疑症状，就要做痰涂片检查抗酸杆菌，需要时拍摄X线胸片，儿童要做结核菌素试验，必要时要做肺部CT扫描。

可疑肺结核病人就诊时如何查痰？

应连续送3份痰标本，包括夜间痰、清晨痰和即时痰。即时痰为就诊当时咯出的痰液；清晨痰为清晨咯出的第二口或第三口痰液；夜间痰为送检前一日晚上睡前咯出的痰液。

如何留取合格的痰标本？

肺结核病人痰中能否找到结核菌，除痰中含菌量多少外，留取的痰标本是否符合要求也是一个重要的因素，正确留取痰标本的方法是：（1）病人留痰标本前用清水漱口；（2）做深呼吸数次后收腹用力咯出来自支气管深部的脓样或黏液样痰液，痰量为3～5 mL，避免留取唾液或鼻咽部分泌物；（3）留痰标本要使用专用的痰盒，并及时送到结核病防治机构检查。

PPD试验的方法及其阳性结果的意义是什么？

（1）结核杆菌纯蛋白衍生物试验（PPD）方法：0.1 mLPPD稀释液于前臂内侧皮内注射，使局部形成直径约6～8 mm圆形橘皮样皮丘。72小时后观察并记录结果。以局部硬结（不宜用红晕作为标准）平均直径（纵径和横径相加除以2）作为分度标准。

（2）PPD阳性意义：①曾感染过结核杆菌或已接种卡介苗者；②3岁以内儿童未接种卡介苗提示体内有活动性结核病灶；③新近阳转表示有患结核病可能；④PPD反应强弱与结核病的活动程度无直接关系。

痰标本根据性状分为哪几类？哪种痰标本的检出率最高？哪种最低？

一般分为干酪痰、血痰、黏液痰、唾液四种，其中干酪痰的检出率最高，唾液的检出率最低。

诊断肺结核的金标准是什么？

诊断肺结核的金标准是痰结核菌培养阳性。

什么叫痰涂片阳性肺结核？

痰涂片抗酸杆菌检查两次阳性或一次阳性，胸部X线片符合结核病表现，或一次涂片阳性加上结核菌培养阳性。

抗酸杆菌萋尼氏染色镜检结果分级报告的标准是什么？

痰涂片镜检的结果报告，不仅对结核病的诊断提供依据，报告的数量也一定程度地反映疾病严重程度和传染性的大小。痰涂片镜检结果的登记应按照镜检结果的分级报告标准，登记在结核病细菌学实验室登记本上和痰检验单上，不能只填写阴性、阳性或（-）（＋）等。

抗酸杆菌阴性（-）：连续观察300个不同视野未发现抗酸杆菌。

报告抗酸杆菌条数：1～8条/300视野。

抗酸杆菌阳性（1+）：3～9条/100视野。

抗酸杆菌阳性（2+）：1～9条抗酸杆菌/10视野。

抗酸杆菌阳性（3+）：1～9条抗酸杆菌/每视野。

抗酸杆菌阳性（4+）：≥10条抗酸杆菌/每视野。

老年结核病有哪些特点？

近年来的调查结果显示，老年结核病人的发病率在逐渐上升，因此应该特别注意。老年肺结核病人，除了会有一般肺结核病人常有的症状外，由于年龄较大，器官退化，常常合并有呼吸困难等症状，而且容易和老年人原有的肺部疾病症状重叠，导致诊断延误，一直到肺结核的症状非常严重才会引起重视。在老年肺结核病人的治疗中，由于老年患者不仅仅有结核病，还可能存在糖尿病、高血压、肺心病、肺炎、肺癌等其他疾病，用药的选择会比较困难，容易出现药物的副作用。

儿童肺结核的特点有哪些？

由于儿童的器官对结核菌非常敏感，所以儿童结核往往发病都比较严重，除了肺结核外，常常发生结核性脑膜炎、全身结核（由于结核菌进入血液引起）。对于儿童而言，卡介苗具有较好的预防发生重症结核的效果，因此我国已将卡介苗的接种列为计划免疫项目之一。

儿童感染结核菌大多来源于患有传染性肺结核（涂阳肺结核）的家庭成员，因此，和涂阳肺结核患者共同生活的儿童，则应得到密切观察，一旦出现异常，应尽快带孩子就诊，及早检查、及早治疗。

一般而言，儿童肺结核的早期症状不明显，不易被发现。对于幼儿，肺结核可能表现为不活泼、精神不振、脾气急躁或无故哭闹。也可能出现夜间盗汗、脸部潮红、消瘦、食欲减退和消化不良、疱疹性结膜炎或全身淋巴结肿大。

得了结核病为什么要进行正规治疗？

如果得了结核病，应到专业结核病防治机构进行正规治疗。由于结核病治疗时间较长，为了避免漏服药而导致治疗失败，病人每次用药都要在医务人员的观察下进行。如果能够按照医生的要求用药，那么治愈的概率就能达到95%以上。治愈结核很重要的一条就是要规律用药，如果不能坚持规律服药，体内的结核菌就不能有效地被杀死，并且逐渐对以前用过的药物产生耐药，这就意味着结核病可能复发；在增加治疗费用的同时，也会把耐药的结核菌传播给周围的亲人和朋友。

什么是初治涂阳肺结核病人？

指从未接受过抗结核药物治疗或虽接受过抗结核药物治疗，但不超过1个月，及治疗虽然超过1个月，但登记后仍按原方案治疗的痰涂片阳性的病人。

什么是复治涂阳肺结核病人？

指以前曾经接受不规则的抗结核药物治疗超过1个月，现在痰涂片仍为阳性的病人。

肺结核患者应如何进行复查？

肺结核患者治疗期间的复查对治疗效果的判定以及是否需要调整治疗方案具有很重要的意义。医生在开始治疗前，会根据患者的情况，将其区分为初治肺结核患者和复治肺结核患者。初治患者应在服药满2、5、6个月时送痰进行复查，而复治肺结核患者则应在服药满2、5、8个月时送痰进行复查。

什么是重症涂阴肺结核病人？

指X线检查符合下述两种情况的初治涂阴肺结核病人：

（1）胸片显示有空洞的活动性肺结核病人；

（2）确诊为粟粒型肺结核并适宜于不住院治疗的病人。

肺结核患者不规则治疗的后果是什么?

肺结核患者一旦不坚持规律治疗,很容易产生严重的后果。

(1)患者体内的结核菌会反复繁殖,导致疾病迁延不愈,形成慢性排菌。患者的排菌期延长,意味着他的传染期加长,可传染更多的健康人。

(2)患者本人在这种慢性过程中,其体内的结核菌也很容易产生耐药,演变成耐药肺结核患者。

(3)一旦形成耐药,患者的治疗更加困难,治疗期将延长3～4倍,治疗花费高100倍,造成大量的资源浪费。

因此,肺结核患者一旦确诊,应遵从医嘱,坚持规律治疗,力争一次性治愈疾病。

为什么结核病患者病情好转了还要继续用药?

在标准短程化学疗法中,经过强化期间用药后,结核中毒症状消失快,病情明显好转,痰菌阴转,X线显示病灶吸收明显,少数病人就自动中止治疗。事实证明,这种过早自动停药,治疗极不彻底,日后复发的机会很高。因此,病情虽然好转,但仍要坚持用药完成规定的6～8个月疗程。

治疗肺结核遵循的"十字"原则是什么?

早期、联合、适量、规律、全程。

肺结核的化学治疗需坚持联合用药的原则,其目的是什么?

联合用药的目的主要是延缓或防止耐药性的产生,发挥药物的协同作用。

肺结核治疗过程中常出现哪些副反应? 出现了副反应患者应怎么办?

服用抗结核药物后,最可能出现的副反应为:胃肠道不适、恶心、皮肤瘙痒、关节疼痛、手足麻木等,严重时可能会出现呕吐、视物不清、皮疹、听力下降等。一旦出现上述情况,患者应该及时与负责治疗的医生联系,以便妥善处理;千万不要自行停药或任意更改治疗方案,这会直接影响到治疗效果。在此需要了解的一点是,服用利福平后,患者的尿液会变红,这是由于利福平经尿液排出所引起的,属正常现象,患者不必紧张。

在结核病治疗中，治愈的概念是什么？

涂阳肺结核患者完成规定的疗程，连续2次涂片结果阴性，其中1次为治疗末的涂片。

在结核病治疗中，完成疗程指什么？

涂阴肺结核患者完成规定的疗程，疗程末痰涂片检查结果阴性或未痰检者；涂阳肺结核患者完成规定的疗程，最近1次痰检结果阴性，完成疗程时无痰检结果。

常用的抗结核药物有哪几种？

（1）异烟肼（INH）：对结核菌具有极强的杀灭作用，其价格低廉，是治疗结核病必不可少的药物。

（2）利福平（RFP）：对结核菌有很强的杀灭作用，是继异烟肼之后最为有效的抗结核药物，也是初治肺结核治疗方案中不可缺少的组成药物。

（3）链霉素（SM）：对结核杆菌有明显的杀菌作用。该药对颅神经有损害，可引起眩晕耳鸣、听力减退甚至耳聋、口唇麻木等副作用，故孕妇、儿童及老人应禁用或慎用。

（4）乙胺丁醇（EMB）：对结核菌有抑制作用，特别是对耐异烟肼、链霉素的结核菌仍有抑制作用，用药期间应注意视力变化。

（5）吡嗪酰胺（PZA）：对细胞内或静止状态下的结核杆菌具有特殊杀灭作用。

上述五种药物被称为一线药物，对80%以上新感染的肺结核患者治疗都有效，是当前治疗结核病最常用或最有效的药物，医生可根据病人的病情变化及用药情况组成合理的化疗方案进行治疗。

二线抗结核药物包括哪些？

二线抗结核药物包括卡那霉素（KM）、阿米卡星（AM）、卷曲霉素（CM）、氧氟沙星（Ofx）、左氧氟沙星（Lfx）、莫西沙星（Mfx）、丙硫异烟胺（Pto）、环丝氨酸（Cs）、对氨基水杨酸（PAS）、阿莫西林/克拉维酸（Amx/Clv）和克拉霉素（Clr）。

肺结核治疗的疗程一般是多长时间？

初次患病的肺结核患者一般治疗的疗程为6个月，复发的肺结核患者一般治疗的疗程为8个月，而耐药肺结核患者的疗程一般为24个月，广泛耐药肺结核患者的疗程为36个月。

初治涂阳肺结核患者的治疗方案是什么？

FDC-2H$_3$R$_3$Z$_3$E$_3$/4H$_3$R$_3$强化期：异烟肼、利福平、吡嗪酰胺、乙胺丁醇，每日1次，共2个月，用药60次。继续期：异烟肼、利福平，每日1次，共4个月，用药120次。全疗程用药共计180次。

复治涂阳肺结核患者的治疗方案是什么？

FDC-2H$_3$R$_3$Z$_3$E$_3$S$_3$/6H$_3$R$_3$E$_3$强化期：异烟肼、利福平、吡嗪酰胺、链霉素、乙胺丁醇，每日1次，共2个月，用药60次。继续期：异烟肼、利福平、乙胺丁醇，每日1次，共6个月，用药180次。全疗程用药共计240次。

复治涂阳肺结核患者在治疗过程中因故不能使用链霉素者，应如何更改治疗方案？

因故不能使用链霉素的患者，可延长1个月的强化期，即3H$_3$R$_3$Z$_3$E$_3$/6H$_3$R$_3$E$_3$。

哪些结核病人需要住院治疗？

一般结核病人不需要住院治疗，有以下情况时需要住院治疗：粟粒性肺结核、大咯血、自发性气胸等；合并肺外结核或有严重并发症，如合并肺心病、心力衰竭等；发生严重药物反应影响治疗者；重症糖尿病患者；需要手术治疗的病人；虽病情轻，但过集体生活，或理解力差、精神异常不能自理的人。

结核病人怎样进行家庭护理？

（1）家庭成员要在精神上给予病人关怀、关心，鼓励病人增强战胜疾病的信心。

（2）督促病人坚持按时、按量服药，完成规定疗程的治疗。

（3）经常开窗通风、晾晒被褥。

（4）加强病人的营养。

结核病人治疗期间应该注意些什么？

（1）保持乐观情绪，精神愉快。

（2）按照医嘱按时、按量服药，完成疗程。

（3）不随地吐痰，不近距离对他人咳嗽、打喷嚏、大声说话。

（4）生活有规律，早睡早起，劳逸适度，坚持锻炼。

（5）禁止烟酒，少吃刺激性食物。

（6）减少房事，节制性生活。

肺结核患者服药时应注意什么？

（1）遵医嘱治疗，不能自行停药。肺结核患者一旦确诊，应尽早按照医嘱开始正规的治疗，且治疗期间不能轻易停药或自行调换药物。如果出现头晕、胃肠不适、恶心、视物模糊等不适症状时，应立即到医院或结防机构就诊，由医生通过检查判断这些症状是否是由药物的毒副作用引起的，并给予相应的处理。

（2）按时复查，治疗期间应按照医嘱定期送痰复查，医生会根据痰结核菌检查的结果判断治疗是否有效，是否需要调整治疗。定期复查还可以帮助医生确定患者是否患有其他的疾病或是否是耐药肺结核，以便进行进一步检查或及时做出相应的治疗改变。

肺结核患者治疗中怎么调节自己的心态？

患者在治疗中，除了积极配合治疗，按时复查外，还应注意调整自己的心态，正确理解家人、邻居、同事是害怕得结核病而疏远你，而你如果积极配合治疗，一般1个月以后传染性就会消失。在治疗期间，可做些力所能及的、有意义的活动来分散自己的注意力，如打太极拳、钓鱼等。

肺结核患者在治疗中应如何注意饮食调节？

肺结核患者治疗期间，应忌烟酒，注意加强营养和休息，饮食以高蛋白、高热量为主，以补充由于结核病所造成的蛋白损失和能量消耗。同时还应尽量多摄入蔬菜、水果，这些食物中含有大量的维生素和纤维素，可以帮助人体增强抵抗力，补充机体的消耗，并保持肠道通畅。

肺结核病人为什么要戒烟？

因为吸烟可加重咳嗽、咯痰、咯血等症状；还能降低人体对药物的吸收和利用，影响抗结核药物的疗效；并且会影响病变愈合，延长治疗时间、增加用药剂量，不仅增加了病人的痛苦，也增加了治疗费用。

什么是耐药肺结核？

从肺结核患者的痰液中，分离培养出结核菌，通过药敏试验发现这种结核菌在一种或多种抗结核药物存在时仍能生长，则患者将被确诊为耐药肺结核。也就是说，这名患者在治疗肺结核时，有一种或多种抗结核药物已经不能起到杀灭结核菌的作用，需要更换不常用的二线药物进行治疗。耐药包括以下四种类型：

（1）单耐药：仅对一种抗结核药物耐药。

（2）多耐药：对一种以上的抗结核药物耐药，除外同时对异烟肼和利福平耐药。由于异烟肼和利福平是在一线抗结核药物中最重要的两种杀灭结核菌的药物，因此如果耐药试验的结果发现这两种药物还没有同时出现耐药，则耐药的程度相对较轻，仍然可以考虑使用一线药物治疗。

（3）耐多药：至少对异烟肼和利福平同时耐药。这种情况就必须更换为二线的抗结核药物进行治疗。

（4）广泛耐药：除对异烟肼和利福平耐药之外，同时对任意一种氟喹诺酮类药物及对三种二线抗结核药物注射剂（卡那霉素、阿米卡星和卷曲霉素）中的至少一种耐药。

耐药肺结核是怎么形成的？

耐药肺结核的发生往往是由多种因素造成的。

（1）医院使用药物不规范，在单一使用某一药物进行抗结核治疗时，结核菌很容易对这种药物产生耐药，使治疗效果明显下降。因此抗结核治疗时，要遵从联合用药的原则，开始治疗时至少4种药物联合应用，使用足够的治疗剂量；而一旦发生单药耐药，在更换药物时，也应该考虑，不能仅仅替换一种药物，以避免造成新替换药物的耐药。

（2）患者治疗不规范，在肺结核的治疗过程中，患者的不适症状在1个月内会得到明显的改善，咳嗽、咯痰等症状消失，患者会误认为疾病已经痊愈，而自行停药，该情况很容易导致已经被抑制的结核菌重新大量繁殖并产生耐药性；此外，由于抗结核药物在治疗中必须采用联合治疗的方式，多种药物一起服用，副作用较大，如胃肠不适、恶心、呕吐、肝肾功能的异常等，这些都可能使得患者不愿意遵从医嘱长期服药。这些都是导致耐药性结核菌产生的原因。

（3）感染的为原发耐药菌，随着耐药结核病患者的逐年增多，耐药结核菌的传播使受传染者吸入体内的结核菌本身就对某些抗结核药物耐药，治疗效果不佳，这种情况被称为原发耐药。

耐药肺结核和非耐药肺结核有何不同？

耐药肺结核和非耐药肺结核比较有很大的不同：

（1）治疗的难度及时间不同：非耐药肺结核一般经6～8个月规律的抗结核治疗，80%以上的患者可以获得痊愈；而耐药结核菌则至少需要24个月的抗结核治疗，重者甚至需要36个月的治疗，且治愈率仅为50%～60%。

（2）治疗的药物不同：非耐药肺结核一般使用一线抗结核药物治疗，其治疗的副作用相对较少，患者容易耐受；而耐药肺结核则必须启用二线抗结核药物治疗，治疗的副作用往往较多、较大，患者不容易耐受。

（3）治疗的费用不同：非耐药肺结核患者整个疗程的治疗费用一般为500元，而耐药肺结核整个疗程的治疗费用一般是非耐药结核的100倍，将接近5万元；如果耐药患者出现其他的并发症，治疗费用将会更高。

（4）对社会的影响不同：非耐药肺结核患者一般在治疗后1个月左右，其痰内不再排结核菌，传染性消失；而耐药肺结核由于治疗比较困难，其传染期更长，容易传染更多的健康人，受到耐药肺结核患者传染的人，一旦发病就是耐药肺结核患者，其治疗较非耐药患者困难很多。

耐药肺结核需要如何治疗？

耐药肺结核患者一旦确诊，需要尽早开始抗结核治疗。一般应先到指定的医疗机构住院治疗2个月，加用二线抗结核药物，观察患者对药物的反应以及是否出现了副作用等。如果治疗顺利，2个月后患者可携带药物回到家中，由社区服务站或村卫生室的医生负责为其打针及督导服药。患者除应遵照医嘱按时服药外，还应按照要求定期进行复查，以便了解治疗效果，及时调整治疗方案。

什么是严重耐药结核？

严重耐药结核是除耐多药结核之外对任何氟喹诺酮类药物以及三种二线注射药物（硫酸卷曲霉素、卡那霉素和阿米卡星）中至少一种具耐药性的结核。严重耐药结核的这一定义于2006年10月得到世卫组织严重耐药结核全球专题小组的同意。

严重耐药结核是如何感染的？

肺结核患者通常具有传染性，并可通过咳嗽、打喷嚏等传播该病，人只要吸入这些病菌，便会受到感染。如果这些细菌来自耐药结核患者，它们便具有了耐药性。形成耐多药结核或严重耐药结核的第二个途径是患者自身的结核菌产生了耐药性，在抗结核药物被滥用或管理不当时可出现这种情况。例如当患者未获得适当支持以完成其全部疗程时；当卫生保健提供者给予错误治疗或错误剂量，或治疗时间太短时；当分发药品的诊所药物供应不稳定时；或者当药物的质量低劣时。

严重耐药结核是否常见？

世卫组织估计，2004年全世界有约50万耐多药结核病例，并且在产生严重耐药结核之前通常出现耐多药结核。在治疗耐多药结核的二线药物被滥用的任何地方，存在着严重耐药结核的可能性。

严重耐药结核是否可被治愈？

具有良好结核病控制规划的国家已显示，有可能治愈多达30%的受感染者。但是，成功的结果极大地取决于耐药程度、疾病的严重程度以及患者的免疫系统是否受到损害。至关重要的是，临床医生要意识到耐药性的可能性，以准确的实验室数据为依据，尽快提供有效治疗。

怎样知道我是否有结核或严重耐药结核？

严重耐药结核的症状与普通结核的症状并无不同：咳嗽，伴有稠的混浊黏液（或痰），有时候带血，持续2周以上；发烧、寒战和盗汗；疲劳和肌肉无力；体重减轻；在某些情况下气喘和胸痛。如果你有这些症状，并不意味着你有严重耐药结核，但确实意味着你必须去进行检查。如果你是一名结核患者并且正在接受治疗，经过几周治疗之后其中一些症状仍未改善，你应去找你的临床医生进行复查。

一个人如果已接触已知或疑似严重耐药结核病例，应做些什么？

任何人已接触已知或疑似严重耐药结核的患者，应向医生或当地结核病防治机构咨询或筛检以确定是否罹患结核。如果这个人出现结核症状，这是极其重要的信息。咳嗽时提供痰样本检验是否有结核，同时拍胸部X光照片。如果发现患有结核，分离培养结核菌，通过药敏试验，提出规范的药物治疗方案。对于有结核细菌感染的依据但不能诊断为结核病的，可给予预防性治疗（药物的选择取决于已知耐药性模式），并要求定期进行复查。

严重耐药结核如何能迅速得到诊断？

这取决于患者对卫生保健服务的可及性。如果在痰中发现结核杆菌，即可做出结核病诊断，但是这一结果不能区分药物敏感结核与耐药结核。要评价药物敏感性，必须在合适的实验室对细菌进行培养和检测。以这种方式对结核，尤其是严重耐药结核进行最后诊断，可能需要6～16周。

世卫组织正在为抗击严重耐药结核开展哪些工作？

首先，世卫组织正在确保负责结核控制的卫生当局获得关于严重耐药结核的准确信息。其次，世卫组织正在强调良好的结核控制首先可预防耐药性的出现，并且耐多药结核的正确治疗可预防严重耐药结核的出现。这完全符合2006年3月启动的新的控制结核战略。第三，世卫组织正在传播2006年5月发表的供国家结核控制规划管理人员使用的耐多药结核准则，以帮助各国建立有效的规划抗击耐药结核。第四，世卫组织控制结核和艾滋病毒司正在通过世卫组织严重耐药结核全球专题小组协调国际应对，该专题小组于2006年10月首次举行会议。

为什么艾滋病病人和艾滋病病毒感染者容易发生结核病？

感染结核杆菌并不一定发生结核病，只有在抵抗力降低的情况下才发病。艾滋病是由艾滋病毒所引起的，艾滋病毒所攻击的正是人体免疫系统，致使人体免疫力低下，丧失抵抗能力，不能与那些对生命有威胁的病菌战斗，最终导致感染者死亡！因此，艾滋病毒感染者，只要受到结核杆菌感染，就很容易发生结核病；另外，艾滋病毒感染者一旦再感染结核杆菌，其发展成活动性肺结核的可能性比未感染艾滋病毒者高30～50倍。结核病是艾滋病患者的最常见的机会性感染病原和杀手，结核杆菌与艾滋病病毒（HIV）双重感染的致死性极高，蔓延速度极快。HIV病毒感染者，一旦与排菌的肺结核病人接触，就很容易感染结核，并迅速恶化、扩散。另外，因艾滋病人的免疫功能严重受损，也可使体内潜伏的结核杆菌重新活跃，大量繁殖，致使病灶恶化进而发病。

结核病人感染艾滋病的特点是什么？

结核病人感染艾滋病毒后，症状会变得明显而快速，且比未感染艾滋病病毒者症状多。如具有下述的至少两条主要表现和一条次要表现，就可以诊断艾滋病。

主要表现：（1）体重减轻超过体重的10%；（2）1个月以上的慢性腹泻；（3）长期发烧超过1个月。

次要表现：（1）持续咳嗽超过1个月；（2）反复性带状疱疹；（3）白色念珠菌感染；（4）全身性皮肤瘙痒、皮炎；（5）慢性进行性或全身性单纯疱疹；（6）全身淋巴结肿大。另外结核进展急剧并伴有血行淋巴播散者，有卡波西肉瘤或隐球菌性脑膜炎者也应考虑艾滋病的诊断。

肺结核合并艾滋病如何治疗？

对患艾滋病的结核病人应给予积极的抗结核治疗，以控制病情恶化，减少传染源，最好采用包括利福平和吡嗪酰胺的强效化疗方案，必须重视耐药性问题，要采用敏感药物联合方案，总疗程应不短于9个月或在痰菌阴转后继续用药6个月。由于患艾滋病的结核病人治疗更困难，药物不良反应较多，任何的耐药性对艾滋病都可能更危险，因而对艾滋病毒感染的结核病人一律实行直接面视下督导治疗。

如何预防艾滋病毒感染者发生结核？

预防艾滋病毒感染者发生结核病的最好方法是采用药物预防。艾滋病毒感染者有以下一项者，应进行药物预防：（1）结素皮肤试验阳性反应；（2）肺内有陈旧病灶；（3）来自结核病高发地区。预防方法是服用异烟肼12个月。在结核病高发地区，受艾滋病毒感染但无症状的儿童可以用卡介苗预防；若母亲感染艾滋病毒，其自身表现正常的儿童也应该接种卡介苗。

第十六节　伤寒、副伤寒

什么是伤寒、副伤寒？

伤寒是由伤寒杆菌引起的急性肠道传染病。临床表现以持续发热、相对缓脉、神情淡漠、脾大、玫瑰疹和血白细胞减少等为特征，肠出血和肠穿孔为其主要并发症。

副伤寒是副伤寒杆菌甲、乙、丙引起的急性消化道传染病。副伤寒与伤寒临床不易区别，副伤寒症状较轻，病程短，1～3周即愈。均属我国法定为乙类传染病。

伤寒、副伤寒病原体是什么？

伤寒、副伤寒甲、乙、丙均为沙门氏菌属，革兰氏阴性杆菌，无芽孢，无荚膜，有周身鞭毛能运动。需氧或兼性厌氧菌，其抵抗力在水中活2～3周，粪便中生存1～2个月，在水中冻土地可生存半年，加热60℃15分钟即死亡，5%石灰酸5分钟可杀死，其抗原构造为菌体抗原（O）、鞭毛抗原（H）和表面抗原

（Vi）三种。其致病性：不产生外毒素，能产生毒力较强的内毒素，其他还决定细菌的侵袭力，如Vi抗原。

伤寒、副伤寒的临床表现有哪些？

伤寒、副伤寒细菌经口进入肠腔，侵入肠壁淋巴进入淋巴系，再进入血流引起菌血症、出血、坏死并形成溃疡。伤寒潜伏期为1～2周，发病缓慢，体温上升，有持续性高热、无力、皮疹、肝脾肿大、中性颗粒细胞减少等中毒症状，典型病例可出现玫瑰疹，病程为3～4周，有的病愈后继续排菌3周～3个月，主要并发症为肠出血与肠穿孔。副伤寒与伤寒临床不易区别，副伤寒症状较轻，病程短，1～3周即愈。

伤寒、副伤寒如何治疗？

病原治疗为关键，氟喹诺酮类为首选，如氧氟沙星和环丙沙星，儿童、孕妇、哺乳期妇女可用头孢曲松或头孢噻肟，如有过敏者氯霉素可选用，但注意其指征与副作用。肠出血者应禁食，大量出血者应输血，并发肠穿孔时宜及早手术治疗。

伤寒、副伤寒如何预防控制？

预防控制措施为隔离病人，经正规治疗临床症状完全消失后2周，或临床症状消失，停药1周后，粪便2次阴性（间隔2～3天），方可解除隔离；疫点消毒处理和进行医学观察、检疫、接触者及传染源的管理；开展卫生健康教育；加强饮用水卫生管理和污水处理；做好粪便管理和污物处理；疫苗接种。

第十七节 流行性脑脊髓膜炎

什么是流行性脑脊髓膜炎？

流行性脑脊髓膜炎简称流脑。是由脑膜炎双球菌引起的化脓性脑膜炎。临床表现为发热、头痛、呕吐、皮肤黏膜瘀点及瘀斑、颈项强直等脑膜刺激征。属于呼吸道传染病。

流行性脑脊髓膜炎流行病学特征是什么？

婴幼儿发病最高，其次为学龄儿童及青少年，大规模接种疫苗的地区，成人发病较高。流脑的高发季节为冬、春季节。人群发病易感性较低，感染后往往表现为局部黏膜感染，而无临床症状，为无症状携带状态，只有不到1%的人会出现临床症状。健康人群中携带病菌的比例为10%～20%，流行时携带比例会更高一些。流脑通过呼吸道传播，传染源主要是健康携带者。个体抵抗力下降、上呼吸道感染、吸烟、居住生活环境拥挤等是发病的危险因素。人群易感性增高、人口流动、低温、干燥、沙尘、居住拥挤等为流行的危险因素。

流行性脑脊髓膜炎的临床症状有哪些？

（1）轻型：多见于流脑流行时，病变轻微，临床表现为低热、轻微头痛及咽痛等上呼吸道症状，皮肤可有少数细小出血点和脑膜刺激征。

（2）普通型：最常见，占全部病例的90%以上。分为4期，其特点分别为：

①前驱期（上呼吸道感染期）：约为1～2天，可有低热、咽痛、咳嗽等上呼吸道感染症状。多数病人无此期表现。

②败血症期：突发或前驱期后突然寒战、高热、伴头痛、肌肉酸痛、食欲减退及神经萎缩等毒血症症状。此期的特征性表现是皮疹，通常为瘀点或瘀斑，70%～90%的病人有皮肤或黏膜瘀斑点或瘀斑，大小不一，多少不等，分布不均，以肩、肘、臀等易受压处多见，色泽鲜红，后变为紫红。严重者瘀斑迅速扩大，其中央因血栓形成而出现紫黑色坏死或形成大疱，如坏死累及皮下组织可留瘢痕。多数患者12～24小时发展致脑膜炎期。

③脑膜炎期：脑膜炎症状多与败血症期症状同时出现。在前驱期症状基础上出现剧烈头痛、频繁呕吐、狂躁以及脑膜刺激症状，血压可升高而脉搏减慢，重者谵妄、神志障碍及抽搐。通常在2～5天后进入恢复期。

④恢复期：经治疗后体温逐渐降至正常，皮肤瘀点、瘀斑消失。大瘀斑中央坏死部位形成溃疡，后结痂而愈，症状逐渐好转，神经系统检查正常。约10%的病人出现口唇疱疹。病人一般在1～3周内痊愈。

流脑如何诊断？

流脑分为疑似病例、临床诊断病例和确诊病例。

（1）疑似病例

发生在冬春季节和流行地区，在发病前1周与流脑病人有明显的密切接触史，尤其是儿童突然出现寒战、发热、呕吐和上呼吸道感染症状或神志改变者。

（2）临床诊断病例

上述疑似病例出现下列一项及以上指征者：

①颈项强直。

②皮肤或黏膜出血点或瘀斑，尤其是在病程中出血点迅速扩大者。

③脑膜刺激征（克氏征、布氏征、角弓反张）。

④婴儿前卤隆起。

⑤脑脊液（CSF）混浊。

（3）确诊病例

上述疑似病例和临床诊断病例，具有下列一项及以上实验室检查阳性者：

①病人 CSF 或血液或出血点挤出液培养 Nm。

②病人 CSF 或血清或尿液以胶乳凝集试验检查 Nm 特异抗原或 PCR 扩增 Nm 特异的 DNA 片段。

③ELISA 检查病人急性期和恢复期的血清，当恢复期血清中抗 Nm 的抗体滴度比急性期血清的滴度升高 4 倍或 4 倍以上。

流行性脑脊髓膜炎怎样预防？

（1）养成良好的个人卫生习惯，如勤洗手，打喷嚏、咳嗽时使用手帕，不直接面对他人等，可以减少传播、感染的机会。

（2）改善居住、工作环境的拥挤状况，并经常通风换气，特别是幼儿园、学校、工地等人群聚居地区。

（3）接种疫苗。我国目前有两种疫苗，分别针对 A 群和 A+C 群，疫苗安全有效，保护效果也较好，可以到当地疾病控制机构咨询接种疫苗相关事宜。

（4）早期发现、早期治疗。出现临床表现后，即去医院就诊。早期发现、早期治疗可以减轻症状、防止死亡。

（5）保护接触者。密切接触者主要包括同吃、同住人员。出现病例后，对家庭成员、医护人员及其他密切接触者密切观察，一旦出现发病迹象（发热），即应进行治疗，以免延误。密切接触者要在医生的指导下预防性服药。幼儿园、学校出现病例后，即使不是密切接触者，最好也要在医生指导下服药预防。服药不仅可防止发病，也可消除带菌状态，阻断传播。

第十八节　百　日　咳

什么是百日咳?

百日咳是由百日咳杆菌引起的急性呼吸道传染病。以阵发性、痉挛性咳嗽,伴有深长的"鸡鸣"样吸气性吼声为典型症状。多发于儿童,病程常迁延达2～3月个,故称"百日咳"。

百日咳的传染源、传播途径分别是什么?

百日咳患者是唯一的传染源。从潜伏期末至发病后3周内都有传染性,主要通过咳嗽、喷嚏时病原菌随飞沫传播,易感者吸入带菌的飞沫而被感染。

百日咳的临床表现有哪些?

潜伏期为5～21天,一般为7～14天。

典型患者全病程为6～8周,临床病程可分为三期:

(1)卡他期:从发病开始至出现痉咳,一般为1～2周。开始症状类似感冒,除咳嗽外,可有流涕、喷嚏、低热,也可只有干咳。当其他症状逐渐消失时,咳嗽反而加重,日轻夜重,渐呈痉咳状。

(2)痉咳期:一般为2～4周或更久(数天至2个多月)。阵发性、痉挛性咳嗽为本期特点。

(3)恢复期:一般为1～2周,咳嗽发作次数减少,程度减轻,不再出现阵发性痉咳。但若遇到浓烟等刺激,或有呼吸道感染时,可以重复出现阵发性痉咳。

百日咳的治疗原则是什么?

隔离病人至发病后40天,或至痉挛性咳嗽出现后30天,接触者观察21天。尽早给予抗生素治疗,如红霉素和氯霉素等,并对症治疗,防止并发症的发生。

百日咳的预防措施有哪些?

(1)健康教育

开展健康宣传教育活动。儿童出生后第3个月及时到当地卫生防疫部门接种DPT制剂。流行期间少出门,不到公共场所活动,减少感染的机会。

（2）接种疫苗

百日咳疫苗是与白类和破类联合制成，该疫苗经多年的实地应用，效果良好。按我国常规免疫程序，儿童出生后第三个月开始初免，全程3针，间隔至少28天，保护率可达90%以上；第二年加强1针，每次0.5 mL。

（3）病人、接触者及其接触环境的管理

百日咳病人隔离至痉咳后30天，接触者观察21天。人是百日咳杆菌的唯一天然宿主，传染是通过与百日咳患者的接触而传播的，因此，在敏感的家庭接触者中感染率为100%。

（4）流行期措施

及时报告疫情，隔离病人，密切观察接触者，对易感人群实施应急接种疫苗，对患者及早治疗。

第十九节　白喉

什么是白喉？

白喉是由白喉杆菌所引起的一种急性呼吸道传染病，以发热、气憋、声音嘶哑、犬吠样咳嗽，咽、扁桃体及其周围组织出现白色伪膜为特征的传染病。严重者全身中毒症状明显，可并发心肌炎和周围神经麻痹。

白喉的流行病学特征是什么？

（1）传染源

传染源为病人和带菌者。

（2）传播途径

主要通过呼吸道飞沫传播。亦可通过被污染的手、玩具、文具、食具及手帕等传播。亦可通过破损的皮肤和黏膜受染。

（3）人群易感性

普遍易感，易感性的高低取决于体内抗毒素的量。儿童易感性最高，患病后可获得持久性免疫，偶有数次发病者。

白喉临床表现有哪些？

白喉可分为四种类型，其发生率由高到低依次为咽白喉、喉白喉、鼻白喉和其他部位的白喉。成人和年长儿童以咽白喉居多，其他类型的白喉较多见于幼儿。

咽白喉：

①轻型：发热和全身症状轻微，扁桃体稍红肿，其上有点状或小片状假膜，数日后症状可自然消失。

②一般型：逐渐起病，有乏力、食欲减退、恶心、呕吐、头痛、轻至中度发热和咽痛等症状。扁桃体中度红肿，其上可见乳白色或灰白色大片假膜，但范围仍不超出扁桃体。假膜开始较薄，不易剥去，若用力拭去，可引起小量出血，并在24小时内又形成新的假膜。

③严重型：扁桃体和咽部水肿、充血明显。假膜在12～24小时内蔓延成大片。除扁桃体外，还波及腭弓、上腭、悬雍垂、咽后壁和鼻咽部，甚至延及口腔黏膜。口腔有腐臭味，颈淋巴结肿大，颈部肿大如"牛颈"。全身中毒症状严重者可有高热或体温不升、烦躁不安、呼吸急促、面色苍白、呕吐、脉细速、血压下降，或有心脏扩大、心律失常，亦有出血等危重症状。

白喉如何治疗？

（1）一般治疗

患者应卧床休息和减少活动，一般不少于3周。要注意口腔和鼻部卫生。

（2）抗生素治疗

常选用青霉素，需7～10天，用至症状消失和白喉杆菌培养阴转为止。对青霉素过敏者或应用青霉素1周后培养仍是阳性者，可改用红霉素，分四次口服或静脉给药，疗程同上。

（3）抗毒素治疗

抗毒素可以中和游离的毒素，但不能中和已结合的毒素。在病程初期3日内应用者效果较好，以后疗效即显著降低。剂量决定于假膜的范围、部位及治疗的早晚。

（4）喉梗阻的治疗

对轻度喉梗阻者需密切观察病情的发展，随时准备做气管切开。呼吸困难较重，出现三凹征时，应立即进行气管切开，并在切开处钳取假膜，或滴入胰蛋白酶或糜蛋白酶以溶解假膜。

白喉如何预防？

（1）早期发现

及时隔离治疗病人，直至连续2次咽拭子白喉杆菌培养阴性，可解除隔离。

如无培养条件，起病后隔离2周。

（2）密切接触者

对密切接触者观察7天。对没有接受白喉类毒素全程免疫的幼儿，最好给予白喉类毒素与抗毒毒同时注射。

（3）带菌者

予青霉素或红霉素治疗5～7天，细菌培养3次阴性始能解除隔离。如用药无效者可考虑扁桃体摘除。

病人接触过的物品及分泌物，必须煮沸或加倍量的10%漂白粉乳剂或5%石炭酸溶液浸泡1小时。对学龄前儿童应预防接种百、白、破三联疫苗，可产生良好免疫力。

第二十节　新生儿破伤风

什么是新生儿破伤风？

新生儿破伤风又称"四六风""脐风""七日风"等，是由于破伤风杆菌自脐部侵入而引起的一种感染性疾病。发病的主要原因是接生时用未经严格消毒的剪刀剪断脐带，或接生者双手不洁，或出生后不注意脐部的清洁消毒，致使破伤风杆菌自脐部侵入所致。

新生儿破伤风的临床表现有哪些？

潜伏期4～7天，此期越短，病情越重，病死率也越高。早期症状为哭闹、口张不大、吸吮困难，如用压舌板压舌时，用力越大，张口越困难，压舌板反被咬得越紧，称为压舌板试验阳性，有助于早期诊断。随后牙关紧闭，面肌紧张，口角上牵，呈"苦笑"面容，伴有阵发性双拳紧握。上肢过度屈曲，下肢伸直，呈角弓反张状，呼吸肌和喉肌痉挛可引起青紫窒息。任何轻微的刺激（声、光、轻触、饮水、轻刺等）即可诱发痉挛发作，痉挛发作时患儿神志清楚为本病的特点。

新生儿破伤风如何预防？

（1）推广新法接生。新法接生的基础是"三洁"，即手洁、消毒阴部皮肤和使用消毒脐带剪。通过下述方式可实现"三洁"：严格进行科学接生，即助产全过程应进行无菌操作。

（2）高危县育龄期妇女或孕期妇女实施破伤风类毒素免疫预防。对育龄期妇女或孕妇接种 TT 是预防新生儿破伤风的有效策略。

第二十一节　猩红热

什么是猩红热？

猩红热是溶血性链球菌所引起的急性呼吸道传染病。临床特点为起病急、发热、咽峡炎、弥漫性皮疹继而脱皮。其传染源为患者和带菌者，通过呼吸道飞沫传播给密切接触者，偶可通过带菌的用具传播。发病年龄以 2～10 岁小儿多见。

猩红热的病原体是什么？其皮疹有什么特点？

猩红热由 A 组 β 型溶血性链球菌感染引起的急性呼吸道传染病。

典型皮疹为均匀分布的弥漫充血性针尖大小的丘疹，压之褪色，伴有痒感。发热后 24 小时内开始发疹，早期出现在耳后、颈部及上胸部，然后迅速蔓及全身。"帕氏线"（在皮肤皱褶、皮疹密集处或由于摩擦出血呈紫色线状，称为"线状疹"或帕氏线）、"杨梅舌""口周苍白圈"也是其重要特征。

猩红热临床表现有哪些？

典型病人临床症状有以下四期：

（1）潜伏期：最短 1 天，最长 12 天，一般为 2～5 天，此期细菌在鼻咽部繁殖。

（2）前驱期：为 1 天左右，表现为突然畏寒，发热 38～40 ℃，头痛、恶心、呕吐、咽痛、扁桃体红肿，局部有灰尘白色点片状渗出物，颈部淋巴结肿大伴压痛。

（3）出疹期：大多在发病 12～36 小时内出现皮疹，个别可延缓到 2 天以后。

（4）恢复期：发病的第 1 周末期开始出现皮肤脱屑，脱屑是猩红热特征性症状之一。大约经 2～4 周脱完，无色素沉着，如能早期正确治疗，出疹轻，可无明显脱屑。

猩红热如何治疗与预防？

猩红热特异性治疗首选青霉素，一般用药1天后发热消退，皮疹很快消失。治疗需足量使用青霉素10天，也可以选用阿莫西林、红霉素、林可霉素等。

发现病人应早期隔离，隔离到咽部炎症消退为止，一般为7～10天。接触者医学观察7～12天。流行期加强宣传教育，不去公共场所，注意个人防护等。

第二十二节 布鲁氏菌病

什么是布鲁氏菌病？

布鲁氏菌病又称"地中海弛张热""马尔他热""波浪热"或"波状热"，是由布鲁氏菌属的细菌侵入人体引起的人畜共患的传染—变态反应性疾病，其临床特点为长期发热、多汗、关节痛及肝脾肿大等。

布鲁氏菌病有哪些危害？

布鲁氏菌病的损失是双重的。首先影响人体的健康，其次是阻碍畜牧业的发展，以及由此造成的经济损失。

布鲁氏菌病的传染源是什么？

目前已知有60多种家畜、家禽，野生动物是布鲁氏菌的宿主。与人类有关的传染源主要是羊、牛及猪，其次是犬。染菌动物首先在同种动物间传播，造成带菌或发病，随后波及人类。病畜的分泌物、排泄物及乳类含有大量病菌，如实验性羊布氏菌病流产后每毫升乳含菌量高达3万个以上，带菌时间可达1.5～2年，所以是人类最危险的传染源。各型布鲁氏菌在各种动物间有转移现象，即羊种菌可能转移到牛、猪身上，或相反。羊、牛、猪是重要的经济动物，家畜与畜产品与人类接触密切，从而增加了人类感染的机会。患者也可以从粪、尿、乳汁向外排菌，但人传人的实例很少见到。

布鲁氏菌病的传播途径是什么？

（1）经皮肤黏膜接触传染。直接接触病畜或其排泄物、阴道分泌物、娩出物，或在饲养、挤奶、剪毛、屠宰以及加工皮、毛、肉等过程中没有注意防护，可经皮肤微伤或眼结膜受染；也可间接接触病畜污染的环境及物品而受染。

（2）经消化道传染。食用被病菌污染的食品、水或食生乳以及未熟的肉、内脏而受染。

（3）经呼吸道传染。病菌污染环境后形成气溶胶，可发生呼吸道感染。

（4）其他如苍蝇携带、蜱叮咬也可传播本病。

布鲁氏菌病的发病机理是什么？

病菌自皮肤或黏膜侵入人体，随淋巴液到达淋巴结，被吞噬细胞吞噬。如吞噬细胞未能将菌杀灭，则细菌在细胞内生长繁殖，形成局部原发病灶。此阶段称为淋巴源性迁徙阶段，相当于潜伏期；细菌在吞噬细胞内大量繁殖导致吞噬细胞破裂，随之大量细菌进入淋巴液和血液循环形成菌血症；在血液里细菌又被血液中的吞噬细胞吞噬，并随血流带至全身，在肝、脾、淋巴结、骨髓等处的单核吞噬细胞系统内繁殖，形成多发性病灶。

布鲁氏菌病的临床分期有哪些？

（1）急性期：发病3个月以内，凡有高热者和有其他明显症状、体征（包括慢性期急性发作），并出现较高的血清学反应者。

（2）亚急性期：发病在3～6个月，凡有低热和有其他症状、体征（即有慢性炎症），并出现血清学实验阳性、皮肤变态反应实验阳性者。

（3）慢性期：发病6个月以上，体温正常，有发病症状、体征，并出现血清学实验阳性或皮肤变态反应实验阳性者。

（4）残余期：体温正常，症状、体征固定或功能障碍往往因气候变化，劳累过度而加重者。

布鲁氏菌病的临床分型有哪些？

（1）内脏型：心脏血管型、肺型、肝脾型。

（2）骨关节型：关节损害、骨损害、软骨损害、综合损害。

（3）神经型：周围神经系统损害、中枢神经系统损害。

（4）精神型：出现精神病症状者。

（5）泌尿生殖型：睾丸、附睾损害，子宫、卵巢、输卵管损害，肾脏损害。

（6）外科型：有固定的隐性病灶，需要外科手术者。

布鲁氏菌病的治疗原则是什么？

其治疗原则是制止疾病过程的进展，防止由急性转为慢性，减少复发，消灭后遗症。

第二十三节　淋病

什么是淋病？

淋病是由淋病奈瑟菌（淋病双球菌）感染所致的泌尿生殖系统化脓性感染为主要表现的性传播疾病。

淋病的病原体是什么？

淋病的病原体即奈瑟菌。1879年由Neisseria首次分离出淋病双球菌，因此淋病双球菌又称为奈瑟双球菌（Neisseriagon-orrhoeas）。淋病双球菌呈肾形，两个凹面相对，大小一致，直径约$0.6\sim0.8\ \mu m$。其特点是侵袭生殖、泌尿系统黏膜的柱状上皮细胞，在细胞内繁殖而发生淋病。

淋病的病因病机是什么？

淋球菌是革兰氏阴性球菌，多寄生在淋病患者的泌尿生殖系统。淋球菌表面含有黏附因子，它不但能黏附和侵入黏膜上皮，而且能引起黏膜上皮细胞的损伤、坏死和脱落，造成皮下结缔组织或黏膜下层的扩散性感染病灶，菌毛和淋球菌表面的白细胞协同因子能对抗机体吞噬细胞的吞噬作用，同时还可抵抗抗体和补体的杀伤作用，这样淋球菌能在感染病灶内大量生长繁殖，并可沿泌尿生殖管蔓延扩散而致病。

淋病有哪些临床表现？

淋球菌感染引起的临床表现取决于感染程度、机体敏感性、细菌毒力、感染部位及感染时间的长短。同时和身体的健康状况、性生活是否过度、酗酒有关。淋病的主要症状有尿频、尿急、尿痛、尿道口流脓或宫颈口、阴道口有脓性分泌物等。或有淋菌性结膜炎、肠炎、咽炎等表现，或有播散性淋病症状。

根据临床表现，淋病如何分类？

（1）无并发症淋病与有并发症淋病。
（2）无症状与有症状淋病。

（3）播散性淋病及急性与慢性淋病。

淋病的传染方式有哪些？

（1）通过性接触传染：主要是通过性交或其他性行为传染。

（2）非性接触传染（间接传染）：此种情况也较多见，主要是接触病人含淋病双球菌的分泌物或被污染的用具，如沾有分泌物的毛巾、脚布、脚盆、衣被，甚至于厕所的马桶圈等均可传染。

淋病如何诊断？

（1）接触史：患者有婚外性行为、嫖娼史或配偶有感染史，与淋病患者（尤其家中淋病患者）共物史，新生儿母亲有淋病史。

（2）临床表现：淋病的主要症状有尿频、尿急、尿痛、尿道口流脓或宫颈口阴道口有脓性分泌物等。或有淋菌性结膜炎、肠炎、咽炎等表现，或有播散性淋病症状。

（3）实验室检查：男性急性淋病性尿道炎涂片检查有初步诊断意义，对女性仅作为参考，应进行培养以证实淋球菌感染。有条件的地方可采用基因诊断的方法来确诊。

淋病的实验室检测方法有哪些？

涂片检查、培养检查、抗原检测、基因诊断、药敏试验和PPNG检测。

淋病治疗的原则是什么？

应遵循及时、足量、规律用药的原则，根据不同的病情采用相应的治疗方案。性伴如有感染，应同时接受治疗。治疗后应进行随访判愈。

如何预防淋病？

（1）宣传性传播疾病知识，提倡高尚的道德情操，严禁嫖娼、卖淫，提倡洁身自好，反对性自由、性解放。

（2）使用安全套，可降低淋球菌感染发病率。

（3）预防性使用抗生素可减少感染的危险。可在性交前后各服用诺氟沙星或阿莫西林，可有效预防性病的感染。

（4）性伴同时治疗。

（5）患者注意个人卫生与隔离，不与家人、小孩尤其女孩同床、同浴。

（6）在公共浴池不入池浴，提倡淋浴。

（7）患病后要及时治疗，以免传染给配偶及他人。

（8）患病后要注意隔离，未治愈前应避免性生活。

（9）应当经常用肥皂清洗阴部和手，不要用带脓汁的手去揉擦眼睛。

（10）新生儿出生时，经过有淋病母亲的阴道，淋菌侵入眼睛会引起眼睛发炎，为了预防发生新生儿眼病，对每一个新生儿都要用1%硝酸银1滴进行点眼预防。

淋病有哪些并发症？

（1）男性淋病并发症：淋病性龟头包皮炎、淋病性副尿道炎、淋病性尿道狭窄、淋病性前列腺炎、淋病性附睾炎、淋病性精囊炎等。

（2）女性淋病并发症：子宫内膜炎、输卵管炎、输卵管卵巢囊肿、盆腔脓肿、腹膜炎等。

淋病患者有哪些注意事项？

（1）患病后要注意隔离，未治愈前应避免性生活。

（2）应当经常用肥皂清洗阴部和手，不要用带脓汁的手去揉擦眼睛。触摸患处后，必须清洗、消毒手部。

（3）发现患病要去正规医院就医，积极彻底进行治疗。治愈的淋病患者要定期进行追踪复查和必要的复治，以求根治，防止复发。为防止无症状性淋病传播，导致晚期病变，在必要时应进行预防性治疗。30天内接触过淋病的性伴侣，均应进行检查，必要时给予预防性治疗。患病6周后应常规做梅毒血清学检查，必要时做艾滋病抗体的检测。

（4）本病患病极易，治愈率也很高，只要系统治疗，一般都能治愈。治愈标准不是临床症状的缓解，而是尿道或阴道分泌物涂片镜检无淋病双球菌的生长。

（5）提倡洁身自好，反对性自由、性解放。性交中，必须使用安全套。加强治安管理，坚决取缔卖淫、嫖娼活动，查处客留卖淫的宾馆、旅社、歌舞厅和酒吧等地的不洁行为。坚持一夫一妻的性关系，爱情专一是我国传统的性道德观念，也是预防性病在我国蔓延的重要手段之一。夫妻一方一旦感染了性病，应及时治疗，治愈后再性交。或鼓励和劝说使用避孕套。

（6）在公共浴池不入池浴，提倡淋浴。

（7）患病后要及时治疗，以免传染给配偶及他人。淋病患者应禁止与儿童，特别是幼女同床、共用浴盆和浴巾等。淋病病人在未治愈前应自觉不去公共场所，如公共浴室、公共厕所、餐厅等。被淋病病人污染的物品，包括被褥、衣服等日常生活用品应及时消毒处理。

淋病有哪些危害?

并发其他病症（如尿道腺炎、尿道周围组织炎和脓肿、包皮腺炎等）、诱发不孕不育症、引发排尿障碍或尿潴留、导致性功能障碍。

得了淋病应如何护理?

（1）多种性病都有可能复发外，大多数是可以治愈的，因此，得病后不必过分担心和忧虑，为了尽快恢复健康，除药物治疗外，良好的情绪、营养与适当锻炼至关重要。

（2）遵医嘱治疗十分必要，自行停药、增减药物，或找游医治疗会有不良后果。

（3）定期复查对判断疗效和预后很有意义。患者需要遵医嘱到医院复查。

（4）约请配偶或性伴来医院检查是对自己和他人健康负责的行为。

（5）家人或自己、性伴如果出现某些可疑的症状（皮疹、溃疡、阴道或尿道分泌物异常等），应尽早到正规医院检查治疗。因为早期诊断、早期治疗能够防止产生并发症和后遗症。

第二十四节　梅毒

什么是梅毒?

梅毒是由苍白（梅毒）螺旋体引起的慢性、系统性性传播疾病。

梅毒如何分期?

（1）后天（获得性）梅毒

①早期梅毒：感染在 2 年以内，传染性强。分为一期、二期及早期潜伏梅毒。

②晚期梅毒：感染在 2 年以上，分为三期及晚期潜伏梅毒。

（2）先天（胎传）梅毒

早期先天梅毒 2 岁以内发病。

晚期先天梅毒 2 岁以后发病。

梅毒的临床表现有哪些？

（1）一期梅毒

有不洁性交史，潜伏期为2～4周。皮损多为单个结节，暗红色，表面糜烂，触之坚实，好发于外生殖器，少数见于肛门、口唇及其他部位，伴附近淋巴结肿大。

（2）二期梅毒

不洁性交史，硬下疳史，病史小于2年。可有发热、乏力、头痛、食欲缺乏、关节痛等全身症状。皮损为多样性，包括斑疹、丘疹、斑丘疹。常泛发，对称，有轻度浸润，不痒。掌跖常有环状脱屑性斑疹，皮损常呈红铜色，黏膜可受累，外阴、肛门常伴发扁平湿疣。

头发可呈虫蛀样脱落，浅表淋巴结肿大。还可伴发眼、骨关节等损害。未经治疗可复发；其皮损特点数目少，分布局限，常为面部及上肢。

（3）晚期梅毒

有不洁性交及早期梅毒史。

①皮肤黏膜梅毒：以皮肤黏膜的损害为主要特征。

②结节-梅毒疹：为前额、臂、四肢处的皮下结节，红铜色，可自然消失或形成浅溃疡，愈合后留下瘢痕。

③树胶肿：为皮下结节或浸润性斑块，中心逐渐软化，发生边缘整齐的溃疡，有树胶状分泌物，多见于四肢伸侧、头部、胸骨及臀部等处。

④近关节结节：发生于髋、肘、膝及坐骨关节等大关节附近的结节。

⑤骨梅毒：以骨膜炎多见，其次为骨髓炎及骨梅毒瘤。

⑥眼梅毒：少数发生虹膜睫状体炎、视网膜炎及角膜炎。

⑦心血管梅毒：梅毒性主动脉炎、主动脉瓣关闭不全、主动脉瘤、冠状动脉口狭窄等。

⑧神经梅毒：无症状神经梅毒、脑膜血管梅毒、脑实质梅毒（脊髓痨、麻痹性痴呆）。

⑨其他内脏器官梅毒：可累及肝、肾、肺或胃肠道及眼部等处。

⑩潜伏梅毒：无临床症状，血清反应阳性，脑脊液阴性。

（4）先天梅毒（胎传梅毒）

①是胎儿在母体内通过血液途径感染所致。

早期先天梅毒：患儿瘦小，早期症状为鼻炎、声音嘶哑、吞咽困难、皮损（多可显多形性，如梅毒性天疱疮），在潮湿部位如肛周可出现扁平湿疣样损害，在口角、鼻孔及肛周有特征性的放射状瘢痕，也可有脱发、甲沟炎、指炎、长骨软骨炎、肝脾肿大、贫血、血小板减少等表现。

②晚期先天梅毒（大于2岁）：临床表现为两组。

A.永久性标记，无浮动性，即前额圆凸、佩刀胫、胡氏齿、桑椹齿、马鞍鼻、胸锁关节骨质肥厚。

B.活动性损害：基质性角膜炎、神经性耳聋、关节积液、鼻或腭树胶肿。

③先天潜伏梅毒：先天梅毒未经治疗，无临床症状，血清反应阳性。

梅毒的病原体是什么？

梅毒的病原体为梅毒螺旋体，是小而纤细的螺旋状微生物，长度为5～20 μm，平均为6～10 μm，粗细<0.2 μm，有6～12个螺旋，因其透明、不易染色，所以称为苍白螺旋体。

梅毒螺旋体有何特征？

（1）螺旋整齐，固定不变。

（2）折光力强，较其他螺旋体亮。

（3）行动缓慢而有规律，其方式是围绕其长轴旋转中前后移动，或伸缩其圈间之距离而移动，或全身弯曲如蛇行。

这些特征对梅毒的诊断很有帮助。有经验的医生常常取梅毒患者的皮疹或梅毒患者的下疳分泌物置于暗视野显微镜下观察梅毒螺旋体的形态和运动的规律，给予明确的诊断。梅毒螺旋体在体外不易生存，煮沸、干燥、肥皂水以及一般的消毒剂如升汞、石炭酸、酒精等很容易将其杀死。

梅毒的传染源和主要传播途径有哪些？

梅毒患者是唯一的传染源，性接触是最主要的传播途径。

梅毒的临床表现有哪些？

梅毒潜伏期通常分三期：

（1）一期梅毒

即硬下疳，潜伏期2～4周，外生殖器部位发生暗红色硬肿块、浅溃疡，有软骨样硬度，周围淋巴结肿大。

（2）二期梅毒

在一期梅毒1～2个月之后，全身皮肤、黏膜发生对称泛发皮疹、斑疹、丘疹、脓疱疹等。黏膜可发生黏膜斑、扁平湿疣，传染性强。

（3）三期梅毒

发生在感染后2～3年乃至10年，皮肤为树胶样肿，还可涉及骨、关节、心、血管，表现为主动脉炎、主动脉瓣闭锁不全和主动脉瘤等，侵及神经为脊髓痨，全身麻痹（麻痹性痴呆）。先天梅毒有早期先天梅毒，相当于后天二期，但较重。晚期先天梅毒与后天相似，但很少发生心、血管及神经病变。主要为基质性角膜炎、神经性耳聋、哈钦森氏齿（上门齿中央切痕，下小上大，宽厚相等）、佩刀形胫骨等。

梅毒的治疗原则是什么？

强调早诊断、早治疗、疗程规则、剂量足够，治疗后定期临床和实验室随访，性伙伴同查同治。早期梅毒经彻底治疗可痊愈，并去除传染性，多数正规治疗的病人，6个月后USR、RPR或VDRL试验转成阴性或滴度显著降低，如抗体滴度再升高，应是血清性复发。晚期梅毒治疗可消除组织内炎症，但已破坏的组织不会自然修复，为后遗症。

梅毒的预防措施有哪些？

（1）追踪病人的性伴侣，包括病人自报及医务人员访问的，查找病人所有性接触者，进行预防检查，追踪观察并进行必要的治疗，未治愈前与配偶绝对禁止有性生活。

（2）对可疑病人均应进行预防检查，做梅毒血清试验，以便早期发现新病人并及时治疗。

（3）发现梅毒病人必须强迫其进行隔离治疗。

（4）对可疑患梅毒的孕妇，应及时给予预防性治疗，以防止将梅毒感染给胎儿；未婚病人，未经治愈前不能结婚。

（5）对已接受治疗的病人，应给予定期追踪治疗。

（6）杜绝不正当的性行为，提倡洁身自好。有可疑梅毒接触史，应及时做梅毒血清试验，以便及时发现，及时治疗。

（7）对性伴侣，应全面了解其性生活史和健康状况，若有可疑症状，应督促其检查治疗。

（8）出门在外，应注意用具的消毒，可随身携带"肤阴洁"等进行清洗。

（9）正常性生活前，注意阴部清洗、消毒。

（10）发现患病后要隔离治疗，治愈前严禁性生活。对患者的性伴侣要进行检查或预防性治疗。

（11）晚期梅毒患者应注意劳逸结合，进行必要的功能锻炼，保持良好的心态，以利康复。

（12）如需献血，要去正规采血点，在献血前需做全面的血液检查，预防交叉感染；如需输血，需要输血单位出示所输血液的检查证明，防止不必要的麻烦发生。

什么是梅毒治疗中的吉海反应？

在梅毒的治疗中，首次使用青霉素治疗梅毒的病人，由于TP被迅速杀死，释放出大量的异种蛋白，引起急性变态反应，在治疗后数小时出现寒战、高热、头痛、肌肉骨骼疼痛、皮肤潮红、恶心、心悸、多汗等全身症状，或者各种原有梅毒损害的症状也加重，严重的梅毒患者甚至发生主动脉破裂，这就是吉海反应。

梅毒的实验室检测方法有哪些？

（1）暗视野显微镜检查

暗视野显微镜检查是一种检查梅毒螺旋体的方法。暗视野，即显微镜下没有明亮的光线，它便于检查苍白的螺旋体。这是一种病原体检查，对早期梅毒的诊断有十分重要的意义。

（2）梅毒血清学检测

梅毒血清学检查对于诊断二期、三期梅毒，以及判定梅毒的发展和痊愈，判断药物的疗效都有十分重要的意义。梅毒血清学检查包括非梅毒螺旋体血清学试验和梅毒螺旋体血清学试验。前者常用于临床筛选及判定治疗的效果，抽血后1小时即可出结果，费用也低廉。后者主要是用于判定试验，但是它不能判定治疗效果，一旦患有梅毒，这一试验将终身阳性。

（3）梅毒螺旋体IgM抗体检测

梅毒螺旋体IgM抗体检测是近年来才有的新的诊断梅毒的方法。IgM抗体是一种免疫球蛋白，用它来诊断梅毒具有敏感性高，能早期诊断，能判定胎儿是否感染梅毒螺旋体等。特异性IgM类抗体的产生是感染梅毒和其他细菌或病毒后机体首先出现的体液免疫应答，一般在感染的早期呈阳性，随着疾病的发展而增加，IgG抗体随后才慢慢上升。经有效治疗后IgM抗体消失，IgG抗体则持续存在，TP-IgM阳性的一期梅毒病人经过青霉素治疗后，约2~4周TP-IgM消失。二期梅毒TP-IgM阳性病人经过青霉素治疗后，2~8个月之内IgM消失。此外，TP-IgM的检测对诊断新生儿的先天性梅毒意义很大，因为IgM抗体分子较大，其母体IgM抗体不能通过胎盘，如果TP-IgM阳性则表示婴儿已被感染。

（4）脑脊液检查

晚期梅毒患者，当出现神经症状，经过驱梅治疗无效，应做脑脊液检查。

梅毒有哪些并发症?

（1）黏膜病变易发展为慢性间质性舌炎，是一种癌前期损害，应严格观察。

（2）心血管病变可相继发生单纯性主动脉炎、主动脉瓣关闭不全、心肌梗死、主动脉瘤或猝死等。

（3）神经梅毒发病缓慢，可发生脊髓膜炎，可压迫脊髓导致痉挛、瘫痪。

梅毒经过治疗后，如何判断是否痊愈了?

梅毒患者在经过正规治疗以后，前3个月应当每月复查一次RPR的滴度，以后的可改为每3个月复查一次RPR，第二年每3个月或每半年复查一次RPR，以观察比较当次与前几次的RPR滴度变化的情况。如果每次检测的RPR的滴度呈现不断下降的趋势，说明抗梅治疗是有效的。如果连续3～4次到四次检测的结果都是阴性，则可以认为该患者的梅毒已经治愈。

第二十五节 钩端螺旋体病

什么是钩端螺旋体病?

钩端螺旋体病简称钩体病，是由致病性钩端螺旋体引起的动物源性传染病。鼠类及猪是主要传染源，呈世界性范围流行。临床以早期钩端螺旋体败血症，中期的各器官损害和功能障碍，以及后期的各种变态反应后发症为特点。重症患者可发生肝肾功能衰竭和肺弥漫性出血，常危及患者生命。

钩端螺旋体病临床表现有哪些?

（1）早期（钩体血症期）

多在起病后3天内，本期突出的表现是：发热、头痛、全身乏力、眼结膜充血、腓肠肌压痛、全身表浅淋巴结肿大，本期还可同时出现消化系统症状，如恶心、呕吐、纳呆、腹泻。呼吸系统症状如咽痛、咳嗽、咽部充血、扁桃体肿大。部分患者可有肝、脾肿大、出血倾向。

（2）中期（器官损伤期）

在起病后3～14日，此期患者经过了早期的感染中毒败血症之后，出现器官损伤表现，如咯血、肺弥漫性出血、黄疸、皮肤黏膜广泛出血、蛋白尿、血尿、管型尿和肾功能不全、脑膜脑炎等。此期的临床表现为主要分为：流感伤寒型、肺出血型、黄疸出血型、肾功能衰竭型、脑膜脑炎型。

（3）恢复期或后发症期

患者热退后各种症状逐渐消退，但也有少数患者退热后经几日到3个月左右再次发热，出现症状，称后发症。表现为后发热、眼后发症、神经系统后发症、胫前热等症状。

钩端螺旋体病治疗原则是什么？

钩体病的治疗原则是"三早一就"，即早发现、早诊断、早治疗和就地治疗。本病治疗应重视以有效抗生素及时消灭机体内病原体，对控制病情的发展具有重要的意义。并应强调休息，细心护理，注意营养，酌情补充热能及维生素B族和维生素C。

钩体病的治疗须根据不同的临床类型采取不同的治疗方案。抗菌疗法是钩端螺旋体病的基本治疗措施，是早期治疗的核心。青霉素G为首选药物，庆大霉素次选，多西环素、四环素等亦可酌情选用。

钩端螺旋体病的预防措施有哪些？

对流行严重的地区进行流行病学监测，降低发病率，同时贯彻"三早一就"的原则降低病死率，保护劳动力，保证农业生产的发展和人民的健康。减少鼠类栖息场所，降低鼠密度，在钩体病流行的疫区大力开展钩体病防治知识的宣传教育工作，提倡圈养猪、开展灭鼠等爱国卫生运动。在流行季节前进行钩体病监测工作。菌苗接种应在钩体病流行期之前进行，通常在每年4～5月进行。

钩端螺旋体病流行期预防措施有哪些？

在钩体病发生流行的疫点，要对病人和受钩体污染的环境进行管理。对病人及时治疗，在疫点对传染源进行带菌率调查，如猪带菌率、鼠密度和鼠带菌率调查并采取相应的控制或消灭传染源的措施。对流行的菌型进行鉴定，以便于采取针对性预防和治疗措施。

第二十六节　血吸虫病

什么是血吸虫病？

血吸虫病是一种严重危害人类健康的寄生虫病。我国为日本血吸虫病流行区。血吸虫病的传染源为人和哺乳类动物，传播途径是血吸虫的无性繁殖阶段在中间宿主钉螺体内完成，因此钉螺生态学研究对于血吸虫病流行病学有重大的意义。

血吸虫病在哪里流行？

日本血吸虫致病严重，分布很广，包括日本、中国、菲律宾及印度尼西亚等国家。早在2000多年前，我国就有日本血吸虫病，主要分布在长江流域及其以南的湖南、湖北、江西、安徽、江苏、四川和云南省，但在上述范围内并非普遍流行血吸虫病，各省有一定的县为血吸虫病流行区。

血吸虫病是怎样传播的？

人、畜接触了含有血吸虫尾蚴的水，尾蚴就会很快钻进人、畜体内，经过37天左右发育成血吸虫成虫，寄生在肠系膜血管里，以吸血维持生命。雌虫在肠系膜静脉的血管里产卵。卵内含有毛蚴，卵会放出毒素，影响健康；卵随血流到肠壁，能使肠壁破溃而进入肠腔内，随大便排除。含有血吸虫卵的大便污染了水源，在水温大约25℃的情况下，经4小时左右虫卵内毛蚴破壳而出，在水中快速游动，遇到钉螺，很快就会钻入钉螺内，在钉螺体内不断繁殖，形成大量尾蚴。含有尾蚴的钉螺遇水，尾蚴就不断逸入水中，人、畜下水接触到尾蚴而受感染，这样就得了血吸虫病。

人感染血吸虫病的主要途径有哪些？

感染途径主要有两方面：一是生产性感染。如在田间从事农活、育秧、栽秧、收割、放水灌田、防洪排涝、捕鱼、捉虾、割草等。二是生活性感染。如在有血吸虫的疫水中洗衣服、洗蔬菜、游泳、洗手、洗脚等。

血吸虫生活史分哪几个阶段?

血吸虫的发育和繁殖包括成虫、虫卵、毛蚴、尾蚴和童虫五个阶段。血吸虫成虫寄生于人或哺乳动物的肠系膜静脉中,部分虫卵随粪便排出体外,在水中孵出毛蚴,后钻入螺体,发育成尾蚴。尾蚴遇人或哺乳动物,侵入其皮肤后形成童虫,再移至肠系膜静脉寄生,发育为成虫。

血吸虫病的发病机制是什么?

血吸虫生活史中,尾蚴、童虫、成虫和虫卵等阶段均可对人体产生不同程度的损伤和复杂的免疫病理反应。主要有尾蚴性皮炎、童虫移行所致的病变、成虫所致损害、虫卵所致损害(虫卵肉芽肿)、异位寄生日本血吸虫。

怎样防治血吸虫病?

血吸虫病的防治,首先是防,其次是治。防就是想办法预防血吸虫感染,防止人和牲畜得血吸虫病;治,就是治疗已经患血吸虫病的人或畜。

避免接触含有血吸虫尾蚴的水。在血吸虫病流行季节,人畜不要到有螺的河、堰、沟渠、池、塘等处洗衣物,中、小学生特别要注意不要到这些地方戏水、洗澡。如非得要到这些有螺的环境去劳动生产,应采取一定的防护措施,如穿胶靴、戴手套或在身上涂抹防蚴霜等,避免皮肤与水接触。

积极消灭钉螺。消灭钉螺是预防血吸虫感染最根本的措施,没有钉螺,就不会引起血吸虫病传播。消灭钉螺,一是药物杀灭;二是结合农田水利基本建设,开新沟,填有螺旧沟。

积极检查治疗血吸虫病。要知道自己是否患血吸虫病,应积极接受血吸虫病检查。目前,检查的方法很多,常用的有粪便沉孵检查、皮内试验、间接凝集试验、环卵试验等。经过检查确诊有血吸虫病后,无论自己有无症状或体征,均要及时进行治疗。目前治疗用的药物为吡喹酮,此药毒性低,疗效好,服用方便。

第二十七节 疟疾

什么是疟疾?

疟疾俗称"打摆子""发疟子",是疟原虫寄生于人体所引起的传染病。

疟疾的病原体是什么？

疟疾是感染疟原虫（间日疟原虫、三日疟原虫、卵型疟原虫、恶性疟原虫4种）引起的，临床上以间歇性发冷、发热、肝脾肿大为特征。

疟疾的传播途径是什么？

疟疾的自然传播媒介是按蚊。按蚊的种类很多，可传播人疟的有60余种。据其吸血习性、数量、寿命及对疟原虫的感受性，我国公认的中华按蚊、巴拉巴蚊、麦赛按蚊、雷氏按蚊、微小按蚊、日月潭按蚊及萨氏按蚊等七种为主要传疟媒介按蚊。人被有传染性的雌性按蚊叮咬后即可受染。

疟疾的发病机理是什么？

疟疾是由疟原虫引起的疾病。疟原虫在红细胞内摄噬血红蛋白产生代谢产物及疟色素，当裂殖体成熟后胀破红细胞，随同裂殖子一起进入血液，作用于体温调节中枢引起发热及其他有关症状。不同种的原虫裂体增殖时间不一致，因而临床发作周期也不一致，一般间日疟和卵形疟为隔日一次，三日疟隔两天一次，恶性疟由于原虫发育不整齐，遂使发作不规律，且恶性疟原虫的红细胞内期裂体增多在内脏微血管内进行，易致内脏损害。

疟疾的分类有哪些？

根据疟原虫的不同种类，疟疾在临床上可分为间日疟、三日疟、卵形疟和恶性疟等类型。

疟疾有哪些症状？

（1）典型的临床表现：有周期性发冷、发热、出汗等症状，每天或隔天或隔两天发作一次，重症病例可出现昏迷等症状。

（2）不典型的临床表现有：发热、发冷、出汗等症状，但热型和发作周期不规律，有类似感冒症状或伴有腹泻等胃肠道症状，也可有头痛、妄语和昏迷等中枢神经系统症状。

如何治疗疟疾？

间日疟患者一般采用磷酸氯喹加磷酸伯氨喹治疗，在第二年春季还要采用伯氨喹再进行一次抗复发治疗；非重症恶性疟患者可口服青蒿素类复方制剂，如双氢青蒿素哌喹片、青蒿琥酯/阿莫地喹片、复方磷酸萘酚喹片和复方青蒿素片等进行治疗；重症恶性疟患者应采用青蒿琥酯或蒿甲醚针剂进行抗疟治疗。

抗疟药的使用原则是什么？

抗疟药的使用应遵循安全、有效、合理和规范的原则。根据流行地区的疟原虫虫种及其对抗疟药物的敏感性和患者的临床表现，合理选择药物，严格掌握剂量、疗程和给药途径，以保证治疗效果和延缓抗药性的产生。

（1）间日疟治疗药物

首选磷酸氯喹片、磷酸伯氨喹片。治疗无效时，可选用以青蒿素类药物为基础的复方或联合用药的口服剂型进行治疗。

（2）恶性疟治疗药物

以青蒿素类药物为基础的复方或联合用药（ACT），包括青蒿琥酯片加阿莫地喹片、双氢青蒿素哌喹片、复方磷酸萘酚喹片、复方青蒿素片等。

（3）重症疟疾治疗药物

青蒿素类药物注射剂，包括蒿甲醚和青蒿琥酯。磷酸咯萘啶注射剂。

疟疾的预防措施有哪些？

疟疾的预防主要应控制传染源，治疗患者及带虫者，灭蚊是切断疟疾传播的重要措施，提倡使用蚊帐、蚊香等防蚊措施，非流行区的居民进入流行区时，可服用乙胺嘧啶、哌喹等药物或复方制剂进行预防。

第二十八节　人感染H7N9禽流感

什么是人感染H7N9禽流感？

人感染H7N9禽流感是由甲型H7N9禽流感病毒感染引起的急性呼吸道传染病，其中重症肺炎病例常并发急性呼吸窘迫综合征（ARDS）、脓毒性休克、多器官功能障碍综合征（MODS），甚至导致死亡。

人感染H7N9禽流感病原体是什么？

流感病毒属正黏病毒科，病毒颗粒呈多形性，其中球形直径80～120 nm，有囊膜。基因组为分节段单股负链RNA。依据其外膜血凝素（H）和神经氨酸酶

（N）蛋白抗原性不同，目前可分为 18 个 H 亚型（H1~H18）和 11 个 N 亚型（N1~N11）。禽流感病毒属甲型流感病毒属，H7N9 禽流感病毒为新型重配病毒，编码 HA 的基因来源于 H7N3，编码 NA 的基因来源于 H7N9，其 6 个内部基因来自于两个不同源的 H9N2 禽流感病毒。与 H5N1 禽流感病毒不同，H7N9 禽流感病毒对禽类的致病力很弱，在禽类间易于传播且难以发现，增加了人感染的机会。

禽流感病毒普遍对热敏感，加热至 65 ℃ 30 分钟或 100 ℃ 2 分钟以上可灭活。对低温抵抗力较强，在 4 ℃ 的水中或有甘油存在的情况下可保持活力 1 年以上。

人感染 H7N9 禽流感流行病学特征是什么？

（1）传染源：为携带 H7N9 禽流感病毒的禽类。目前，大部分为散发病例，有数起家庭聚集性发病，尚无持续人际间传播的证据，应警惕医院感染的发生。

（2）传播途径：呼吸道传播或密切接触感染禽类的分泌物或排泄物而获得感染；或通过接触病毒污染的环境感染。

（3）高危人群：在发病前 10 天内接触过禽类或者到过活禽市场者，特别是中老年人。

H7N9 病毒通过什么途径传播？

导致人感染 H7N9 病毒的最重要的危险因素，是直接或间接暴露于受感染活禽或带毒禽类污染的环境。目前，我国确诊的 H7N9 病例，绝大多数发病前有活禽的暴露或接触史，且以暴露于有活禽售卖的农贸市场的比例居多。尚没有证据显示 H7N9 病毒能够通过妥善处理的禽类或禽蛋类传播给人类。此外，吃煮熟的食物也不会感染 H7N9 病毒。监测显示，虽然偶有局部聚集性病例（每起 2~3 例病例，均无续发病例）发生，但尚无证据表明 H7N9 病毒能持续地"人传人"。

哪些人是 H7N9 病毒的高风险感染人群？

监测显示以离退休人员、家务及待业人员、农村群众为主；中老年人居多；多数病例有基础性疾病；绝大多数病例发病前曾接触过活禽或到过有活禽售卖的市场；老年人和患有基础性疾病的人，感染发病后发生重症和死亡的可能性更高。

此外，从事非规模化和非规范化家禽养殖、贩卖、宰杀等工作的人群，因暴露于带毒禽类的机会更多，所以被感染的风险也更高。

人感染H7N9禽流感临床表现是什么？

H7N9病例的潜伏期一般多为7天以内，也可长达10天。肺炎为主要临床表现，患者常出现发热、咳嗽、咳痰，可伴有头痛、肌肉酸痛、腹泻或呕吐等症状。重症患者病情发展迅速，多在发病3～7天出现重症肺炎，体温大多持续在39 ℃以上，出现呼吸困难，可伴有咯血痰。常快速进展为急性呼吸窘迫综合征、脓毒性休克和多脏器功能障碍综合征。少数患者可为轻症，仅表现为发热伴上呼吸道感染症状。H7N9病例早期发病无特异性表现，早诊早治困难，后期重症病例治疗效果差，病死率高，目前报告病例的总体病死率在40%左右。

人感染H7N9禽流感诊断中流行病学史有哪些？

发病前10天内，有接触禽类及其分泌物、排泄物，或者到过活禽市场，或者与人感染H7N9禽流感病例有密切接触史。

人感染H7N9禽流感易发展为重症的危险因素有哪些？

（1）年龄≥65岁。

（2）合并严重基础疾病或特殊临床情况，如心脏或肺部基础疾病、高血压、糖尿病、肥胖、肿瘤、免疫抑制状态、孕产妇等。

（3）发病后持续高热（T≥39 ℃）。

（4）淋巴细胞计数持续降低。

（5）CRP、LDH及CK持续增高。

（6）胸部影像学提示肺炎快速进展。

人感染H7N9禽流感如何治疗？

（1）隔离治疗：对疑似病例和确诊病例应尽早隔离治疗。

（2）对症治疗：根据患者缺氧程度可采用鼻导管、经鼻高流量氧疗、开放面罩及储氧面罩进行氧疗。高热者可进行物理降温，或应用解热药物。咳嗽、咯痰严重者可给予止咳祛痰药物。

（3）抗病毒治疗：对怀疑人感染H7N9禽流感的患者应尽早应用抗流感病毒药物。抗病毒药物使用原则：在使用抗病毒药物之前宜留取呼吸道标本，尽早使用，无须等待病原学检测结果。

抗病毒药物：神经氨酸酶抑制剂，主要为奥司他韦（Oseltamivir），成人剂量每次75 mg，每日2次，疗程5～7天，重症病例剂量可加倍，疗程可适当延长。1岁及以上年龄的儿童患者应根据体重给药（宜选择儿童剂型）。

有没有可以预防该疾病的疫苗？季节性流感疫苗可以预防H7N9吗？

目前并没有预防H7N9病毒感染的疫苗可用。季节性流感疫苗并不能预防H7N9流感，但接种季节性流感疫苗有助于降低因罹患季节性流感而导致严重并发症及住院的可能性。

人感染H7N9禽流感预防控制措施有哪些？

（1）尽量避免接触活禽，更不要接触病死禽。避免与活的鸡、鸭等禽类不必要的接触，尤其是与病、死禽的接触。不去活禽市场或者流动摊点购买活禽食用或者买回家中饲养。

（2）选择购买冷鲜、冰鲜禽类产品。应努力改变购买和消费活禽的习惯，选择正规的超市或农贸市场，购买经正规部门检疫确认是安全的冷鲜、冰鲜禽类，可以极大降低H7N9病毒的感染风险。

（3）生熟分开，烧熟煮透。做饭做菜时，一定要做到生熟分开。鸡、鸭等禽肉及其肉制品以及禽蛋等一定要烧熟煮透后再吃。

（4）接触活禽要做好个人防护。从事禽类养殖、运输、销售、宰杀等行业的人员在接触禽类时，要做好个人防护（戴手套、戴口罩、穿工作服），接触后注意用消毒液和清水彻底清洁双手。鼓励发展规模化、规范化畜禽养殖，加强生物安全防护措施，严格管理，减少H7N9等病毒侵袭的机会。农村家禽、家畜饲养一定要与居住生活环境相对隔离，避免不同禽畜混养，也不要将外来禽与家养禽混养。发现病死禽要及时报告动物卫生监督机构，以妥善处理。

（5）及时就医。如果出现发热、头痛、鼻塞、咳嗽、全身不适等症状时，应佩戴口罩，尽快到医院就诊，并主动告诉医生自己发病前是否接触过禽类及其分泌物、排泄物，是否到过活禽市场等情况，以便医生及时、准确做出诊断和给予针对性的治疗。

（6）保持健康的生活方式。保持良好的个人卫生习惯，勤洗手，咳嗽和打喷嚏时遮掩口鼻，不喝生水。居住、生活环境要注意适度通风换气。注意饮食和营养，保证充足睡眠，加强体育锻炼，增强体质，提高免疫力。

第二十九节　流行性感冒

什么是流行性感冒？

流行性感冒是流感病毒及其变异株引起的急性呼吸道感染，是一种传染性强、传播速度快的疾病。其主要通过空气中的飞沫、人与人之间的接触或与被污染物品的接触传播。典型的临床症状是：起病急、高热、全身疼痛、显著乏力和轻度呼吸道症状。

什么是一般性感冒？

一般性感冒是指"鼻感冒"，对人体的影响通常只限于呼吸系统。所有症状都与鼻有关，如鼻涕、鼻塞和喉咙痛、咳嗽甚至发烧等。一般数天后便可痊愈。

流感的病原体是什么？

流感的病原体是流感病毒，可分为甲（A）、乙（B）、丙（C）三型，甲型病毒经常发生抗原变异，传染性大，传播迅速，极易发生大范围流行。该病毒不耐热，100 ℃ 1分钟或56 ℃ 30分钟灭活，对常用消毒剂敏感（1%甲醛、过氧乙酸、含氯消毒剂等），对紫外线敏感，耐低温和干燥，真空干燥或-20 ℃以下仍可存活。

流感的临床分型有哪些？

（1）单纯型流感：急性起病，体温39～40 ℃，伴畏寒、乏力、头痛、肌肉和关节酸痛等全身症状明显，呼吸道卡他症状轻微，可有流涕、鼻塞、干咳等。

（2）肺炎型流感：较少见，多发生于老人、小孩、原有心肺疾患的人群。表现为高热持续不退，剧烈咳嗽、咳血痰、呼吸急促、发绀，肺部可闻及湿啰音。胸片提示两肺有散在的絮状阴影。痰培养无致病细菌生长，可分离出流感病毒。可因呼吸循环衰竭而死亡，病死率高。

（3）中毒性流感：以中枢神经系统及心血管系统损害为特征。表现为高热不退、血压下降、瞻望、惊厥、脑膜刺激征等脑炎、脑膜炎症状。

（4）胃肠炎型流感：少见，以腹泻、腹痛、呕吐为主要临床表现。

流感有哪些并发症?

(1) 继发细菌性上呼吸道感染。

(2) 继发细菌性肺炎。

(3) Reye 综合征(脑病-肝脂肪变综合征):是甲型或乙型流感病毒感染肝脏、神经系统的并发症。在急性呼吸道感染热退后数天出现恶心、频繁呕吐、嗜睡、昏迷和惊厥等神经系统症状,肝大,无黄疸,肝功能轻度损害。组织学改变以肝、肾、心、脂肪变性为特征。Reye 综合征病因不明,可能与长期服用阿司匹林有关。

(4) 其他并发症:少数患者可能出现肌炎,儿童比成人多见。

预防流感常用的措施有哪些?

(1) 室内经常开窗通风,保持空气新鲜。

(2) 少去人群密集的公共场所,避免感染流感病毒。

(3) 加强户外体育锻炼,提高身体抗病能力。

(4) 秋冬气候多变,注意加减衣服。

(5) 多饮开水,多吃清淡食物。

(6) 注射流感疫苗,目前在我国使用的流感疫苗有三种:全病毒灭活疫苗、裂解疫苗和亚单位疫苗,国产和进口产品均有销售。每种疫苗均含有甲1亚型、甲3亚型和乙型三种流感灭活病毒或抗原组分。这三种疫苗的免疫原性和副作用相差不大。但需要注意的是,全病毒灭活疫苗对儿童副作用较大,12岁以下的儿童禁止接种此种疫苗。

在流感流行高峰前1~2个月接种流感疫苗能更有效地发挥疫苗的保护作用。我国推荐接种时间为每年9~11月。由于每年疫苗所含毒株成分因流行优势株不同而有所变化,所以每年都需要接种当年度的流感疫苗。

第三十节 流行性腮腺炎

什么是流行性腮腺炎?

流行性腮腺炎是由腮腺炎病毒所引起的呼吸道传染病,多见于儿童和青少年,成人偶发。临床特征以发热和腮腺非化脓性肿痛为主,同时还可引起脑膜脑炎、睾丸炎、胰腺炎、卵巢炎等。

流行性腮腺炎怎么传播的？

流行性腮腺炎的主要传染源是早期患者和感染了腮腺炎病毒但未发病的隐性感染者。传播途径主要是患者喷嚏、咳嗽飞沫通过呼吸道传播。

流行性腮腺炎的腮肿特点是什么？并发症有哪些？

发病1～2天腮腺肿胀，一般先见于一侧，2～4天后对侧肿胀。腮腺肿胀以耳垂为中心，向周围蔓延，边缘不清楚，局部皮肤不红，表面灼热，有弹性感及触痛，张口、咀嚼时更明显，进食酸性食物促使唾液腺分泌时疼痛加剧。

并发症有脑膜炎、脑膜脑炎、睾丸炎、卵巢炎等。

流行性腮腺炎如何鉴别诊断？

（1）化脓性腮腺炎

常为一侧腮腺局部红肿、压痛明显，晚期有波动感，挤压时有脓液自腮腺口流出，腮腺口位于第二磨齿相对的颊黏膜处。白细胞总数和中性粒细胞明显增高。

（2）颈部及耳前淋巴结炎

肿大不以耳垂为中心，而是局限于颈部或耳前区，为核状体，较坚硬边缘清楚，压痛明显，表浅者活动。可发现与颈部或耳前区淋巴结相关的组织有炎症，如咽喉炎、耳部疮疖等。白细胞总数及中性粒细胞增高。

（3）症状性腮腺肿大

在糖尿病、营养不良、慢性肝病中，应用某些药物如碘化物羟布宗、异丙肾上腺素等可引起腮腺肿大，为对称性无痛感，触之较软，组织学检查主要为脂肪变性。

流行性腮腺炎怎么治疗？

一般治疗：抗病毒治疗、对症治疗及并发症治疗。

流行性腮腺炎怎么预防？

预防的重点是接种疫苗，儿童应按时完成预防接种。对流行性腮腺炎患者要按呼吸道传染病进行隔离。在流行期间，尽量减少到人员拥挤的公共场所，养成良好的个人卫生习惯，勤洗手、勤通风、勤晒衣被、勤锻炼身体、多喝水。

第三十一节　风疹

什么是风疹?

风疹是风疹病毒感染引起的急性呼吸道传染病。风疹从接触感染到症状出现,潜伏期为14～21天,临床表现有低热,全身性皮疹,耳后、枕部及颈后淋巴结肿大伴有触痛,全身症状轻,病程短。孕妇在妊娠早期感染风疹病毒,可引起胎儿受染,造成发育迟缓和胎儿畸形,甚至胎儿死亡或先天性风疹综合征。

风疹的传染源和传播途径是什么?

风疹患者、隐性感染者及先天性风疹患者为本病的传染源,经空气飞沫传播为主要方式,也可通过接触患者污染物品而感染,孕妇感染风疹病毒可通过胎盘传给胎儿。

风疹的临床表现有哪些?

潜伏期为10～23天, 风疹传染性不如麻疹,症状比麻疹轻。

（1）典型的风疹:主要表现发热、出疹、淋巴结肿大和结膜炎,病程短。

本病的特点为小的淡红色斑丘疹,先面部而后颈部,再躯干后四肢,通常24小时全身疹子出齐,2～5天疹退,不留色素。出疹严重者热度一般为38 ℃左右,也有39 ℃以上的风疹流行报告,疹退后热退,有耳后、枕部、颈下和颈部淋巴结肿大。

（2）无皮疹型风疹:轻度发热, 无出疹。

（3）隐性感染:约占风疹感染的25%～50%,成人比例更高。

（4）先天性风疹综合征:母亲在怀孕早期特别是前3个月感染风疹,病毒通过胎盘感染胎儿,造成流产、死产和新生儿一个或多个器官畸形。以先天性白内障、心脏畸形和耳聋等为典型特征,此外还有肝脾肿大、血小板减少性紫癜、心肌炎和青光眼等,患儿体重低,行为及运动能力低下,有些畸形出生时已很明显,但耳聋、智力低下、运动失常等在1岁或几岁之后才能被发现。

风疹主要的并发症有哪些?

（1）关节炎和关节痛:成年（青年）妇女中常见,疹退后出现,累及多个大小关节。

（2）脑炎：发病率约占风疹病例的1/5000，多在出疹后1～7天内发生，病程为5～21天。发病急，症状重，突然头痛、发热、嗜睡、昏迷、颈强直，脑脊液中可查到风疹特异IgM抗体，及时治疗，大多预后良好，有报道病死率达到20%。

风疹怎样预防？

（1）健康教育：风疹显性和隐性感染对怀孕早期的胎儿都有危害，重点预防怀孕特别是怀孕前3个月内感染。重点查育龄前妇女IgG抗体，阴性者给予风疹疫苗预防接种，接种3个月（或半年）后IgG抗体阳转者再怀孕。无疫苗接种史的孕妇应避免接触风疹，如发现孕妇接触风疹应尽快检查IgG抗体确定是否易感，如未出疹，4周后复查IgG是否阳转，如IgG阴性则在潜伏期后查IgM抗体，以明确诊断。

（2）免疫接种：选用减毒风疹活疫苗，疫苗免疫的效果从强度与持久性都不如自然感染，有效免疫持续时间为5～8年，疫苗需冷藏运输和储存。

（3）病人、接触者的管理：对风疹患者早发现、早诊断、早报告、早隔离、早治疗。风疹通过呼吸道、尿液、鼻咽分泌物排出病毒，出疹前1周到出疹后2周的上呼吸道分泌物都有传染性，病人隔离至出疹后14天。对接触者进行观察，必要时隔离，检疫期为21天。

（4）流行期措施：针对传染源、传播途径和易感人群三个环节，重点措施是应急接种，重点人群为学龄儿童、青春前期妇女、医务人员和入伍新兵。针对传播途径，主要是要保持公共场所的空气流通，空气消毒。

第三十二节　急性出血性结膜炎

什么是急性出血性结膜炎？

急性出血性结膜炎又称流行性出血性结膜炎（俗称红眼病），是一种新型急性病毒性眼病。本病特点为潜伏期很短、起病急骤、眼刺激症状重、结膜高度充血，常见结膜下出血及角膜上皮点状剥脱。

急性出血性结膜炎病原体是什么？

微小核糖核酸病毒科中的新型肠道病毒70型（EV70）或柯萨奇病毒A24型变种是急性出血性结膜炎的主要病原体。

急性出血性结膜炎流行病学特征有哪些？

（1）传染源：患者眼部分泌物及泪液是本病的主要传染源。部分患者的咽部、粪便中也存在病毒。

（2）传播途径：主要通过患者眼部分泌物—手—健康人眼或患者眼部分泌物—污染物品—健康人眼传播。患者的手、毛巾、手帕、脸盆以及病人用过的洗脸水、衣服、被褥上都会含有病原体，病原体通过各种途径进入健康人的眼睛（包括病人自己的健眼），便把红眼病传播开来。

（3）流行特点：本病传染性极强，人群普遍易感，发病率高，传播快，发病集中。四季均可发病，以夏、秋季多见。各年龄组人群均可感染发病。易在学校、工厂、托幼机构等人群聚集的地方爆发流行。结膜炎后一段时间人群虽有一定免疫力，但时间很短，容易再次感染。在自然灾害期间，环境卫生条件较差，如果不注意个人卫生，红眼病就更容易蔓延。

急性出血性结膜炎的临床表现有哪些？

起病急，一般在数小时至24小时内发病，双眼可同时起病或先后起病；潜伏期短，潜伏期一般为12～48小时，发病2周后传染性最强；刺激症状重；患者迅速出现异物感伴疼痛、流泪、畏光，以及水样分泌物增多；少数患者可有全身发热、乏力、咽痛及肌肉酸痛等症状。

急性出血性结膜炎如何治疗？

病期休息有利于隔离与康复。目前尚无特殊有效的疗法，抗生素、磺胺药对本病无疗效。抗生素滴眼剂仅用于预防细菌感染。4%吗啉胍、0.1%羟苄唑、0.1%利巴韦林滴眼剂等对有些病毒株有抑制作用。

急性出血性结膜炎的预防措施有哪些？

（1）公众应注意个人卫生，尤其需注意保持手的清洁，不要用手揉擦眼睛。各人的毛巾、脸盆、手帕应当单用，洗脸最好用流水。

（2）病人家庭成员、密切接触者，接触患者后用75%乙醇消毒双手。

（3）医务工作者检查及治疗操作后必须认真用75%乙醇消毒双手及用品以后

再接触其他病人。使用的仪器、物品用75%酒精或"84"液等清拭消毒，严防医源性传播。本病流行期间，医院需要设专台门诊，避免交叉感染。

第三十三节　麻风病

什么是麻风病?

麻风病是由麻风分枝杆菌感染所引起的一种慢性接触性传染病。主要侵犯人体皮肤和神经，严重者可累及深部组织和内脏器官，如不早发现、早治疗，可造成眼、手、足的畸残。麻风病是古老的疾病之一，在全球广发流行已有3000多年，为世界三大慢性传染病之一。

麻风病的传染源是什么?

一般认为麻风病的传染源是未经治疗过的麻风病患者，其中多菌型患者是最重要的传染源，多菌型患者的传播效率是少菌型患者的4～11倍。多菌型患者的家庭接触者发生麻风病的危险性是一般人群的5～10倍。

麻风病是怎样传染的?

一般来说有直接和间接接触两种传染方式。直接接触传染是指与麻风病人长期密切接触，如同吃、同住而被感染的，这种传染的可能性较大；间接接触传染是指健康人使用过麻风病人用过的毛巾、手帕、食具、生产工具等而被感染，但这种传染的可能性很小。

感染麻风病要具备哪些条件?

健康人感染麻风病必须同时具备三个条件：一是与传染性麻风病人或传染性麻风病人排出的麻风杆菌所污染的东西长期密切接触；二是本人皮肤有破损，且感染了麻风杆菌；三是机体对麻风杆菌抵抗力低下。三者缺一都很少有可能感染上麻风病，最主要的还是决定于机体对麻风杆菌的抵抗力。

麻风病的潜伏期有多长?

从麻风杆菌侵入人体到出现症状，这段时间叫作潜伏期。麻风病的潜伏期一般为2～5年，最长可达10余年。

麻风病有哪些主要症状？

麻风病有如下主要症状：（1）肌肉溃疡；（2）脚底穿洞；（3）不能合眼（兔眼）；（4）鹰爪指；（5）鞍鼻；（6）手断脚断；（7）眉毛脱失；（8）神经粗大；（9）皮肤颗颗；（10）狮子脸。

麻风病有哪些病变类型？

由于患者对麻风杆菌感染的细胞免疫力不同，病变组织仍有不同的组织反应。据此将麻风病变分为下述两型和两类：结核样型麻风、瘤型麻风和界限类麻风、未定类麻风。

麻风病会遗传吗？

麻风病是不会遗传的。因为麻风病是细菌所致的一种传染性疾病。麻风病人所生的婴儿，只要在出生后及时和母亲隔离抚养，就不会得上麻风病。至于某些病人的个别子女也得上麻风病，那是由于患麻风病的父亲或母亲对子女没有做好预防隔离工作而长期密切接触被传染上麻风病，这和遗传并无关系。

怎样预防麻风病？

麻风病的预防主要在于早发现、早治疗。各级医院要普遍开展皮肤科门诊，实行对现有病人的家属及其密切接触者进行健康检查，做到早发现、早治疗；在社区（村委会）开展宣传，为广大人民群众普及麻风病防治知识，搞好爱国卫生运动，增强体质，减少发病。

麻风病的畸形是怎样造成的？

麻风病的畸形有面瘫、勾手、吊脚等。其原因是病情发展时，面部或四肢的神经受到了麻风菌的侵犯而引起的。也有在治疗过程中，出现麻风反应引起神经痛时处理不当也会促使畸形发生。

什么是麻风反应？

在麻风病的慢性过程中，麻风病人可突发症状活跃，出现新皮损、恶寒、发热等急性或亚急性症状，这种变态反应性现象称为麻风反应。通常可分为Ⅰ型、Ⅱ型和混合型麻风反应，处理不及时会导致病人畸残。

麻风病的治疗期限有多长？

一般情况下，少菌型麻风治疗6个月即可治愈，多菌型麻风治疗24个月即可治愈。

麻风病皮损和癣病的区别是什么？

麻风皮损和癣病是有显著区别的。通常癣病是发痒的，而麻风病是麻木的，不知痛痒。常见有些旧的红斑中心部可自行消退，变成环形。另外有些病人的筋（浅神经）可以肿大，有的呈棱形，常变硬。

麻风病人需要隔离治疗吗？

麻风病人不应与家人和社会隔离，治疗在家进行，病人只要服一周药后，基本上就失去了传染性。病人在家治疗不但可和家人一起生活，而且可以从事他应从事的工作。

世界防治麻风病日是哪天？

世界卫生组织为了广泛宣传麻风知识，消除人们对麻风的误解，改善麻风病人的生活待遇，促进消灭麻风病伟大事业的发展，决定将每年1月的最后一个星期日定为"国际防治麻风病日"。

第三十四节　斑疹伤寒

什么是斑疹伤寒？

斑疹伤寒包括流行性斑疹伤寒和地方性斑疹伤寒两个病种，是由立克次体所致的急性传染病。流行性斑疹伤寒是由普氏立克次体所致，经体虱传播，以冬春季为多。地方性斑伤寒是由于摩氏立克次体感染所致，以鼠及鼠蚤为媒介，以夏秋季为多。地方性者比流行性者病情较轻。

斑疹伤寒的临床表现有哪些？

（1）潜伏期：流行性斑疹伤寒一般潜伏期为10～14天。如果感染量大，发病时间可提前。前驱症状不明显，有的只有低热、头痛和疲倦等。地方性斑疹伤寒潜伏期一般5～15天。

（2）症状和体征：流行性和地方性斑疹伤寒的症状和体征主要为四项，即发热、头痛、皮疹和淋巴结肿大。

（3）物理检查：最常见的体征为脾肿大。

（4）并发症：中耳炎、腮腺炎、细菌性肺炎是常见的并发症，有的可出现阴囊、阴茎、阴唇肿胀和坏疽。有时可出现神经刺激症状，有的昏迷、迟钝、呆傻，有的兴奋。

斑疹伤寒如何治疗？

流行性斑疹伤寒和地方性斑疹伤寒治疗原则是一样的，都采取一般护理，对症治疗和特效药物治疗相结合的方法。特效药首选多西环、四环素簇的药物均有一定效果。

斑疹伤寒的预防措施有哪些？

（1）控制传染源：主要是灭鼠，应发动群众，采取综合措施，用各种捕鼠器与药物灭鼠相结合。

（2）切断传播途径：防止被恙螨幼虫叮咬，于发病季节应避免在草地上坐卧、晒衣服。在流行区野外工作活动时，必须扎紧衣袖口和裤脚口，并可涂上防虫剂，如邻苯二甲酸二苯酯或苯甲酸苄酯等。

第三十五节　黑热病

什么是黑热病？

黑热病又称内脏利什曼病，是由杜氏利什曼原虫引起、经白蛉传播的慢性地方性传染病。

什么是利什曼病？

利什曼病（又称利什曼原虫病）是由利什曼原虫寄生在人、犬中的一种严重的人畜共患病。以皮肤或内脏器官的严重损害、坏死为特征。按照临床表现分为内脏利什曼病、黏膜皮肤利什曼病和皮肤利什曼病。

黑热病的发病机理是什么？

当传播媒介白蛉吸取了患者或感染了利什曼原虫动物宿主的血液后，组织内的利什曼原虫无鞭毛体被吸入白蛉胃内，在白蛉胃内变成前鞭毛体并分裂繁殖，白蛉吸血一周左右，前鞭毛体可抵达白蛉的咽部或喙部。此时的白蛉吸血时，前鞭毛体就会侵入人或动物体内，前鞭毛体在人或动物体内被吞噬细胞吞噬，变成无鞭毛体。无鞭毛体在吞噬细胞内大量增殖，最后导致吞噬细胞破裂，释放出的无鞭毛体又被吞噬细胞吞噬，如此循环反复，引起病变。

黑热病有什么临床症状？

临床上以长期不规则发热、进行性脾肿、消瘦、贫血、白细胞减少及血浆球蛋白增高为特征。

黑热病的诊断标准是什么？

凡黑热病流行区内的居民，或在白蛉季节内（5～9月）有流行区居住史的人员，有长期不规则发热、脾脏呈进行性肿大等临床表现者，必须进行病原学检查。骨髓、脾或淋巴结穿刺物涂片查见利什曼原虫，或将穿刺物接种于三N培养基内培养出利什曼原虫的前鞭毛体均可确诊。

免疫诊断实验阳性结果有辅助诊断价值，如间接荧光抗体试验（IFAT），酶联免疫吸附试验（ELISA），PVC薄膜快速ELISA，间接血凝（IHA）等方法检测抗体；或用单克隆抗体斑点-ELISA（McAb斑点-ELISA直接法）、单克隆抗体-抗原斑点试验（McAb-AST法）以及单克隆抗体-酶联免疫电泳转移印斑试验（EITB）检测循环抗原。

如何治疗黑热病？

1.病原治疗

首选5价锑制剂葡萄糖酸锑钠，成人总量90～130 mg/kg，儿童总量150～200 mg/kg，分为6次，每日一次，静脉或肌肉注射。病情危重或有心、肝疾病患者慎用，或改用三周疗法。对锑剂无效或禁忌者，可选用以下非锑剂药物，如喷他脒、两性霉素B等。

2.对症支持治疗

卧床休息，进高热量、高蛋白、高维生素饮食，加强口腔卫生及护理。

3.脾切除

巨脾或伴脾功能亢进，或多种治疗无效时，应考虑脾切除。

黑热病如何预防?

(1)健康教育:在流行区进行黑热病防治知识的宣传,提高居民自我保护意识与能力。

(2)消灭病犬:在黑热病流行区,对感染内脏利什曼原虫的犬要及时杀灭。在病犬较多的地区,应动员群众少养或不养家犬,杀灭野犬。

(3)灭蛉:在黑热病流行的平原地区,如媒介白蛉的密度较高,应于白蛉季节初使用杀虫剂喷洒住屋和宿舍。在山丘、荒漠地带于白蛉季节内查见病人后,可用杀虫剂喷洒病家及其四周半径15 m之内的住屋和畜舍,以歼灭自外入侵室内的白蛉。

(4)防蛉:使用蚊帐、蚊香、燃点干燥的野艾烟熏;不露宿、提倡装置细孔纱门、窗。在山丘地带的黑热病疫区内,可在白蛉季节用杀虫剂喷淋家犬,以杀死或驱除叮咬吸血的白蛉。

第三十六节 包虫病

什么是包虫病?

包虫病是棘球绦虫的幼虫寄生在人体所致的一种人兽共患寄生虫病,呈世界性分布,畜牧业发达的国家和地区多见。我国包虫病高发流行区主要集中在高山草甸地区及气候寒冷、干旱少雨的牧区及半农半牧区,以新疆、青海、甘肃、宁夏、西藏、内蒙古、陕西、河北、山西和四川北部等地较为严重。

包虫病如何分类?

按包虫囊肿寄生部位的不同,包虫病可分为肝包虫病、肺包虫病、脑包虫病等。按包虫囊肿数量的多少,可分为单发性包虫病和多发性包虫病两种。按包虫囊肿寄生宿主的不同,可分为人体包虫病、动物包虫病、家畜包虫病或牛羊包虫病等。按包虫囊肿发生途径的不同,可分为原发性包虫病和继发性包虫病两种。按包虫囊肿性质的不同,又可分为囊型包虫病和泡型包虫病两种。囊型包虫病是由细粒棘球绦虫的幼虫所引起,泡型包虫病是由多房棘球绦虫的幼虫所引起。

包虫病有哪些主要危害？

包虫病对人体所造成的直接危害主要是机械性压迫和毒素作用，其危害程度与包虫囊肿的寄生部位、大小、数量、性质及并发症关系密切。

早期包虫病患者没有明显的症状和体征，随着时间推移，包虫囊肿逐渐增大，开始挤压周围组织器官而出现症状：肝包虫常引起肝区隐痛，坠胀不适，上腹饱满，食欲不佳等；巨大肝包虫可使膈肌抬高压迫肺脏，致使呼吸困难。肺包虫常伴有胸部隐痛或刺痛；巨大肺包虫可由于挤压支气管而引起干咳，也可由于压迫肺组织而产生胸闷气短。其他脏器如脑、肾、心等包虫病，其后果更为严重。

人和牛羊等食草动物是如何感染上包虫病的？

人和牛羊等食草动物都对包虫易感，只要生活在包虫病流行区尤其是高发流行区内，时刻都有误食棘球绦虫卵而被感染上包虫病的可能。棘球绦虫卵是由棘球绦虫的成虫排出来的。棘球绦虫的成虫寄生在狗和狼、狐狸等食肉动物的小肠里，到了一定时期，就会不断地随着动物粪便排出大量虫卵，散布到周围环境当中。牛羊等食草动物很容易在吃草时食入被虫卵污染的草或在喝水时饮入被虫卵污染的水而被感染患病。人则由于饮用了被虫卵污染的水源和食物，或者通过逗狗、捕杀野生动物等方式，手污染了虫卵而被感染患病。虫卵被误食以后，首先在胃肠消化液的作用下，幼虫（六钩蚴）由卵内钻出，再进入肠道的血管里，这样就被血液循环带到身体的许多脏器或组织里，并在合适的地方停留下来，或者慢慢生长发育成一个充满液体且液体里含有大量原头节和许多子囊或孙囊的囊型包虫，或者呈浸润型，生长发育成像癌症一样可怕、临床上有"虫癌"之称的泡型包虫。

狗等食肉动物是怎样成为包虫病传染源的？

由于狗等食肉动物吃了牛、羊等食草动物体内含有包虫囊肿的内脏组织后，包虫囊内的原头节在胃蛋白酶和胆汁等的作用下于十二指肠上段内发生外翻，然后用头钩和吸盘牢固地附着在肠壁上，经过45天左右就会长出成千上万的棘球绦虫，进而排出棘球绦虫卵，发挥其传染源的作用。如此循环愈演愈烈，导致包虫病的流行越来越严重，结果给人和牛羊等食草动物所造成的危害也越来越大。

人体包虫病如何诊断与治疗？

（1）有在流行区居住、工作、旅游或狩猎史，或与犬、牛、羊等家养动物或狐、狼等野生动物接触史；在非流行区有从事来自流行区的家畜运输、宰杀、畜产品和皮毛产品加工等的接触史。

（2）B超扫描、X线检查、CT或磁共振成像检查发现包虫病的特征性影像；发现占位性病变并查出包虫病相关的特异性抗体或循环抗原或免疫复合物；病原学检查发现棘球蚴囊壁、子囊、原头节或头钩等。

（3）排除其他原因所致肝、肺等器官的占位性疾病。

如何预防和控制包虫病？

包虫病是可以预防控制的。只要积极实施预防控制措施，就可以保护包虫病流行区的健康人及外来者不被感染，减轻包虫病的危害。对于包虫病的预防控制，关键在于消灭传染源，切断传播途径，提高人和家畜的抗病能力。具体措施如下：

（1）加强狗的管理，积极开展狗的驱虫治疗。在农牧区提倡尽可能少养狗，控制狗的数量。坚决捕杀野狗、病狗及无用狗。对于有用狗，要登记挂牌，纳入统一管理；要拴养家犬，不可乱喂家畜内脏，减少狗的感染机会；要定期（6周左右）投药（吡喹酮5 mL/kg）或在狗的皮下埋植吡喹酮长效缓释药棒予以驱虫，降低狗的感染率，并保证环境不被污染。

（2）加强屠宰管理。凡开展集中家畜屠宰的机构和部门应主动接受有关部门的卫生监督，严格处理感染包虫囊肿的内脏，决不能乱扔和喂狗。零散的家庭屠宰，应将有病的牲畜内脏做深埋、焚烧处理或煮熟后喂狗。冬春季病死牲畜也应做深埋或焚烧处理，否则野犬或野生食肉动物如狼、狐等也可能在感染发病后进一步传播给人和家畜。

（3）养成良好的卫生习惯。避免接触狗及野生食肉动物以及易被这些动物粪便污染的物品，养成饭前便后洗手的良好卫生习惯，防止病从口入。

（4）改善饮水卫生。提倡打井取水或饮用自来水，同时人们应自觉行动起来，共同保护水源，防止水源污染。

（5）加强健康教育。知识贫乏和不良的健康行为是导致包虫病传播流行的根本原因，除政府部门应在流行区内大力宣传包虫病的预防知识外，广大干部群众应当互相帮教，提高群众的防控能力。尤其应在高发流行区的中小学校开设预防包虫病科普课程，并通过中小学生广泛向家庭和社会宣传。

（6）保护易感人群和家畜群。对于初次进入流行区或接触了传染源的人群以及流行区内的家畜，均可实施预防性投药（阿苯达唑，20 mL/kg），以提高抗病能力。

第三十七节　丝虫病

什么是丝虫病？

丝虫病是指丝虫寄生在淋巴组织、皮下组织或浆膜腔所致的寄生虫病。本病由吸血昆虫传播。丝虫病的症状体征因丝虫寄生部位不同而异。早期主要表现为淋巴管炎和淋巴结炎，晚期则出现淋巴管阻塞所引起的一系列症状和体征。

丝虫病的病原体是什么？人是怎么感染的？

丝虫属线虫纲，丝虫目，盖头虫科。体细长如丝。以除鱼类以外的脊椎动物为终寄主，节肢动物为中间寄主，节肢动物叮咬终寄主时将感染性幼虫传入后者体内。班氏丝虫和马来丝虫的成虫寄生于淋巴系统。丝虫成虫及幼虫均细长如丝，卵胎生，雌虫产出微丝蚴，循行于血液中或留于组织液内，若为吸血昆虫蚊、蚋、虻等吸入胃中，即在其体内发育为感染性幼虫，于昆虫再叮人时自喙溢出经吸血伤口侵入人体。

丝虫病的临床表现有哪些？

急性期的临床症状表现为淋巴管炎、淋巴结炎及丹毒样皮炎等。俗称"流火"或"红线"。在班氏丝虫，如果成虫寄生于阴囊内淋巴管中，可引起精索炎、附睾炎或睾丸炎。在出现局部症状的同时，患者常伴有畏寒、发热、头痛、关节酸痛等，即丝虫热。慢性期阻塞性病变由于阻塞部位不同，患者产生的临床表现也因之而异：包括象皮肿、睾丸鞘膜积液、乳糜尿等。

丝虫病如何治疗？

（1）病原治疗：治疗药物主要是枸橼酸乙胺嗪。枸橼酸乙胺嗪对两种丝虫均有杀灭作用，对马来丝虫的疗效优于班氏丝虫，对微丝蚴的作用优于成虫。

（2）对症治疗：对急性淋巴结炎，受累部位给予局部护理，如足部护理，清洗感染部位，及时给予抗菌药物治疗，足部每天涂抹抗真菌药膏。

丝虫病怎样预防？

（1）普查普治。及早发现患者和带虫者，及时治愈，减少和杜绝传染源。

（2）防蚊灭蚊。

（3）流行病学监测。加强对已达基本消灭丝虫病指标地区的流行病学监测：

①对原阳性患者复查复治，发现患者及时治疗直至转阴。

②加强对血检阳性户的蚊媒监测，发现感染蚊，即以感染蚊户为中心，向周围人群扩大查血和灭蚊，以清除疫点，防止继续传播。

第三十八节　手足口病

什么是手足口病？

是由多种肠道病毒引起的常见传染病，以婴幼儿发病为主。大多数患者症状轻微，以发热和手、足、口腔等部位的皮疹或疱疹为主要特征。少数患者可表现为病毒性脑炎、神经源性肺水肿和心肌炎等，个别重症患儿病情进展快，易发生死亡。少年儿童和成人感染后多不发病，但能够传播病毒，肠道病毒传染性强，易引起暴发或流行，使住院病人急剧增加。

手足口病的病原体是什么？

引起手足口病的病毒属于小RNA病毒科肠道病毒属，包括柯萨奇病毒A组的2、4、5、7、9、10、16型等，B组的1、2、3、4、5型等；肠道病毒71型（EV71）；埃可病毒等。其中以EV71及CVA16型较为常见。

手足口病是怎么传播的？

人是人肠道病毒的唯一宿主，患者和隐性感染者均为本病的传染源，隐性感染者难以鉴别和发现。发病前数天，感染者咽部与粪便就可检出病毒，通常以发病后一周内传染性最强。

肠道病毒可经胃肠道（粪—口途径）传播，也可经呼吸道（飞沫、咳嗽、打喷嚏等）传播，亦可因接触患者口鼻分泌物、皮肤或黏膜疱疹液及被污染的手和物品等造成传播。尚不能明确是否可经水或食物传播。

哪些人容易患手足口病？

人对人肠道病毒普遍易感。不同年龄组均可感染发病，以5岁及以下儿童为主，尤以3岁及以下儿童发病率最高。

手足口病潜伏期多长？

手足口病潜伏期为2～10天，平均3～5天。

手足口病的发病高峰是什么时间？

全年均可发生，一般5～7月为发病高峰。

手足口病是不是新的传染病？

手足口病不是新传染病，它是一种全球性传染病，1957年首次认识并命名，世界各国每年均有病例发生。我国1981年发现手足口病，每年都有人患病。

手足口病严重吗？

通常不严重。手足口病通常在7～10天内痊愈，并发症不常见，极少病人可并发无菌性或病毒性脑膜炎，需要住院治疗一段时间。

手足口病普通病例的临床表现有哪些？

急性起病、发热、口腔黏膜出现散在疱疹，手、足和臀部出现斑丘疹、疱疹，疱疹周围可有炎性红晕，疱内液体较少。可伴有咳嗽、流涕、食欲不振等症状。部分病例仅表现为皮疹或疱疹性咽峡炎。多在一周内痊愈，预后良好。部分病例皮疹表现不典型，如单一部位或仅表现为斑丘疹。

手足口病重症病例的临床表现有哪些？

少数病例（尤其是小于3岁者）病情进展迅速，在发病1～5天出现脑膜炎、脑炎（以脑干脑炎最为凶险）、脑脊髓炎、肺水肿、循环障碍等，极少数病例病情危重，可致死亡，存活病例可留有后遗症。

（1）神经系统表现：精神差、嗜睡、易惊、头痛、呕吐、谵妄甚至昏迷；肢体抖动，肌阵挛、眼球震颤、共济失调、眼球运动障碍；无力或急性弛缓性麻痹；惊厥。查体可见脑膜刺激征，腱反射减弱或消失，巴氏征等病理征阳性。

（2）呼吸系统表现：呼吸浅促、呼吸困难或节律改变，口唇发绀，咳嗽，咯白色、粉红色或血性泡沫样痰液；肺部可闻及湿啰音或痰鸣音。

（3）循环系统表现：面色苍灰、皮肤花纹、四肢发凉，指（趾）发绀；出冷汗；毛细血管再充盈时间延长。心率增快或减慢，脉搏浅速或减弱，甚至消失；血压升高或下降。

如何诊断手足口病？

手足口病只是可引起口腔溃疡的许多种传染病中的一种，另一种常见的口腔溃疡的原因是口腔疱疹病毒感染，它使口腔和牙龈产生炎症（有时称口炎）。医生通常能根据病人的年龄、病人或家长诉说的症状及检查皮疹和溃疡来鉴别手足口病和其他原因所致的口腔溃疡。可将咽拭子或粪便标本送至实验室检测病毒，但病毒检测需要2～4周才能出结果，因此医生通常不提出做此项检查。

如何识别早期手足口病重症病例？

具有以下特征，尤其3岁以下的患者，有可能在短期内发展为危重病例，应密切观察病情变化，进行必要的辅助检查，有针对性地做好救治工作。

（1）持续高热不退。
（2）精神差、呕吐、易惊、肢体抖动、无力。
（3）呼吸、心率增快。
（4）出冷汗、末梢循环不良。
（5）高血压。
（6）外周血白细胞计数明显增高。
（7）高血糖。

手足口病能治好吗？

如果得了手足口病，绝大多数情况下7—10天可以自行痊愈，不会留下后遗症，皮肤上也不会留下疤痕。只有个别重症患者可能出现脑膜炎、肺炎等，只要积极配合医生治疗，多数可以痊愈。

手足口病如何治疗？

（1）普通病例
①一般治疗：注意隔离，避免交叉感染。适当休息，清淡饮食，做好口腔和皮肤护理。
②对症治疗：发热等症状采用中西医结合治疗。
（2）重症病例
对于重症患者，应及早入院治疗。

孩子出现手足口病可疑症状怎么办？

如果孩子出现发热、皮疹等症状，要及时到医疗机构就诊，同时要密切观察。不要去幼儿园和人群聚集的公共场所，避免与其他孩子接触玩耍。一旦出现突然发高烧或神志不清、昏睡、肌肉或身体抽动、呼吸困难等，应立即送孩子到医院就诊。

什么是手足口病聚集性病例？

聚集性疫情是指一周内，同一托幼机构或学校等集体单位发生5例以上，但不足10例手足口病病例；或同一班级（或宿舍）发生2例及以上手足口病病例；或同一个自然村/居委会发生3例及以上，但不足5例手足口病病例；或同一家庭发生2例及以上手足口病病例。

什么是手足口病暴发疫情？

暴发疫情是指一周内，同一托幼机构或学校等集体单位发生10例及以上手足口病病例；或同一个自然村/居委会发生5例及以上手足口病病例。

一般家庭怎么预防手足口病？

预防手足口病的关键是注意家庭及周围环境卫生，讲究个人卫生。饭前便后、外出后要用肥皂或洗手液洗手；不喝生水，不吃生冷的食物；居室要经常通风；要勤晒衣被。流行期间不带孩子到人群密集、空气流通差的公共场所，要避免接触患病儿童。

流行期可每天晨起检查孩子皮肤（主要是手心、脚心）和口腔有没有异常，注意孩子体温的变化。

散居儿童如何预防手足口病？

（1）饭前便后、外出回家后要用肥皂或洗手液等给儿童洗手；看护人接触儿童前、替幼童更换尿布、处理粪便后均要洗手。

（2）婴幼儿的尿布要及时清洗、曝晒或消毒；注意保持家庭环境卫生，居室要经常通风，勤晒衣被。

（3）婴幼儿使用的奶瓶、奶嘴及儿童使用的餐具使用前后应充分清洗、消毒；不要让儿童喝生水、吃生冷食物。

（4）本病流行期间不宜带儿童到人群聚集、空气流通差的公共场所；避免接触患病儿童。

（5）儿童出现发热、出疹等相关症状要及时到医疗机构就诊。

（6）居家治疗的患儿避免与其他儿童接触，以减少交叉感染；父母要及时对患儿的衣物进行晾晒或消毒，对患儿粪便及时进行消毒处理。

托幼机构如何预防手足口病？

（1）每日进行晨检，发现可疑患儿时，要采取立即送诊、居家观察等措施；对患儿所用的物品要立即进行消毒处理。

（2）出现聚集性和暴发性疫情，经风险评估后，可建议闭班或闭园。

（3）教育、指导儿童养成正确洗手等良好的卫生习惯；老师要保持良好的个人卫生状况。

（4）教室和宿舍等场所要保持良好通风；定期对玩具、儿童个人卫生用具（水杯、毛巾等）、餐具等物品进行清洗消毒。

（5）定期对活动室、寝室、教室、门把手、楼梯扶手、桌面等物体表面进行擦拭消毒。

（6）托幼机构应每日对厕所进行清扫、消毒，工作人员应戴手套，工作结束后应立即洗手。

（7）托幼机构应配合卫生部门采取手足口病防控措施。

医疗机构如何预防手足口病？

（1）各级医疗机构应加强预检分诊，专辟诊室（台）接诊发热、出疹的病例。增加候诊及就诊等区域的清洁消毒频次，室内清扫时应采用湿式清洁方式。

（2）医务人员在诊疗、护理每一位病例后，均应认真洗手或对双手消毒，或更换使用一次性手套。

（3）诊疗、护理手足口病病例过程中所使用的非一次性仪器、体温计及其他物品等要及时消毒。

（4）对住院患儿使用过的病床及桌椅等设施和物品必须消毒后才能继续使用。

（5）患儿的呼吸道分泌物和粪便及其污染的物品要进行消毒处理。

如果家里有孩子感染手足口病要特别注意什么？

要注意不让生病的孩子接触其他儿童；孩子的唾液、痰液等分泌物要用卫生纸包好丢到垃圾箱，孩子的粪便要收集好，消毒后再丢入厕所，不要随意丢弃，同时要消毒便盆；看护人接触孩子前、替换尿布后或处理孩子粪便后都要洗手；生病孩子的衣服、玩具、餐具、枕头被褥等要保持卫生，孩子的日常用具要消毒；要勤开窗通风。如果上幼儿园的小朋友得病，还应及早告诉老师，并不要着急让孩子去幼儿园，要在全部症状消失一周后再去，防止传染其他孩子。一般症状轻的不用住院治疗，居家治疗、注意休息即可，以减少交叉感染。

手足口病流行期间怎样对日常用品进行预防性消毒？

在手足口病流行期间，无患病儿童的家庭，应注意家庭成员个人卫生和环境卫生。个人卫生应注意勤洗手、勤洗澡、勤换洗衣物、勤晾晒被褥。每天开窗通风2～3次，每次不少于30分钟。家庭地面和桌、椅、床、柜、门把手等各种物体表面应做好卫生清洁。婴儿奶嘴、奶瓶煮沸消毒20分钟后使用。儿童玩具定期清洗。搞好厨房、卫生间卫生。

第三十九节　感染性腹泻

什么是感染性腹泻？

感染性腹泻是指各种急慢性的细菌、病毒、真菌、寄生虫感染引起肠道炎症所致的腹泻。传染病防治法中所指其他感染性腹泻是指除霍乱、细菌性和阿米巴性痢疾、伤寒和副伤寒以外的腹泻。

感染性腹泻的临床表现有哪些？

感染性腹泻的临床表现可分为：炎症性腹泻及分泌性腹泻。炎症性腹泻为病原体侵袭上皮细胞，引起炎症而致的腹泻。常伴有发热，粪便多为黏液便或黏液血便，粪便的显微镜检查见有较多的红、白细胞。分泌性腹泻指病原体或其产物作用于肠上皮细胞，引起肠液分泌增多和/或吸收障碍而导致的腹泻。病人多不伴有发热，粪便性状为稀便或水样便，粪便的显微镜检查多无细胞，或可见少许红、白细胞。

感染性腹泻如何治疗？预防措施有哪些？

感染性腹泻的治疗主要有一般、对症治疗（尤其注意改善中毒症状及纠正水电解质的平衡失调）和病原治疗（针对引起腹泻的病原体，必要时给予相应的病原治疗）。

预防措施主要有健康教育，加强以预防肠道传染病为重点的卫生宣传教育，搞好环境卫生，加强饮用水卫生，抓好饮食卫生，加强病人、接触者及其直接接触环境的管理。

第四章

其他传染病

第一节　沙眼

什么是沙眼？

沙眼是一种常见的感染性眼病，因其在睑结膜表面形成粗糙不平的外观，形似沙粒，故名沙眼。

引起沙眼的原因什么？

沙眼是由衣原体感染引起的，以双眼痒痛、畏光流泪、胶黏、睑内红赤颗粒等为主要表现的一种慢性传染性结膜炎。

沙眼的并发症有哪些？

沙眼并发症有：沙眼性眼干燥症、上睑下垂、沙眼性角膜溃疡、睑内翻及倒睫。

怎样预防沙眼？

预防沙眼是一个重要的公共卫生问题，由于沙眼衣原体常附着在患者眼睛的分泌物中，任何与此分泌物接触的情况均可造成沙眼传播感染的机会。因此，加强卫生宣传教育，普及卫生知识，培养良好的卫生习惯，保持面部清洁，不用手揉眼，手巾、手帕要勤洗、晒干。托儿所、学校等集体单位睡眠区应进行分隔和通风，应分盆、分毛巾或流水洗脸，加强理发室、浴室、旅馆等服务行业的卫生管理，严格毛巾、脸盆等消毒制度；合理处理垃圾，改善厕所环境，减少或消灭苍蝇，并要注意水源清洁，以阻断沙眼传播的途径，减少感染的传播，防止沙眼感染流行。

沙眼可致盲吗？

沙眼很容易致盲。由于环境、个人卫生习惯可导致反复感染，使得沙眼愈演愈烈，眼部健康破坏严重而致盲。其中反复感染是沙眼致盲的必要条件，如已染上沙眼，治疗和预防是十分重要的，在每个阶段都可以防治，阻断其发展，使人们远离沙眼致盲的危害。

世界卫生组织提出的有效控制沙眼的四个要素是什么？

世界卫生组织提出了有效控制沙眼的四个要素即SAFE战略。SAFE由四个英文字头组成，具体内容是：手术矫正沙眼性倒睫（S）、抗生素治疗活动性沙眼感染人群（A）、洗面和清洁眼部（F）、环境的改善（水和卫生）以消灭沙眼（E）。

第二节 肠道寄生虫病

什么是肠道寄生虫病？

肠道寄生虫病是寄生虫在人体肠道内寄生而引起的疾病。肠道寄生虫的种类多，在人体内寄生过程复杂，发育期不一定都在肠道，因此，引起的病变也就并不限于肠道。肠道寄生虫的危害性很大，易导致患者消瘦、腹痛、呕吐、消化不良等胃肠道症状。不同的肠道寄生虫形成不同的肠道病变。可分为蛔虫病、蛲虫病、钩虫病等七种。

如何防治肠道寄生虫病？

应采取综合性措施，包括查治病人和带虫者、处理粪便、管好水源和预防感染几个方面。加强宣传教育，普及卫生知识在蛔虫病的预防中起着关键作用，注意饮食卫生和个人卫生，通过饭前、便后洗手，不生食未洗净的蔬菜及瓜果，不饮生水，防止食入蛔虫卵，减少感染机会。使用无害化人粪做肥料，防止粪便污染环境是切断蛔虫传播途径的重要措施。同时对病人和带虫者进行驱虫治疗，是控制传染源的重要措施。驱虫治疗既可降低感染率，减少传染源，又可改善儿童的健康状况。驱虫治疗时间宜在感染高峰之后的秋、冬季节，学龄儿童可采用集体服药。由于存在再感染的可能，所以，最好每隔3～4个月驱虫一次。对有并发症的患者，应及时送医院诊治，不要自行用药，以免贻误病情。

蛔虫病的临床表现是什么？

感染蛔虫后肠蛔虫寄生于小肠内，消耗营养，并妨碍消化吸收功能，造成小儿营养不良、贫血、腹痛等。蛔虫习性喜钻孔和扭结成团，并能产生一种致肠痉挛的物质，并引起肠内感染，自患者粪便中检查出虫卵，即可确诊。

蛔虫病的主要并发症有哪些？

主要并发症有：胆绞痛型、急性胆囊炎、急性胆管炎、急性胰腺炎与肝脓肿等胆道并发症。机械性肠梗阻，多为不完全性。肠穿孔、肠扭转，蛔虫钻入阑尾可引起阑尾炎；蛔虫性腹膜炎，蛔虫可穿过小肠壁进入腹腔，引起腹膜炎症状等肠道并发症。

第三节　疥疮

什么是疥疮？

疥疮是一种常见的接触性皮肤病。是由疥螨寄生于人体皮肤表层内引起的慢性传染性疾病。本病传染性强，主要通过密切接触传染，也可经衣物间接传染，可在家庭或集体人群中迅速流行。

引起疥疮皮肤损害的原因是什么？

（1）疥疮瘙痒性红色丘疹系疥螨钻入皮肤直接引起；（2）水疱或小脓疱的形成可能是疥螨或角层内的排泄物，作为一种致敏物使表皮和真皮毛细胞血管扩张渗出所致；（3）隧道系疥虫挖掘所致；（4）结节是机体对疥虫抗原发生的超敏反应。

疥疮的主要临床表现是什么？

疥螨常侵犯皮肤薄嫩部位，好发于指（趾）缝、腕部屈侧、肘窝、腋窝、妇女乳房、脐周、腰部、下腹部、股内侧、外生殖器等部位，多对称发生。头面、掌跖部不易受累，但婴幼儿例外。经常洗手者，手部无损害或仅有少数。皮疹主要表现为丘疹、水疱、隧道及结节。丘疹约小米大小，淡红色或正常肤色，有炎性红晕，常疏散分布或密集成群，少有融合，有的可演变为丘疱疹。患者自觉剧痒，夜间为甚等。

疥疮如何防治？

预防：注意个人清洁卫生。发现患者应立即隔离治疗。未治愈前应避免和别人接触，包括握手。患者穿过的衣服、被褥等应彻底消毒并在阳光下曝晒。

治疗：外用10%硫黄软膏（婴幼儿5%硫黄软膏）涂擦。治疗前先用热水和肥皂洗澡，然后擦药，自颈以下，先擦皮损，后及全身，每日1～2次，连续3～4日为一疗程。

第四节　尖锐湿疣

什么是尖锐湿疣？

尖锐湿疣又称生殖器疣、性病疣等，是由人乳头瘤病毒（HPV）感染引起的一种性传播疾病。

人乳头瘤病毒的感染方式有哪些？

（1）性接触感染：通过性接触使病原体接触并感染。

（2）非性直接接触感染：通过接触病变部位及病人分泌物感染。

（3）间接接触：通过接触病人的衣物和用品感染。

（4）医源性感染：通过为病人检查、手术、上药治疗时接触感染。

（5）婴儿分娩的时候有可能感染HPV病毒。

（6）病菌在体外只存活48小时，不直接接触感染概率比较小。

尖锐湿疣有哪些临床表现？

生殖器内外部、会阴部或肛周有可见的表皮赘生物损害。男性多见于龟头、冠状沟、包皮系带、阴茎部和肛周；同性恋者多见于肛门及直肠内；女性多见于大小阴唇、阴道口、阴蒂、阴道、宫颈、会阴及肛周。少数患者可见于肛门生殖器以外部位（如口腔、腋窝、乳房、趾间等）。皮损初起为单个或多个散在的淡红色小丘疹，质地柔软，顶端尖锐，后渐增多增大，依疣体形态可分为无柄型（即丘疹样皮损）和有柄型，后者可呈乳头状、菜花状、鸡冠状及蕈样状；疣体常呈白色、粉红色或污灰色，表面易发生糜烂，有渗液、浸渍及破溃，尚可合并出血及感染；多数患者无明显自觉症状，少数可有异物感、灼痛、刺痒或性交不适。宫颈部位疣体通常较小，界限清，表面光滑或呈颗粒状、沟回状，妊娠时可明显增大增多。少数患者疣体过度增生成为巨大型尖锐湿疣（Buschke-loewenstein肿瘤），常与HPV-6型感染有关，部分可发生恶变。

尖锐湿疣怎样诊断？

（1）病史有不洁性交史，配偶感染史或间接感染史。
（2）临床表现有尖锐湿疣皮损表现及相关症状。
（3）组织病理具有HPV感染特征性空泡细胞的病理学变化特点。
（4）醋酸白试验阳性。

尖锐湿疣有哪些鉴别诊断？

（1）扁平湿疣：二期梅毒的特征性皮损，发生在生殖器部位的暗红色浸润性斑块，表面糜烂渗液，含大量梅毒螺旋体，暗视野可查到梅毒螺旋体，梅毒血清反应强阳性。

（2）假性湿疣：主要发生在青年女性的小阴唇内侧，对称分布不融合的绒毛状小丘疹，触之柔软，表面光滑，呈黏膜色或淡红色。无自觉症状，可能与长期阴道分泌物刺激有关。组织病理缺乏典型的空泡细胞。醋酸白试验阴性。

（3）阴茎珍珠状丘疹病：多见于青壮年，表现为沿冠状沟排列成一行或数行互不融合的珍珠样小丘疹，无任何自觉症状。醋酸白试验阴性。

尖锐湿疣的治疗原则是什么？

尖锐湿疣的治疗以去除疣体为目的，尽可能地减少或预防复发。治疗前需明确病人是否合并有其他性传播疾病或炎症，有则应同时治疗。同时也应对其配偶进行检查和治疗。病人患病和治疗期间应避免性行为，治疗后6个月内有性行为时应使用安全套。

尖锐湿疣有哪些传播途径?

(1)直接性接触传染

这是最主要的传播途径。与患有尖锐湿疣的病人性交时,生长在外生殖器部位的疣体,由于呈外生凸出而且质地比较脆,故表面容易擦破,疣体及表皮组织内的病毒随之脱落接种到性交伴侣的生殖器上,导致人类乳头瘤病毒的感染而发病。所以,尖锐湿疣在性关系比较混乱的人群中很容易发生。

(2)母婴传染

患有尖锐湿疣的孕妇,尤其是临床症状不明显而子宫颈部位有病毒感染的孕妇,生殖道内会有病毒,分娩时,胎儿经过产道,导致新生儿的病毒感染,引起婴幼儿患尖锐湿疣。

(3)间接传播

部分尖锐湿疣病人感染人乳头瘤病毒是通过间接的途径,最常见者为日常生活用品如内裤、浴巾、浴盆等。因此,外出、旅游者对此途径应引起高度重视。

哪些危险因素可以感染尖锐湿疣?

(1)性行为:性伴数及过早性交是造成发生 HPV 感染的因素。

(2)免疫抑制:HPV 感染和与 HPV 有关的癌似乎是慢性免疫功能抑制的晚期并发症。

(3)HIV 感染:HIV 阳性发生 HPV 感染及 HPV 相关肿瘤的概率增加。

对尖锐湿疣患者治疗时应注意哪些事项?

(1)首先要消除尖锐湿疣患者的恐惧心理。

(2)对确诊为尖锐湿疣的患者要进行其他性病的检查。

(3)检查尖锐湿疣患者有无其他局部的感染。

(4)了解尖锐湿疣患者性伴或夫(妻)有关情况。

(5)要了解尖锐湿疣患者全身状况。

(6)尖锐湿疣患者在治疗期间应禁止性生活。

(7)治疗期间患者要注意休息。

(8)尖锐湿疣患者要勤洗病变局部,保持局部干净、干燥。

(9)尖锐湿疣患者的生活用品要单独使用。

尖锐湿疣患者应如何自我护理？

（1）内裤的洗涤最好以温和的肥皂手洗，不要用强效的洗衣粉或洗洁剂。

（2）穿棉质内裤，尽量不要穿尼龙、合成纤维的质料，才能保持通风、透气。

（3）家庭护理时，应让病人注意个人卫生，保持外生殖器的清洁干燥。

（4）饮食需要改变，以增强免疫力，避免常常感染霉菌，应少吃淀粉类、糖类以及刺激性的食物如酒、辣椒等，多吃蔬菜水果类，水分要充足。

（5）尖锐湿疣较大者应去做手术或进行激光治疗。

（6）在使用25%的足叶草脂石蜡液，或5%的氟尿嘧啶乳剂治疗时应保护好周围健康皮肤。

尖锐湿疣如何判愈？

尖锐湿疣的判愈标准为治疗后疣体消失，6个月无复发。尖锐湿疣的预后一般良好，虽然治疗后复发率较高，但通过正确处理最终可达临床治愈。

如何预防尖锐湿疣？

（1）避免非婚性行为，避免多性伴。

（2）提倡使用安全套，防止传染给性伴。

（3）注意卫生和洗浴用具及内衣裤的清洁卫生，避免通过物品间接感染。

第五节　生殖器疱疹

什么是生殖器疱疹？

生殖器疱疹是由单纯疱疹病毒（HSV）感染泌尿生殖器及肛周皮肤黏膜而引起的一种炎症性、复发性性传播疾病。

生殖器疱疹的发病机制是什么

单纯疱疹病毒（HSV）侵入人体，引起局部表皮局灶性炎症和坏死，出现疱疹症状。原发HSV感染后，病毒感染感觉神经或自主神经末梢，并由轴索运送到神经节或神经根内的神经元细胞中，形成潜伏感染。HSV感染生殖器部位后常潜伏在骶神经根区。

潜伏感染是生殖器疱疹复发的根本原因。免疫抑制、免疫缺陷及HIV/AIDS感染、局部皮肤损伤（如性交、手术、拔毛）、月经、精神紧张、劳累、酗酒、发热性疾病（如感冒）等可引起潜伏HSV复活，导致生殖器疱疹复发。

生殖器疱疹的传染源是什么？

亚临床感染或无症状排毒者、不典型或未识别症状的病人是主要传染源。复发性生殖器疱疹发作的间歇也存在排毒，也有传染性。

生殖器疱疹有哪些临床表现？

本病好发于15～45岁的性活跃人群。潜伏期为2～20天（平均3～5天）。临床表现多样，且亚临床或无症状感染多见。主要临床表现有外生殖器或肛周部位的疼痛性水疱、糜烂、溃疡、结痂等。

生殖器疱疹有哪些种类？

（1）原发性生殖器疱疹。
（2）复发性生殖器疱疹。
（3）直肠肛门疱疹病毒感染。
（4）孕妇、新生儿HSV感染。

如何诊断生殖器疱疹？

根据流行病学史（多性伴、不安全性行为或性伴感染史）和临床表现一般不难诊断，有条件和必要时需做实验室检查确定诊断。

临床上生殖器疱疹需要与哪些疾病进行鉴别？

一期梅毒（硬下疳）、软下疳、白塞病、其他皮肤病（带状疱疹、固定性药疹、接触性皮炎、脓皮病、Reiter病、念珠菌病等）。

生殖器疱疹的治疗原则是什么？

尽早、及时给予足量抗疱疹病毒药物等综合处理措施，以促进皮损愈合，减少传染与复发，同时做好咨询、健康教育工作。

如何判断生殖器疱疹复发？

生殖器疱疹是一种常见的病毒性皮肤病，易复发，大多发生在阴道、宫颈、龟头以及外阴等部位，尿道发病比较少见。每次复发通常都在原发病部位，全身的症状、水疱数目以及持续时间都比原发者轻。

生殖器疱疹复发的因素有哪些？

饮酒、吸烟、劳累、受凉、性生活过频、食辛辣刺激食品、多食海鲜、包皮过长、性伴侣未同时治疗、免疫力低下等均为生殖器疱疹复发的因素。

如何预防生殖器疱疹感染？

（1）避免婚外性生活，洁身自好。

（2）家人患生殖器疱疹时，患者的内衣、床单以及被患者分泌物污染的用具可用煮沸或消毒液浸泡法消毒。在疱疹活动期，禁止性生活，以免被病毒传染。

（3）夫妻一方患有生殖器疱疹，另一方也应该检查、治疗。

（4）讲究卫生，每日清洗外阴，换洗内裤；不使用他人的盆具、泳衣，以免造成生殖器疱疹的间接感染。

（5）孕妇要做好生殖器疱疹的预防，既往有单纯疱疹病毒Ⅱ型感染史或可疑感染史者，不要隐瞒病情，在妊娠期间定期复查，并选择适当的分娩方式。如果确认孕妇患病，应该积极治疗，以免传染胎儿。

生殖器疱疹患者如何做好自我护理？

（1）预防感染，特别是夏天，气温高，出汗多，加上局部搔抓，很容易导致局部感染，用清水每天清洗生殖器部位是必要的。当出现局部感染后，要及时用消毒液清洗局部。常用消毒液有3%硼酸水200 mL外洗患部，也可用小檗碱1片研末加入200 mL沸开水中，待温度适宜后清洗患部。

（2）避免局部的搔抓，不可用刺激性太强的药品。

（3）患者需预防感冒、着凉、劳累，避免病情加重，防止愈后复发。

（4）治疗期间禁房事。

第六节　生殖道沙眼衣原体

什么是生殖道沙眼衣原体感染？

生殖道沙眼衣原体感染指经性接触传染的有明显尿道炎症，但尿道分泌物中检查不到淋球菌的一组感染性疾病。主要由沙眼衣原体、生殖支原体、解脲支原体引起，主要经性接触感染，新生儿可经产道分娩时感染。

生殖道沙眼衣原体感染的临床表现有哪些？

男性尿道炎、附睾炎；女性宫颈炎、盆腔炎；男性和女性直肠炎、眼结膜炎；新生儿眼结膜炎、肺炎等。男性可为无症状感染，女性多为无症状感染。

生殖道沙眼衣原体感染的治疗原则是什么？

早期诊断，早期治疗；及时、足量、规则治疗；不同的病情采用不同的治疗方案；同时治疗性伴。

如何诊断生殖道沙眼衣原体感染？

生殖道沙眼衣原体感染的诊断需要依靠性接触史、临床表现和实验室检查的结果。当有典型的尿道炎、宫颈炎的症状时，诊断不难。但由于无症状感染多见，化验检查显得尤为重要。

如何预防生殖道沙眼衣原体感染？

（1）衣原体感染的根本措施是提倡安全性行为（包括安全套的使用），杜绝非婚性接触，洁身自好。病人在患病期间不从事可能扩散疾病的职业，如保育员、护理及浴室工作等。在医院及托儿所等处，如发现工作人员患病及入托幼儿有外阴阴道炎，要注意观察。为防止间接传染应分开使用体温表，对浴室、毛巾及床单等应进行消毒。

（2）为预防性伴间相互感染，性伴任何一方患有本病未彻底治疗之前，应避免性生活，若有性生活则必须使用安全套，并应严格分开使用毛巾、脸盆、床单等可致传染的物品；污染物可煮沸消毒或使用消毒剂。

（3）避孕措施可改变沙眼衣原体感染的传播和并发症的发生。不使用任何避孕方法或使用安全期避孕法对感染不起任何保护作用。使用屏障避孕法（如安全套），如方法正确且坚持使用，可使衣原体感染率降低一半以上。阴道隔膜加杀精剂也可起一定的保护作用。而口服避孕药可能增加生殖道沙眼衣原体感染的易感性。因此使用安全套等屏障式避孕措施是预防生殖道沙眼衣原体感染的有效方法。

第七节　性病性淋巴肉芽肿

什么是性病性淋巴肉芽肿?

性病性淋巴肉芽肿是沙眼衣原体（L1-L3血清型）引起的性传播疾病之一，又称第四性病。

性病性淋巴肉芽肿有哪些临床表现?

（1）潜伏期：有不洁性交史，潜伏期为7～10天。

（2）早期症状：初疮多发生在男性阴茎体、龟头、冠状沟及包皮，女性阴道前庭、小阴唇、阴道口、尿道口周围的5～6 mm的极小疱、溃疡，常为单个，有时数个，无明显症状，数日不愈，愈后不留瘢痕。亦可发生于肛周、口腔等处。

（3）中期症状：初疮出现1～4周后，男性腹股沟淋巴结肿大，疼痛，压痛，粘连，融合，可见"槽沟征"（腹股沟韧带将肿大的淋巴结上下分开，皮肤呈出槽沟状）。数周后淋巴结软化，破溃，排出黄色浆液或血性脓液，形成多发性瘘管，似"喷水壶状"，数月不愈，愈后留下疤痕。女性初疮多发生于阴道下部，向髂及直肠淋巴结回流，引起该部淋巴结炎，直肠炎，临床可有便血、黏液血便、腹痛、腹泻、里急后重及腰背疼痛，形成肛周肿胀、瘘管、直肠狭窄及大小阴唇象皮肿等。

（4）晚期症状：数年或数十年后，长期反复性的腹股沟淋巴管（结）炎可致阴部象皮肿、直肠狭窄等。

（5）全身症状：淋巴结肿大化脓期间可有寒战、高热、关节痛、乏力及肝脾肿大等全身症状。亦有皮肤多形红斑，结节性红斑，眼结膜炎，无菌性关节炎，假性脑膜炎。

性病性淋巴肉芽肿诊断依据的有哪些?

（1）有不洁性交史，潜伏期为7～10日。

（2）早期为外生殖器水疱，糜烂与溃疡，1～4周后可见腹股沟淋巴结肿大，男性有"槽沟征"，多数瘘管似"喷水壶状"，愈后有瘢痕。女性可发生直肠周围炎，晚期出现象皮肿及直肠狭窄。

（3）发生淋巴结炎时，可有寒战、高热及关节痛等全身症状。

（4）病理改变为淋巴结有星状脓肿。

（5）补体结合试验于感染4周后呈阳性反应，滴度1∶64以上。

（6）组织培养，可分离出衣原体（L1、L2及L3血清型）。

（7）PCR检测衣原体DNA阳性。

性病性淋巴肉芽肿有哪些并发症？

（1）生殖器象皮肿。

（2）直肠狭窄。

（3）少数病人肛门外围可继发癌变。

性病性淋巴肉芽肿有哪些预防措施？

（1）性病性淋巴肉芽肿主要经过性交传染，洁身自好是远离本病最好的手段。

（2）本病的确诊常需要多项实验室检查，如补体结合试验、免疫荧光试验、病原体培养，甚至活体组织检查，所以，一旦怀疑患病，就要去正规医院就诊，以免延误治疗。

（3）性病性淋巴肉芽肿发展到不同阶段，常易与某些疾病相混淆。如早期易与初期梅毒、生殖器疱疹、软下疳等疾病相混淆；晚期常需要与恶性肿瘤、结核病、单核细胞增多症等疾病相鉴别。所以，患病后一定要去正规医院做系统检查，以免发生诊断及治疗错误。

（4）罹患本病后一定要及早治疗，才有可能避免晚期往往需行外科手术才能解决的多器官狭窄。

第八节　软下疳

什么是软下疳？

软下疳是由杜克雷嗜血杆菌引起的一种以横痃为特点的、急性疼痛性生殖器溃疡的性传播疾病，以往称为第三性病。

软下疳的发病机理是什么？

机体感染杜克雷嗜血杆菌后，主要靠多形核白细胞参与清除软下疳局部细菌。别的免疫途径是否参与杀灭细菌作用尚不清楚，如补体激活的替代途径，补体是否参与了杀灭血清中的杜克雷嗜血杆菌，这个过程可能主要是抗体依赖性的。补体起到增强抗体的作用。细菌对反应的敏感由脂多糖的组成决定。

临床确诊为软下疳时，杜克雷菌抗原免疫印迹吸附试验可以检测到血清IgG、IgM抗体增多。通过血清抗体试验表明存在特异性抗原决定簇。用杜克雷菌做兔皮内感染实验可引起很强的抗体反应，其抗体合成的经过与其他细胞感染相同，而人类产生抗体反应的过程比动物的多。在整个感染过程中存在有可识别的重要共同抗原。在感染的某一时期存在可识别的共同抗原及个体相关抗原。总之杜克雷菌的免疫应答对宿主本身所起的作用仍不清楚，因为人类可以重复感染。很明显不存在完全保护性免疫。

软下疳的临床表现有哪些？

感染后潜伏期平均为2～3天。大部分病例约在7天以内，有时少数病例可在数周以后发病。女性比男性的症状一般较轻，潜伏期也长。

初发为外生殖器部位的炎性小丘疹。24～48小时后，迅速形成脓疱，3～5天后脓疱破溃后形成溃疡，境界清楚。溃疡呈圆形或椭圆形，边缘为锯齿状，其下缘有潜浊现象，周围呈炎症红晕。溃疡底部有黄色猪油样脓苔，并覆盖很多脓性分泌物，剥去脓苔可见出血。疼痛明显，触诊柔软称此为软下疳。

软下疳数目在最初仅为1～2个，继可在附近出现新生病灶。软下疳大部分发生在外阴部位，男性多在冠状沟、包皮、龟头、包皮系带处。女性多发生在阴唇、外阴、后联合。阴部以外如手指、口唇、舌等部位也可见到。

病损处所属的淋巴结肿大。并且50%的患者约于数日到两周间形成溃疡。损伤多居一侧（尤其左侧），男性比女性较多见。称此为横痃。

软下疳横痃呈急性化脓性腹股沟淋巴腺炎，多为单侧，局部红肿热痛，横痃溃破后呈鱼嘴样外翻，俗称"鱼口"。近年由于及早使用了有效治疗剂，控制了感染的进一步发展，使典型的软下疳横痃已不多见。

软下疳怎样鉴别诊断？

软下疳常被误诊为生殖器疱疹，生殖器疱疹在疱疹阶段出现多发性，成群生性水疱，检菌阴性，其次与硬下疳做鉴别时，必须注意梅毒的硬下疳较硬，脓性分泌物少，无痛，以及除外其他急性外阴性溃疡等。

软下疳常见的并发症有哪些？

（1）软下疳性淋巴结炎

此又称软下疳性横痃或痛性横痃，50%～60%患者可以发生，多在软下疳溃疡出现后数天到3周内发生。以腹股沟多见，常为单侧性，开始为局部淋巴结肿大，有轻微压痛，然后可逐步累及邻近多个淋巴结，并产生淋巴结周围炎，彼此可融合成较大的团块。局部皮肤可红肿，触之有波动感，最后可破溃而形成溃疡。此时患者可有明显的疼痛，还可伴有发烧，常需2～4周才逐步愈合形成疤痕。

（2）包皮炎和嵌顿包茎

当患者在包皮内发生软下疳时，可因炎症水肿而造成包皮炎性包茎，包皮内脓汁积潴可引起龟头炎。如果包皮高度水肿不能翻转时则可引起嵌顿包茎。

（3）尿道瘘

由于阴茎部软下疳可造成阴茎毁坏性溃疡而侵犯及尿道，可引起排尿剧痛，最后可导致尿道狭窄，排尿困难。

（4）继发感染

在感染软下疳的同时少数病人还可继发感染梅毒和性病性淋巴肉芽肿等，可以增加损害的严重性，此时可发生混合性下疳，往往难以治疗。

软下疳治疗应注意哪些事项？

（1）由于软下疳的临床表现缺乏特异性，试验室检查特异性和敏感性不高，所以软下疳的诊断应综合考虑，应首先排除生殖器溃疡中最常见的疾病。对缺乏相应试验室检查设备的地区，在排除其他性病的条件下，可给予试验治疗。

（2）杜克雷嗜血杆菌耐药性发展很快，注意选用敏感抗生素。

（3）软下疳患者的性伴如果在患者出现症状之前10天内，与患者有过性接触，无论有无此病的症状，都必须进行检查和治疗。

（4）在治愈前，应避免性生活。在随诊期间，性生活应有防护（使用避孕套）。

软下疳怎样预防？

（1）预防主要通过性行为传播的软下疳，只要遵守夫妻间的忠诚，不在外拈花惹草，就基本上可以防止染病沾身。

（2）培养良好的卫生习惯：保持外阴清洁干燥；每日清洗内裤，清洗时使用个人的盆具；即使家人之间，洗浴盆具、毛巾也不宜互用。

（3）使用公共浴池的淋浴，不洗盆塘；尽量避免使用公共厕所的坐式马桶；上厕所前也养成洗手的习惯。

（4）避免非婚性行为，不可避免用避孕套。

（5）外阴肛门有可疑的红斑溃疡应及时就医诊治。

（6）凡是软下疳患者在出现症状前10天内，与其有过性接触的性伴，不论有无症状，都必须接受检查和治疗。

（7）患病治愈前绝对不能有性行为。

软下疳有哪些危害?

（1）危害社会：软下疳的流行常伴随着流氓犯罪活动的存在和愚昧、落后思想的扩散，因此软下疳流行会降低社会文明程度、败坏风气，增加社会负担及不安定因素。

（2）危害个人：软下疳可损害人的健康并带来痛苦，一旦治疗不当可导致不育或丧失劳动力，有时还给人的精神造成创伤。

（3）危害家庭：软下疳可由于不注意隔离与消毒在家庭内部造成传播。如可通过性生活传染配偶，通过生活用具传给子女或共同生活的亲戚。

（4）危害后代：软下疳对后代的危害较为严重，它可使胎儿生长迟缓、大脑发育不全、畸形、智力低下等。因此性病流行可使人口数量及素质下降。

第九节　滴虫病

什么是滴虫病?

滴虫病是由阴道毛滴虫引起的一种炎症性疾病。主要侵犯女性阴道而引起滴虫性阴道炎，但也可使男性发生泌尿生殖道感染。

引起滴虫病的病因是什么?

阴道毛滴虫是引起滴虫病的病原体。阴道毛滴虫属原生动物门鞭毛纲滴虫目原虫。在人体中寄生的毛滴虫有三种，即阴道毛滴虫、口腔毛滴虫和人毛滴虫，其中阴道毛滴虫唯一具有致病性。阴道毛滴虫的易感组织是复层鳞状上皮，主要寄生于人体的泌尿生殖道，包括阴道、尿道、子宫颈、前庭大腺和尿道旁腺等。

滴虫病的临床表现有哪些?

（1）女性滴虫病

在女性中，阴道毛滴虫主要侵犯阴道引起滴虫性阴道炎，并可累及宫颈外膜导致宫颈外膜炎。潜伏期为4～28天。女性中滴虫病的临床表现差异较大。根据感染的严重程度，可分为急性、慢性和无症状感染。

①急性感染：表现为弥漫性外阴阴道炎。最常见的症状包括阴道分泌物增多、外阴刺激症状和瘙痒、尿痛或有异味。严重者可出现下腹痛。

②慢性感染：急性感染未得到及时治疗时可转变为慢性感染。此时临床症状较轻，可有瘙痒和性交痛，阴道分泌物量较少，常混有黏液。

③无症状感染：10%～50%的女性感染者可无任何临床症状。但50%的无症状携带者可在半年内出现临床症状。

（2）男性滴虫病

男性感染了阴道毛滴虫后临床症状较女性轻微，甚至可无症状。有症状者可出现尿道炎、包皮龟头炎。有尿道炎者可有轻度尿道内刺痒或不适，排尿时明显，有少量尿道分泌物。

滴虫病有哪些并发症?

并发症包括子宫附件炎、输卵管积脓、子宫内膜炎和不孕症等，近年来研究表明，女性滴虫感染与妊娠并发症相关，可引起胎膜早破、早产、低出生体重儿等。

滴虫病的诊断依据是什么?

滴虫病的诊断需结合临床表现和实验室检查综合判断，查到滴虫可明确诊断。女性滴虫性阴道炎若出现较典型的临床症状，如黄绿色泡沫样阴道分泌物、外阴及阴道瘙痒等，结合湿片检查见到阴道毛滴虫，诊断并不困难。但还要注意进一步检查引起阴道分泌物增多的其他性传播疾病。

怎样预防滴虫病?

滴虫性阴道炎主要通过性交直接传播，也可通过污染的毛巾、浴盆、衣物、游泳裤等间接感染。筛查和治疗所有感染者包括有症状和无症状者，消灭传染源；加强健康教育，提倡安全性行为，改变不良卫生习惯；改进公共卫生设施等均有助于控制疾病的传播。

第五章

新发传染病

第一节　中东呼吸综合征

什么是中东呼吸综合征？

中东呼吸综合征（MERS）是由一种新型冠状病毒（MERS-CoV）感染而引起的病毒性呼吸道疾病，2012年在沙特阿拉伯首次被发现。冠状病毒是一组能够导致人类和动物感染发病的病毒，能够引起人类发生从普通感冒到严重急性呼吸综合征（SARS）的多种疾病。

中东呼吸综合征发生在哪里？

以下国家已经报告了中东呼吸综合征病例：中东地区的沙特阿拉伯、阿联酋、约旦、科威特、阿曼、卡塔尔和也门；非洲的埃及和突尼斯；欧洲的法国、德国、荷兰、希腊、意大利和英国；亚洲的菲律宾、马来西亚和黎巴嫩以及北美的美国。

中东呼吸综合征有哪些症状？

典型病例常呈现发热、咳嗽和气短等症状，在检查中经常发现肺炎表现。重症病例可导致呼吸衰竭，需要在重症监护室内机械通气和支持治疗。部分病例可出现器官衰竭，尤其是肾衰竭和感染性休克。病死率大约为27%。该病毒似乎会导致免疫力低下的人群、老年人和伴有慢性病（如糖尿病、癌症和慢性肺部疾病）的人群发生更严重的疾病。

中东呼吸综合征病毒来源于哪里？

新型冠状病毒是从动物传染给人的人兽共患病毒。病毒起源尚不完全清楚，但是根据对不同病毒的基因组分析，目前认为新型冠状病毒来源于蝙蝠，并在很久之前的某个时点传播至骆驼。

人类如何感染该病毒的？

还未确切了解人类如何感染该病毒的。在某些情况下，病毒似乎通过密切接触传播。这常出现在家庭成员、病人和医护工作者之中。最近，医护工作者感染报告增加。在一些社区病例中未找到可能的感染源。他们有可能是因为暴露于动物、人或者其他感染源而感染。

中东呼吸综合征可以人传人吗？

可以，但仅仅在有限的范围内。这种病毒在人与人之间传播似乎不大容易，除非有密切接触，如看护病人时未进行保护。在医院内集聚性病例中，人际间传播更容易，特别是感染预防与控制措施不足的时候。到目前为止，没有证据表明有持续的社区内传播。

中东呼吸综合征如何预防与治疗？

目前尚无疫苗和特效治疗药物。治疗手段主要为根据病人临床状况采取支持性疗法。

作为一般性的预防措施，在参观农场、市场、谷仓或有骆驼和其他动物的地方时，人们应当采取一般性的卫生措施，包括在接触动物前后经常洗手、避免与患病动物接触。

第二节　埃博拉出血热

什么是埃博拉出血热？

埃博拉出血热是由埃博拉病毒引起的一种急性出血性传染病。主要通过接触病人或感染动物的血液、体液、分泌物和排泄物及其污染物等而感染，临床表现主要为突起发热、出血和多脏器损害。

埃博拉出血热病原学是什么？

埃博拉病毒属丝状病毒科，为不分节段的单股负链RNA病毒。埃博拉病毒可分为扎伊尔型、苏丹型、塔伊森林型、莱斯顿型和本迪布焦型。埃博拉病毒对热有中度抵抗力，在室温及4℃存放1个月后，感染性无明显变化，60℃灭活病毒需要1小时，100℃5分钟即可灭活。该病毒对紫外线、γ射线、甲醛、次氯酸、酚类等消毒剂和脂溶剂敏感。

埃博拉出血热流行病学的特征有哪些？

（1）传染源

感染埃博拉病毒的病人和非人灵长类动物为本病主要传染源。狐蝠科的果蝠有可能为本病的传染源。

（2）传播途径

接触传播是本病最主要的传播途径。可以通过接触病人和感染动物的血液、体液、分泌物、排泄物及其污染物感染。

（3）人群易感性

人类对埃博拉病毒普遍易感。发病主要集中在成年人，这和暴露或接触机会多有关。

埃博拉出血热的临床表现有哪些？

本病潜伏期为2～21天，一般为8～10天。尚未发现潜伏期有传染性。患者急性起病，发热并快速进展至高热，伴乏力、头痛、肌痛、咽痛等，并可出现恶心、呕吐、腹痛、腹泻、皮疹等。病程第3～4天后可进入极期，出现持续高热，感染中毒症状及消化道症状加重，有不同程度的出血，包括皮肤黏膜出血、呕血、咯血、便血、血尿等；严重者可出现意识障碍、休克及多脏器受累，多在发病后2周内死于出血、多脏器功能障碍等。

第六章

预防接种

第一节　预防接种概述

什么是预防接种?

所谓预防接种,是把疫苗(用人工培育并经过处理的病菌、病毒等)接种在健康人的身体内,使人在不发病的情况下,产生抗体,获得特异性免疫的过程。

儿童为何要进行预防接种?

孩子出生后,从母亲体内获得了一定的抵抗传染病的能力。但随着月龄的增长,抵抗力会慢慢减弱和消失,孩子就容易受一些传染病的传染。为了提高儿童抵抗传染病的能力,预防传染病的发生,就需要有计划地给儿童进行预防接种,以保护儿童健康成长。

预防接种的组织形式有哪些?

预防接种的组织形式可分为常规接种、群体性预防接种和应急接种。

什么是常规接种？

常规接种是指接种单位按照国家免疫规划疫苗的接种程序和预防接种服务周期，为适龄儿童提供的预防接种。

什么是群体性预防接种？

群体性预防接种是指在特定范围和时间内，针对可能受某种传染病感染的特定人群，有组织地集中实施预防接种的活动。任何单位或者个人不得擅自进行群体性预防接种。

什么是应急接种？

在传染病流行开始或有流行趋势时，为控制疫情蔓延，对易感人群开展的一种预防接种活动。传染病暴发、流行时，县级以上地方人民政府或者其卫生行政部门需要采取应急接种措施的，应依照《中华人民共和国传染病防治法》和《突发公共卫生事件应急条例》的规定执行。

预防接种的服务形式有哪几种？

预防接种的服务形式一般有定点接种、入户接种及临时接种。

什么是定点接种？

定点接种主要包括：（1）根据责任区的人口密度、服务人群以及服务半径等因素设立预防接种门诊，实行按日（周、旬）进行预防接种；（2）农村地区根据人口、交通情况以及服务半径等因素，设置覆盖1个或几个村级单位的固定预防接种点，按月进行预防接种；（3）设有产科的各级各类医疗卫生机构对住院分娩的新生儿，按照"谁接生，谁接种"的原则，承担新生儿乙肝疫苗及卡介苗预防接种服务。

什么是入户接种？

边远山区、牧区等交通不便的地区，采取入户巡回进行预防接种的方式，每年提供不少于6次预防接种服务。预防接种日期要固定，并选在大多数群众方便的时间。

什么是临时接种？

是指在流动人口等特殊人群儿童集聚地设立的临时预防接种点，选择适宜时间，为适龄人群提供的一种预防接种服务。

什么是儿童预防接种证？

按照《中华人民共和国传染病防治法》的规定，新生儿出生后，家长应及时到居住地的乡镇（街道）卫生院免疫接种门诊办理儿童预防接种证，并按规定的免疫程序带孩子到指定的预防接种点接受有关疫苗的接种。儿童预防接种证是儿童健康的身份证，要妥善保存，以便儿童在入托、入学时学校查验儿童的预防接种情况。

儿童预防接种证如何办理？

在儿童出生后1个月内，其监护人应当到儿童居住地的接种单位为其免费办理预防接种证。未按时建立预防接种证或预防接种证遗失者应及时到接种单位补办。

流动儿童预防接种工作如何管理？

在暂住地居住3个月以下的临时流动儿童由现寄居地接种单位及时接种；寄居当地时间在3个月及以上者，由现寄居地接种单位及时接种并建立预防接种卡（簿）；无预防接种证者需同时建立、补办预防接种证。

为什么要对入托、入学儿童进行查验证工作？

通过对入托、入学儿童预防接种证的查验，可加强托幼机构和学校的传染病控制，督促无证和漏种儿童及时进行补证、补种，进一步保护儿童的身体健康。

接种单位应当具备哪些条件？

（1）具有医疗机构执业许可证。

（2）具有经过县级卫生行政主管部门组织的预防接种专业培训并考核合格的执业医师、执业助理医师、护士或者乡村医生。

（3）具有符合疫苗储存、运输管理规范的冷藏设施、设备和冷藏保管制度。

预防接种的工作要求有哪些？

在接种场所显著位置公示相关资料；核实应种对象；接种前告知；询问接种对象的健康状况；做好接种记录；接种后的观察与预约等工作。

预防接种场所有哪些要求？

接种场所室外要设有醒目的标志；室内清洁、光线明亮、通风保暖；有接种工作台、坐凳以及儿童和家长休息、等候的设施。

接种场所应当按照登记、健康咨询、接种、记录、观察等内容进行合理分区，确保接种工作有序进行。

在接种室/台分别设置醒目的疫苗接种标记，避免错种、重种和漏种。

公示相关资料，包括疫苗的品种、免疫程序、接种方法、作用、禁忌、不良反应、注意事项，以及第二类疫苗的接种服务价格等。

做好室内消毒及消毒记录。

预防接种前应做哪些准备工作？

预防接种前应做到：（1）根据国家免疫规划疫苗免疫程序，确定应种对象；（2）及时通知儿童家长或其监护人接种时间、地点和疫苗种类；（3）分发和领取疫苗；（4）准备注射器材；（5）准备急救药品、器械等。

儿童在预防接种前后，家长应当注意哪些问题？如何加强与接种人员的沟通？

家长的作用在儿童预防接种工作中不容忽视。在预防接种时，家长应带孩子到政府部门认定的合格预防接种门诊进行预防接种。在接种疫苗之前，家长应特别注意孩子有无急性疾病、过敏体质、免疫功能不全、神经系统疾患等情形，并在接种人员的指导下进行接种。如在新生儿接种疫苗前，家长配合接种人员，做好对新生儿健康状况的问诊和一般健康检查，提供新生儿的健康状况，包括出生时是否足月顺产、出生体重多少、新生儿出生评分情况、有无先天性出生缺陷、是否现患某种疾病等，以便接种人员正确掌握疫苗接种的禁忌证，并决定是否接种疫苗。疫苗接种后，家长或监护人若发现受种儿童有可疑情况时，应立即咨询接种工作人员，必要时尽快就医，以便得到及时、正确的处理。

医务人员在疫苗接种前应该注意哪些事项？

预防接种人员在实施接种前，应当告知受种者或者其监护人所接种疫苗的品种、作用、禁忌、不良反应以及注意事项，询问受种者的健康状况以及是否有接种禁忌等情况，并如实记录告知和询问情况。受种者或者其监护人应当了解预防接种的相关知识，并如实提供受种者的健康状况和接种禁忌等情况。预防接种人员应当对符合接种条件的受种者实施接种，并依照国务院卫生主管部门的规定，填写并保存接种记录。对于因有接种禁忌而不能接种的受种者，预防接种人员应当对受种者或者其监护人提出医学建议。

接种疫苗后要注意些什么？

预防接种后要让孩子适当休息，不要做剧烈运动，不要吃辣椒等刺激性食物，暂时不要洗澡，有时可能发生"接种反应"，如轻微发热、精神不振、不想吃东西、哭闹等，一般都不严重。极个别的孩子可能会发高烧，可到医院就诊，给予对症治疗。

预防接种后需要做哪些工作？

使用后的自毁型注射器、一次性注射器及其他医疗废物要严格按照《医疗废物处理条例》的规定进行处理，实行入户接种时应将所有医疗废物带回集中处理；记录疫苗的使用及废弃数量；清理核对接种通知单和预防接种卡（簿），及时上卡（簿）；确定需补种的人数和名单，下次接种前补发通知；统计本次接种情况和下次接种的疫苗使用计划，并按规定上报。

如何加强疫苗管理，规范预防接种服务？

加强疫苗管理，规范预防接种服务十分重要。各级疾控机构、接种单位应严格按照有关规定购进、储存、运输疫苗。接种人员要严格按规范实施接种服务，包括接种前告知、严格执行免疫程序或接种方案、接种后观察、接种后可疑反应及时处理和上报等。

如何看待接种疫苗后引发的事件？

疫苗接种引发事件的增多，直接原因是疫苗接种数量和接种剂次的增加。尽管接种疫苗后发生事件的概率非常低，但因为目前我国疫苗接种数量很大，种类较多，小概率事件导致的绝对数肯定会随之增加，公众包括媒体对此应有正确的认识。

以偶合症为例，偶合症是指受种者正处于某种疾病的潜伏期，或者存在尚未发现的基础疾病，接种后巧合发病（复发或加重）。偶合症的发生与疫苗本身无关，不属于预防接种异常反应，但是最容易出现、也最容易造成民众误解。而疫苗接种率越高、种类越多，发生的偶合率越大。

为什么要设立儿童预防接种宣传日？

为了提高人民群众对儿童免疫接种工作的认识，增强儿童家长的参与意识，促进免疫规划工作的全面深入开展，国务院决定：从1986年起，每年的4月25日为全国儿童预防接种宣传日。这一天，在全国范围内采取多种形式大力宣传免疫接种知识，提高全社会的防病意识。

第二节　疫苗及接种

什么是疫苗？

疫苗是将病原微生物（如细菌、立克次体、病毒等）及其代谢产物，通过人工减毒、灭活或利用基因重组技术等方法制成的用于预防传染病的一种主动免疫制剂。

什么是第一类疫苗？

第一类疫苗是指政府免费向公民提供，公民应当依照政府的规定受种的疫苗，包括国家免疫规划确定的疫苗、省级人民政府在执行国家免疫规划时增加的疫苗以及县级以上人民政府或者其卫生行政部门组织的应急接种或者群体性预防接种所使用的疫苗。

什么是第二类疫苗？

第二类疫苗是指由公民自费并且自愿受种的其他疫苗。

在什么情况下应接种第二类疫苗？

接种第二类疫苗应根据孩子的身体情况和疾病的流行情况而定，同时还包含接种费用的承担能力等因素。在接种第二类疫苗前，家长可带孩子事先向疾病预防控制机构咨询后再做决定。

什么是抗原？

抗原是指能刺激人体产生抗体或致敏淋巴细胞，并能与这些产物在体内或体外发生特异性反应的物质。

什么是抗体？

抗体是指在抗原的刺激下产生的抗病原体的物质，即机体在抗原物质刺激下，由 B 淋巴细胞分化成的浆细胞所产生的、可与相应抗原发生特异性结合反应的免疫球蛋白。

为什么接种疫苗能预防疾病？

科学研究表明，当细菌或病毒侵入人体时，身体就会产生一种抵抗这种细菌或病毒的物质，这种物质就是抗体。不同的细菌或病毒会产生不同的抗体。接种疫苗就是人为地将经减毒或灭活等工艺处理的细菌或病毒接种给人，使机体产生这种抗体或细胞免疫反应，从而产生针对该种病原体的抵抗能力。

疫苗接种后多久产生免疫力？

疫苗接种后产生免疫力的时间取决于疫苗的种类、接种的次数、接种途径以及身体的健康状况等。不同的疫苗，产生免疫力的时间亦不同。一般来说，初次接种需3～4周才能产生有效的免疫，其免疫力相对来说较弱，维持时间短。而再次接种时只要1周左右就能产生有效的免疫，其免疫力强，维持时间也长。所以，在预防某些有明显季节性的传染病（如流感等）时，最好在该病的流行季节前1个多月完成预防接种，更加有效地防止发病。

为什么有些疫苗需要加强免疫？

基础免疫获得的特异性抗体，有些无须加强免疫，有些在体内只能维持一段时间，待身体内抗体浓度降低时，应再接种，通过再次接种刺激机体产生抗体，使机体维持在足以抵抗病原体的水平。

什么是减毒活疫苗？

减毒活疫苗是用弱毒但免疫性强的微生物及代谢产物，经培养繁殖或接种于细胞、组织等生长繁殖后制成的疫苗。常用的减毒活疫苗有卡介苗、麻疹疫苗、脊髓灰质炎疫苗、甲肝减毒活疫苗、乙脑减毒活疫苗、风疹减毒活疫苗、腮腺炎减毒活疫苗、水痘减毒活疫苗等。

什么是灭活疫苗？

采用物理或化学方法，使病原微生物失去致病力，但仍保留其免疫原性制成的疫苗为灭活疫苗。目前我国使用的灭活疫苗有百日咳疫苗、流行性感冒疫苗、乙脑灭活疫苗、甲肝灭活疫苗等。

什么是基因重组疫苗？

基因重组疫苗，是通过基因重组技术生产的疫苗。如重组乙型肝炎疫苗。

活疫苗与灭活疫苗有何区别？

减毒活疫苗免疫作用时间长，一次免疫可产生持久的免疫，免疫效果牢固，但不稳定，不易于保存和运输，疫苗在机体内有毒力恢复的潜在危险性。灭活疫苗在灭活过程中可能损害或改变了保护性抗原决定簇，可产生毒性或潜在的有害免疫反应。灭活疫苗产生的免疫效果维持时间短，需多次注射，接种剂量大，其比较稳定，易于保存和运输。

几种疫苗可不可以同时接种？

如需同时接种2种以上国家免疫规划疫苗时，应在不同部位进行接种。严禁将几种疫苗混合吸入1支注射器内接种。两种减毒活疫苗如未同时接种，应至少间隔4周再接种。

疫苗漏种后，是否可以补种？

如儿童未完成规定的免疫接种，因故迁移、外出、寄居外地，可凭接种证到所在地接种门诊继续接种。家长应当尽早带孩子到所在地接种门诊进行补种，具体补种程序咨询接种医生或疾病预防控制机构。

儿童接种疫苗的禁忌证有哪些？

不同种类疫苗的接种禁忌证不一样，接种时应严格按疫苗使用说明进行接种。一般来说，患有各种急性传染病、发热、心脏病、高血压、肝肾疾病、活动性肺结核、免疫功能低下或免疫缺陷者、活动性风湿症、哮喘、荨麻疹等病人，不能接种疫苗或者待症状缓解、恢复健康后，在医生的指导下可进行免疫接种。

儿童接种疫苗前后需要注意什么？接种后可能会出现哪些症状？

儿童家长在每次接种疫苗前应如实向接种人员提供孩子的既往和近期健康状况、既往接种史和反应史等情况，以确定儿童是否可以接种相关疫苗。对绝大多数人而言，接种疫苗是安全的。但由于个体差异等原因，个别孩子在接种后可能在接种部位发生红肿、疼痛、硬结等，或出现发热、全身不适、倦怠、食欲不振、乏力等症状，这些都是预防接种后的一般反应，病情轻微，一般不需任何处理即可恢复。极少数孩子在接种后可出现罕见的异常反应，如无菌性脓肿、过敏反应等，病情相对较重，需要及时治疗。

为什么有些免费疫苗要集中在同一天接种？

有些疫苗，如A群流脑、卡介苗等为多人份包装，即1支疫苗含有接种几名儿童的疫苗量。按相关规定，活疫苗在打开30分钟后、灭活疫苗在打开1小时后未能用完的应全部废弃。如果预防接种单位随时为适龄儿童接种上述疫苗，因接种对象不够，会造成疫苗浪费。把接种时间集中在同一天，可以最大限度地避免疫苗浪费。同时，在农村地区，集中在同一天接种疫苗，可有效减轻预防接种工作人员的工作负担，从而保障其集中精力做好接种工作。

在同一天接种同样的疫苗，为什么有的儿童不能免费？

接种国家免疫规划的疫苗，其免费接种对象为规定实施时间起达到免疫程序规定各剂次月（年）龄的儿童，即所谓的适龄儿童。如果该儿童在接种时超过了规定实施时的年龄范围，即使接种同种疫苗也不能享受免费接种。

流动儿童可以享受免费接种吗？

流动儿童与本地儿童享受同样的预防接种服务。无论其现住址是否为户籍所在地，按照免疫程序，所有达到各种疫苗各剂次应种月（年）龄的适龄儿童，均可以到现住地的接种单位接受常规疫苗的免费接种。

为什么有的疫苗要注射2～3次？

因为第一次注射后，人体产生的免疫反应是初次免疫反应，这一过程中产生的抗体量较少，在体内保留的时间也不长，免疫效果不强。在第二次注射后，人体产生的免疫反应是两次免疫反应，其产生的抗体量是初次反应抗体量的好几倍，而且能在体内长期保留，免疫效果好。如果把2～3次注射的疫苗总量一次注射，则会加重接种反应，且免疫效果不好，所以，有些疫苗要分2～3次接种。

接种疫苗安全吗？

接种疫苗是安全的。第一，国家推出任何一种疫苗都是经过长期或大量的试验确定安全有效后才会纳入预防接种工作范畴的；第二，国家有统一的《预防接种服务规范》要求，国内任何地方的操作要求都是一致的；第三，预防接种点均是由当地卫生行政部门审查后设立的，在达到国家计划免疫要求后才实施接种工作。

什么是安全注射?

对疫苗和药物应用灭菌的注射器和规范的操作进行注射,并对使用过的器具进行安全处理称为安全注射。安全注射包括三个要素:对接受注射者无害;对实施注射者无危险;注射后的物品(废物)不会给公众带来危害。

预防接种时不安全的注射可造成哪些危害?

预防接种时不安全注射行为可导致以下疾病及危害发生:

传播血源性疾病;导致化脓性或细菌性感染;不正确注射技术导致的伤害;注射物质不合格造成的伤害等。

如何进行安全注射?

选择安全有效的疫苗,规范疫苗的进货途径;注射前接种人员应先穿好白大衣、戴手套、做好被接种者的皮肤消毒;一次性注射器、自毁型注射器使用后应放入防刺容器内,注射器针头不回盖;使用后的注射器必须销毁,可采用集中焚烧或填埋,焚烧必须完全将焚烧残余物进行掩埋。

疫苗安瓿开启后多久将不能使用?

疫苗安瓿开启后应尽快使用。如不能立即用完,应盖上无菌干棉球冷藏。当疫苗安瓿开启后,活疫苗超过半小时、灭活疫苗超过1小时未用完,应将疫苗废弃。

接种疫苗前,皮肤怎样消毒?

用灭菌镊子夹取75%乙醇棉球或用无菌棉签蘸75%乙醇,由内向外螺旋式对接种部位皮肤进行消毒,涂擦直径≥5 cm,待晾干后立即接种。禁用含碘消毒制剂进行皮肤消毒。

注射完疫苗后,注射器如何处理?

注射完毕后不得回套针帽。应将注射器具直接投入安全盒或防刺穿的容器内,或者毁形后统一回收销毁。

为什么接种完后要留观半小时?

接种疫苗以后,由于个人体质原因,会发生过敏反应。监测数据表明,过敏性休克大多发生在接种后半小时之内。发生过敏性休克之后,如果不在医务人员监护范围之内就容易发生危险，所以接种现场必须配有医生和急救药品，接种后留观主要是为了防止意外发生。

疫苗冻结后还能使用吗？

除脊髓灰质炎疫苗和冻干制品外，其他疫苗经冻结后，不论出现凝块与否，都不可使用。因为疫苗作为蛋白抗原，冻结后蛋白质内部会形成冰晶，破坏蛋白结构，影响其抗原性，尤其是液体剂型与安瓿装的疫苗。

如何开启疫苗？

将安瓿尖端疫苗弹至底部，用75%乙醇棉球消毒安瓿颈部后，再用消毒干棉球或纱布包住颈部掰开。

吸取疫苗时应注意什么？

将注射器针头斜面向下插入安瓿的液面下，吸取疫苗。吸取疫苗后，将注射器的针头向上，排空注射器内的气泡，直至针头有一小滴疫苗出现为止。使用含有吸附剂的疫苗前，应当充分摇匀，使用冻干疫苗时，用注射器抽取稀释液，沿安瓿内壁缓慢注入，轻轻摇荡，使疫苗充分溶解，避免出现泡沫。

什么是皮内注射法？

皮内注射是将药液注射于表皮与真皮之间的方法。在疫苗接种中，皮内注射主要用于卡介苗接种，接种部位为上臂三角肌下缘。其步骤是：皮肤常规消毒，待乙醇干后，用左手绷紧注射部位皮肤，右手持注射器，食指固定针管，针头斜面向上，与表面皮肤成10°～15°快速刺入皮内，待针头斜面进入皮内后，旋转90°，以免疫苗外溢，用左手拇指固定针柄，推动针栓注入疫苗0.1 mL，是局部形成一个圆形隆起的皮丘，直径为8～10 mm，并有毛孔可见。此时，旋转针管45°，使斜面向下，拔出针头，勿使用乙醇棉球或干棉球按揉。

什么是皮下注射法？

将药液注入皮下组织的方法称为皮下注射。某些疫苗皮下注射的部位为上臂外侧三角肌附着处，方法是皮肤常规消毒，待乙醇干后，用左手绷紧注射部位皮肤，右手持注射器，食指固定针管，不可接触针栓，针头斜面向上，与皮肤表面成30°～40°角，快速刺入皮下约至针头的2/3，放松皮肤，左手固定针管，回抽无血后注入疫苗。如有回血，应更换注射部位，重新注射。注射完毕后用消毒干棉球轻压针刺处，快速拔出针头。应注意针头入刺角度不应超过45°，以免刺入肌层。注射吸附疫苗时，应注入皮下深层，以免发生硬结。

什么是肌内注射法？

肌内注射是一种常用的药物注射方法，指将药液通过注射器注入肌肉组织内。注射部位为臀部外上1/4处或上臂外侧三角肌中部。其步骤是：皮肤常规消毒后，待乙醇干后，用左手绷紧注射部位皮肤，右手持注射器（持毛笔式），中指固定针管，针头与皮肤表面成90°角，快速进针刺入针头的2/3，放松皮肤，左手固定针管，回抽无血后，注入疫苗。如有回血，应更换注射部位，重新注射。注射完毕，快速拔出针头，局部可用消毒干棉球稍加按压针眼部位。注意切勿将针头全部刺入，以防针头从根部焊接处折断。注射后如有疼痛或硬结，可予以热敷。

什么是口服接种法？

口服接种常用于脊髓灰质炎疫苗口服型的接种。糖丸剂型的，儿童直接服用。服用时先将消毒过的汤匙将疫苗送入口中，然后用事先准备好的凉开水送服。月龄小的儿童可将糖丸用药匙碾碎，加少量凉开水调成糊状或将疫苗加入装有5 mL凉开水的玻璃容器内溶解成液体后送服。液体剂型的，较小儿童可直接滴入口中，月龄小的儿童呈仰卧位，接种者左手拇指和食指捏住儿童颊部，使嘴张开，将疫苗滴入舌根部。

什么是乙肝疫苗？

乙肝疫苗是用于预防乙肝的特殊药物。疫苗接种后，可刺激免疫系统产生保护性抗体，这种抗体存在于人的体液之中，乙肝病毒一旦出现，抗体会立即作用，将其清除，阻止感染，并不会伤害肝脏，从而使人体具有了预防乙肝的免疫力，达到预防感染乙肝的目的。接种乙肝疫苗是预防乙肝病毒感染的最有效方法。

为什么要对新生儿接种乙肝疫苗？

目前全世界还没有根治乙肝及乙肝并发症的特效药物，唯一有效的预防措施是注射乙肝疫苗。在我国，母婴传播是新生儿乙肝感染的主要途径。新生儿在出生后24小时内接种第一针乙肝疫苗，可以有效地防止从带有乙肝病毒的母亲那儿感染乙肝的危险。对于无乙肝感染的母亲来说，及时给孩子接种乙肝疫苗也非常重要，因为乙肝病毒不仅可以通过母婴传播途径，还可以通过其他途径传播。

为什么要尽早接种乙肝疫苗？

新生儿必须在出生后24小时内打完第一针，否则很难阻断母婴传播。1岁以内的儿童感染乙肝病毒后，将有90%以上会变成慢性病毒携带者；而7岁以上的人群，仅有10%会变成慢性病毒携带者。所以接种乙肝疫苗应越早越好。

哪些人不能注射乙肝疫苗？

正在发病的乙肝病人或隐性感染者、慢性乙肝病毒携带者和乙肝病毒既往感染者，都没有必要注射乙肝疫苗。另外有发热、急性或慢性严重疾病者（如心、肾脏病等）、既往有过敏史者、早产儿及严重脏器畸形、严重皮肤湿疹等病人也不能注射乙肝疫苗。

什么是乙肝免疫球蛋白？哪些人应该接种？

乙肝免疫球蛋白是从健康献血人员中筛选出来的，血浆含有滴度较高的乙肝表面抗体（抗-HBs），经过生物浓缩工艺制成的高效价免疫球蛋白。我国目前生产的乙肝免疫球蛋白为每毫升含抗-HBs100单位以上的注射剂。这种含量的制剂完全可以中和入侵人体的乙肝病毒（HBV），并将其清除，从而使机体迅速获得被动保护免疫，使新生儿或易感者免受感染。以下人群应该接种乙肝免疫球蛋白：乙型肝炎表面抗原（HBsAg）阳性以及HBsAg和e抗原双阳性的母亲和其所生的新生儿；意外感染HBV的人群；与乙型肝炎患者或表面抗原（HBsAg）携带者密切接触者；免疫功能低下且适合注射乙肝免疫球蛋白者。

接种乙肝疫苗未产生抗体怎么办？

接种乙肝疫苗应采用灵敏方法重新检测，如酶联免疫或放射免疫来进行重新检测；如使用先进的检测技术，仍未发现抗体产生，可加大乙肝疫苗的剂量（每次10 μg），每月注射一次，共3～4次。

乙肝病毒的传播途径是什么？

乙肝病毒的传播途径是血源性传播、母婴传播及性传播。

什么是乙肝"两对半"？

乙肝"两对半"是指：①表面抗原（HBS-Ag）；②表面抗体（HBS-Ab）；③E抗原（HBE-Ag）；④E抗体（HBE-Ab）；⑤核心抗体（HBC-Ab）。所谓"小三阳"是指①④⑤三个指标阳性，"大三阳"指①③⑤三个指标阳性，单纯①阳性是乙肝病毒携带者。"大三阳"的传染性最大，其次为"小三阳"。只有②是保护性抗体，一般不会感染乙肝。

接种乙肝疫苗后有哪些副反应？

接种乙肝疫苗后，有的受种者在接种部位发生轻度的红、肿、热、痛的炎症反应，有的还可能出现局部淋巴结肿大或淋巴管炎。这些都是局部反应，一般在48～72小时内消退，症状较轻。少数受种者会出现发热、头痛、头晕、乏力、嗜睡和周身不适等全身反应。极个别会出现恶心、呕吐、腹痛、腹泻等症状。这些全身反应通常也是短暂的，大多在24小时内消失。

孕妇、哺乳期间能否接种乙肝疫苗？

孕妇和哺乳期妇女不是接种乙肝疫苗的禁忌证者。对于孕妇来说，接种疫苗虽无禁忌，但最好避免怀孕后3个月内及分娩前1个月内接种乙肝疫苗。

脊髓灰质炎为什么又叫小儿麻痹症？

脊髓灰质炎是由一种脊髓灰质炎病毒引起的急性肠道传染病，病毒进入人体后主要侵犯中枢神经系统，尤其是引起脊髓前角的灰白质区的神经细胞发生炎性坏死，使这些神经支配的肌肉无力，出现肢体弛缓性麻痹。该病主要发生在儿童，5岁以下者约占90%以上，所以人们通常称之为"小儿麻痹症"，有些地区又叫"婴儿瘫"。

脊髓灰质炎疫苗有几种剂型？

目前使用的脊髓灰质炎疫苗有脊髓灰质炎灭活疫苗注射剂和口服脊髓灰质炎减毒活疫苗，接种3剂次脊灰减毒活疫苗后，95%以上的受种者能产生持久的免疫力。

为什么新生儿出生后2个月要连续接种3剂次脊髓灰质炎疫苗？

脊髓灰质炎有Ⅰ、Ⅱ、Ⅲ型病毒，为了儿童接种方便，目前我国将3型脊髓灰质炎病毒混在一起制成脊髓灰质炎三价混合疫苗。尽管在制造时已考虑到3个型疫苗病毒的配置比例，但仍存在一定的型间干扰作用，尤其是Ⅱ型对Ⅰ、Ⅲ型的干扰作用更明显。为了保证服用后3个型都能免疫成功，必须连续接种3次才能达到满意的效果。

为什么不能用热水服用脊髓灰质炎疫苗？

口服脊髓灰质炎疫苗是活性疫苗，对高温非常敏感，用热水将糖丸泡化服用或是用热水送服，都会因高温而使病毒死亡，达不到预防的作用。同样，服用后的30分钟内也不要喝热饮或吃热的东西。

服用脊髓灰质炎疫苗前后能给孩子哺乳吗？

年龄小的孩子在服用疫苗前后，最好不要哺乳。因为母乳中含有抗病毒抗体，对疫苗病毒有一定的中和作用，使得大部分疫苗失去活性。所以服用前，应该让孩子空腹；服用后的1小时内也应停止哺乳，这样接种效果会更好。

为什么脊髓灰质炎疫苗不能带回家服用？

脊髓灰质炎减毒活疫苗对疫苗的储藏、运输、温度有严格的要求，疫苗由家长拿回家服用，在疫苗的运输、保存、喂服的任何一个环节出现问题，都会直接影响疫苗的免疫效果，达不到预防疾病的目的。应特别注意的是，该疫苗应溶于凉开水喂服，不能用热水，热水会使疫苗病毒失活，降低免疫效果。

多次服用脊髓灰质炎疫苗是否对身体有害？

按照《预防接种工作规范》，每一种国家免疫规划疫苗都有规定的免疫程序，适龄儿童只要按程序接种够次数即可。但在脊髓灰质炎疫苗强化免疫时，可不论接种史，所有无禁忌的适龄儿童一律再次服用，这样做是为了避免漏掉一部分易感人群，脊灰疫苗是安全的生物制品，多次服用不会对身体有害。

腹泻时，能不能接种脊髓灰质炎疫苗？

口服脊髓灰质炎减毒活疫苗必须经过喉咙以及部分的肠道吸收，才可以产生免疫力。因此，即使只是排稀软便的情况下，服用疫苗之后也会有某种程度的反应和降低疫苗免疫效果。

服用脊髓灰质炎疫苗后产生的免疫力会持续多久？

口服脊髓灰质炎疫苗后1周，血液中就会出现中和抗体，1个月后抗体可达到最高水平，即能起到免疫保护作用。这种免疫保护作用可持续3~8年，甚至更长。

哪些儿童不适宜接种脊髓灰质炎疫苗？

重度佝偻病及重度营养不良者；发热、腹泻、急性传染病、免疫缺陷及体质异常虚弱者；对牛奶过敏者等不宜接种脊髓灰质炎疫苗。凡属暂时禁忌症者，如发热、腹泻、传染病等，当疾病痊愈后应及时补种疫苗。

临床出现弛缓性麻痹的病例是否都是小儿麻痹症？

除了小儿麻痹症外，临床上许多疾病，如其他肠道病毒感染、一些神经系统的疾病等，都可以出现与脊髓灰质炎相似的麻痹症状。这些疾病在临床上有时很难鉴别。为了防止漏报，卫生部要求凡属急性弛缓性麻痹病例都要报告。

急性弛缓性麻痹（AFP）包括哪几类疾病？

（1）脊髓灰质炎；（2）格林巴利综合征；（3）横贯性脊髓炎、脊髓炎、脑脊髓炎、急性神经根脊髓炎；（4）多神经病；（5）神经根炎；（6）外伤性神经炎；（7）单神经炎；（8）神经丛炎；（9）周期性瘫痪；（10）肌病；（11）急性多发性肌炎；（12）肉毒中毒；（13）四肢瘫、截瘫和单瘫；（14）短暂性肢体麻痹。

发现AFP病例后卫生部门应做好哪些工作？

发现AFP病例后，医疗单位应立即向当地疾病预防控制中心报告，要求城市在12小时内、农村在24小时内报告。疾控部门在接到报告后，应以最快的速度报告上级疾控机构，同时派专人进行流行病学调查，填写好调查表，并在医务人员的协助下采集病人的粪便标本。

为什么对AFP病例要及时采集粪便标本？

因为临床上许多疾病都可以使病人出现与脊髓灰质炎相似的麻痹症状，故临床上很难鉴别。随着消灭脊灰工作的日益深入，对脊髓灰质炎病例的诊断必须有可靠的实验室检测依据，即只有在病人的粪便标本中查到脊髓灰质炎衍生病毒才能诊断为脊髓灰质炎。因此，采集病人的粪便标本对疾病的监测和病例的分类具有重要意义。

对AFP病例粪便标本采集有什么要求？

发现AFP病例后，应尽快采集病人粪便标本，这是因为感染脊髓灰质炎病毒后早期排出的病毒量比较多，容易检测到。一般要求在发生麻痹14天内采集标本2份，2份间隔至少24小时采集，每份标本量在5 g以上，采集后放置在有冰块的标本瓶中运送。若不能及时运送，应放在-70℃冰箱内保存。

什么是麻疹疫苗？

麻疹疫苗（简称MV）系用麻疹病毒减毒株接种鸡胚细胞经培养收获病毒液后冻干制成。按说明加灭菌注射用水待完全溶解后使用。适龄儿童于上臂外侧三角肌附着处皮下注射可起到预防麻疹的作用。

为什么接种麻疹疫苗的起始年龄规定为8月龄？

8个月以内的婴儿血液中含有从母体获得的麻疹抗体，可以保护婴儿防止麻疹传染。在这时，如果接种麻疹疫苗，疫苗中的病毒就会被抗体中和掉，使疫苗不能发挥效力，达不到刺激机体产生免疫力的目的。8个月后，所携带的母亲抗体基本消失，婴儿的免疫系统亦更趋完善，这时接种麻疹疫苗容易成功。所以，接种麻疹的起始年龄规定为8月龄。

对疑似麻疹病例标本采集有什么要求？

疑似麻疹病例的血标本在病人首诊就医时就可以在医疗部门或疾病预防控制机构采集，由于出疹后4～28天血标本阳性检出率近100%，3天内阳性检出率约为70%，如果第一份血在出疹3日内采集的，而且实验室检测IgM为阴性，或临床需要对个别初诊为阴性的病人做出确诊，实验室需要在出疹后4～28天内收集第二份血样以重复检测。县级疾控机构负责血标本分离血清，并填写标本送检表，于3日内送市级疾控机构麻疹血清学实验室。鼻、咽拭子标本应在出疹前5天至出疹后5天采集，特别是爆发点的病例，并于2天内送省级疾病预防控制机构麻疹实验室，备检麻疹病毒。

刚接种了麻疹疫苗，为什么还会感染上麻疹？

有的受种者明明刚接种了麻疹疫苗，却连续出现疹子，发热超过3天，经诊断确认感染上了麻疹。发生这样的情况并非疫苗出了问题，首先是受种者在未种前已经感染了麻疹病毒，只是一直处于潜伏期。刚好接种疫苗后，症状出现了。因为疫苗一般至少要经过2周才产生抗体，所以没能及时预防发病。其次，是在接种疫苗后到产生抗体（2周）的这段时间内，人体正处于免疫真空期，而在这段时间内，感染麻疹病毒后，并不能有效地抵抗病毒的侵袭，所以也会发病。

我国为消除麻疹工作做了哪些工作？

2006年，卫生部制订下发《2006—2012年全国消除麻疹行动计划》，提出了

2012年消除麻疹的目标、工作指标及策略措施和保障措施。根据消除麻疹工作的需要，卫生部多次组织专家对麻疹监测工作进行研讨，并于2009年1月修订下发了《全国麻疹监测方案》，以加强麻疹监测工作。2010年卫生部会同发改委、教育部、财政部、国家药监局等部门制定《2010—2012年全国消除麻疹行动方案》，提出消除麻疹的总目标和分年度目标、工作指标、工作内容与措施、组织与保障措施、督导检查与考核评价等方面内容，明确了相关部门的职责。

我国为消除麻疹工作采取了哪些综合免疫措施？

为消除麻疹工作，我国采取了以下三方面的综合免疫措施：

（1）加强麻疹疫苗常规免疫接种

切实提高麻疹疫苗2剂次常规接种率是提高人群免疫力的根本。2005年国家调整了麻疹疫苗常规免疫程序和疫苗接种剂量，以弥补首剂免疫失败和覆盖首剂漏种的儿童，从而尽可能地消除免疫空白。实施扩大国家免疫规划以来，疫苗由原来的麻疹单价疫苗改为使用麻疹类联合疫苗，即8月龄接种1剂次麻疹-风疹联合疫苗（MR），不足部分继续使用麻疹疫苗；18～24月龄接种1剂次麻疹-腮腺炎-风疹联合疫苗（MMR）。

（2）开展麻疹疫苗强化免疫活动

为快速消除免疫空白，迅速提高人群免疫力，定期开展麻疹疫苗强化免疫是消除麻疹的有效策略之一。

（3）加强入托、入学查验接种证工作

严格执行入托、入学儿童查验接种证工作是保证儿童2剂次麻疹疫苗达到95％接种率的重要关口。国际经验证明也是提高接种率的有效措施，可以保证学龄人群具有高免疫力，阻断麻疹在学校等集体单位的传播。2005年卫生部和教育部联合下发了《关于做好入托、入学儿童预防接种证查验工作的通知》，2010年下发的《2010—2012年全国消除麻疹行动方案》规定每年各级联合教育部门开展统一的督导、评估活动，促进入托、入学儿童查验接种证工作的全面落实。

什么是卡介苗？

卡介苗是最早由法国科学家卡尔梅特（Calmette）和介朗（Guérin）研制成功的疫苗（简称BCG），即将有毒力的牛型结核分枝杆菌在甘油胆汁马铃薯培养基上长期培养传代，得到减毒菌株，用于预防结核菌感染。特别对防止那些严重危及儿童生命的结核性脑膜炎和粟粒性结核有较好的预防效果。

卡介苗免疫效果会持续多久？

卡介苗的保护率约为80%，保护作用可持续10～15年。

新生儿出生时为什么要接种卡介苗？

我国免疫规划接种程序规定，新生儿出生时应立即接种卡介苗。这是因为新生儿对结核病没有胎传的被动免疫，出生后很容易得结核病，且病情较重，如急性粟粒性结核，尤其以结核性脑膜炎最为常见，对儿童健康的危害最大。新生儿出生后24小时接种卡介苗，可提高儿童对结核病的抵抗力，降低结核病的发病和死亡，尤其是大大降低了粟粒性结核和结核性脑膜炎的发病率。

什么是卡介苗结核菌素反应测试？

受种者在接种卡介苗前需要做结核菌素反应测试，主要是为了检查过去有无感染过结核菌。在接种结核菌素之后的48小时内，接种部位出现直径不到10 mm的红色结节状小点，即反应呈阴性，可以接种卡介苗，反之，则不能接种。

接种卡介苗后多久人体才能产生抗体？

从接种卡介苗到体内产生抗结核病的抗体需要2个月左右的时间，故评价接种卡介苗成功与否，需要等3个月以后做结核菌素试验才能知道。

接种卡介苗后会有哪些反应？

一般来说，接种卡介苗不会引起发热等全身反应。最常见的反应是注射后2周左右，先在局部皮肤出现红肿和硬结，中间逐渐软化成白色的小脓包，而后可自行吸收，或穿破表皮形成浅表溃疡，直径不超过0.5 cm。溃疡处有些脓液，然后逐渐结痂，痂皮脱落后会留下一个永久的瘢痕，称为卡痕。这种反应会持续2～3个月。

什么是百白破疫苗？它可预防哪些疾病？

百白破疫苗（简称DTP）是由百日咳、白喉、破伤风3种疫苗按适当比例制成的混合疫苗。目前有吸附百白破混合疫苗和吸附无细胞百白破混合疫苗。2008年我国实施国家扩大免疫后，无细胞百白破三联疫苗已逐渐代替了吸附百白破疫苗。接种百白破疫苗可预防百日咳、白喉、破伤风3种疾病。

为什么百白破疫苗基础免疫要接种3针次？

在百白破疫苗中，百日咳疫苗的保护作用较差。根据研究证实，若只注射1针疫苗，对百日咳基本无预防作用；注射2针，对白喉和破伤风效果较好，但对百日咳的效果仍不太好；只有连续注射3针才能使儿童获得对百日咳的有效保护作用。

哪些人群不能注射百白破疫苗？

研究表明，在注射百白破疫苗时，凡患有癫痫、心肝肾疾病、活动性肺结核及有过敏史者，均不能注射，急性传染性疾病（包括恢复期）及发热者应暂缓注射。

注射百白破疫苗后可能出现哪些反应？

注射百白破疫苗后的一般反应较轻微，注射后6～10小时可有注射部位的疼痛、红晕，少数受种者可能会出现轻微发热、疲倦、烦躁等反应。有的会在注射部位出现硬结，常要1～2个月才能消退，有时会形成无菌性脓肿，但一般无妨，必要时可热敷。无细胞百白破疫苗取代吸附百白破疫苗后，上述副作用的发生率有了显著下降。

创伤后如何预防破伤风？

当人体受伤后，应根据创伤的情况、污染的程度和伤者的免疫状况，决定使用清洗伤口、应用抗生素和免疫制剂等不同的措施。如果伤口清洁、表浅，只要将创伤处用生理盐水或冷开水冲洗即可，然后外用药水、碘酒等消毒剂；如伤口处有异物，首先得取出异物，然后用消毒液冲洗；如伤口较深、较大，污染严重时，则应在受伤后的6小时内进行外科清创术，同时使用抗生素预防感染，使用破伤风抗毒素。

甲肝疫苗的种类及可预防的疾病分别是什么？

目前，我国使用的甲肝疫苗主要是甲肝灭活疫苗和减毒活疫苗。两种疫苗均有良好的安全性和免疫效果。甲肝疫苗可有效预防甲型病毒性肝炎（简称甲肝，俗称黄疸肝炎）。

什么是甲乙肝联合疫苗？

甲乙肝联合疫苗主要是用于预防甲肝、乙肝两种疾病的联合疫苗，即接种一种疫苗可同时预防两种疾病。全程免疫共需接种3剂次，首剂后1个月及6个月后分别接种第2、3剂疫苗，上臂三角肌肌内注射。

我国现行的流脑疫苗有几种？流脑疫苗可预防什么疾病？

我国广泛使用的流脑疫苗为A群流脑多糖疫苗和A+C群流脑多糖疫苗。流脑疫苗可预防流行性脑脊髓膜炎（简称流脑）。

乙脑疫苗有几种？可预防什么疾病？

我国使用的乙脑疫苗为乙脑减毒活疫苗和乙脑灭活疫苗。可预防流行性乙型脑炎（简称乙脑）。

什么是麻腮风疫苗？

麻疹-腮腺炎-风疹疫苗（简称MMR）是由麻疹疫苗、腮腺炎疫苗和风疹疫苗混合在一起制成的减毒活疫苗，接种一次后可预防这三种传染病。麻腮风三联疫苗既提高了免疫效果，又减少了接种剂次。

什么是风疹疫苗？

风疹疫苗用于预防风疹，有单价疫苗，也有联合疫苗。风疹疫苗具有较好的稳定性和安全性，接种后95%以上受种者会产生良好的免疫应答。风疹疫苗也可用于育龄妇女，主要是预防胎儿发生先天性风疹综合征。

风疹疫苗的免疫程序是什么？

8月龄、育龄妇女上臂外侧三角肌附着处皮下注射一剂。

什么是麻风疫苗？

麻风疫苗主要是用于预防麻疹、风疹两种疾病的联合疫苗。接种后95%以上的受种者能获得免疫成功，并能有长期的免疫保护。我国从扩大免疫开始后，麻风疫苗替代了麻疹疫苗的基础免疫，接种程序与麻疹疫苗相同。

什么是腮腺炎疫苗？

腮腺炎疫苗有单价的，也有二联、三联疫苗，是用于预防流行性腮腺炎的疫苗。

腮腺炎疫苗的免疫程序是什么?

适用于所有 8 月龄以上腮腺炎易感者。该苗为皮下注射,腮腺炎疫苗单苗尚未列入全国范围内的儿童免疫规划预防接种。

什么是麻腮疫苗?

麻腮疫苗主要是用于预防麻疹、腮腺炎两种疾病的联合疫苗。接种后,可刺激机体产生抗麻疹病毒和腮腺炎病毒的免疫力。接种时间为 18～24 月龄,皮下注射。

什么是水痘疫苗?

水痘疫苗是经水痘病毒传代毒株制备而成,是预防水痘感染的唯一手段。接种水痘疫苗不仅能预防水痘,还能预防因水痘、带状疱疹而引起的并发症。

水痘疫苗的接种程序是什么?

12 月龄～12 岁儿童接种 1 剂,大于 13 岁儿童需接种 2 剂,间隔 6～10 周,皮下注射。

水痘疫苗适用人群有哪些?

主要适应于 1 岁或 1 岁以上的易感人群,水痘疫苗尚未纳入国家免疫规划,但是水痘极易在群体中引起暴发,我国每年患水痘的儿童多达数十万,建议适龄儿童在经济允许的情况下接种。

什么是流感疫苗?

目前,我国使用的流感疫苗有三种:全病毒灭活疫苗、裂解疫苗和亚单位疫苗。流感疫苗用于预防流行性感冒。适用于任何可能感染流感病毒的健康人,每年在流行季节前接种一次,免疫力可持续一年。流感疫苗是预防和控制流感的主要措施之一。可以减少接种者感染流感的机会或者减轻流感症状。

流感疫苗的免疫程序是什么?

成人及 3 岁以上儿童接种 1 剂次;6～35 月龄儿童接种 2 剂次,间隔 4 周,上臂三角肌肌内注射或深度皮下注射。

流感疫苗的接种的时间是什么？

由于流感多发生在每年冬春季节，接种疫苗2周才能产生保护作用，所以接种疫苗的最好时间为9～12月，因为流感病毒很容易发生变异，所以应该每年接种1剂流感疫苗。

流感疫苗接种的适宜人群有哪些？

接种流感疫苗的适宜人群包括：大于60岁的老年人，抵抗力较弱的人群，医院的医护人员，幼儿园、小学、中学、大学的青少年，公交、商业等公共服务人员，在人员相对集中且通风条件欠佳环境中工作的人员等。

甲型H1N1流感疫苗是否能与季节性流感疫苗同时接种？

甲型H1N1流感疫苗可以与季节性流感疫苗同时接种，但要在不同部位接种。由于国内外尚无两种疫苗同时接种的临床试验数据，专家建议，如要接种两种疫苗，最好间隔14天以上。

什么是人用狂犬病疫苗？

目前我国有纯化地鼠肾狂犬病疫苗、Vero细胞狂犬病疫苗、人二倍体细胞狂犬病疫苗和鸡胚细胞狂犬病疫苗。可刺激机体产生狂犬病病毒的免疫力，达到预防狂犬病发生的目的。

人用狂犬病疫苗免疫程序是什么？

一般咬伤者于0天（第1天，当天）、3天（第4天，以下类推）、7天、14天、28天各注射本疫苗1剂，共5针，儿童用量相同。严重咬伤者（头、面、颈、手指、多部位3处咬伤者，咬伤皮肤或舔触黏膜者），应按上述方法注射本疫苗，于0天、3天注射加倍量疫苗，并于0天注射本疫苗的同时，用抗狂犬病血清（40 IU／kg）或狂犬病免疫球蛋白（20 IU／kg）浸润咬伤局部和肌内注射。联合使用抗狂犬病血清或免疫球蛋白者，必须在全程疫苗注射完毕后再加强注射2～3剂疫苗，即在全程注射后第15天、75天或第10天、20天、90天加强。暴露前免疫程序0天、7天、21（或28）天各接种1剂次。上臂三角肌肌内注射，小于2岁儿童可在大腿前外侧肌内注射。

狂犬疫苗的接种时限有什么要求？

原则上是越早越好。人狂犬病可有较长的潜伏期，暴露者只要未发病，不管距暴露时间多久仍应尽快接种疫苗，将发生狂犬病的可能性降至最低。

人脸上被猫抓伤，是否应该接种人用狂犬疫苗？

从预防角度出发，建议暴露后免疫程序接种人用狂犬疫苗和抗狂犬病人免疫球蛋白。

接种人用狂犬疫苗能减少接种剂次吗？

应按照免疫程序全程接种。暴露后接种5剂次为全程免疫，使用狂犬免疫球蛋白后还应增加接种2剂次。减少接种剂次会影响免疫效果。

狂犬疫苗接种适用人群是哪些？

由于狂犬病几乎是100%的致死性疾病，因此妊娠期、哺乳期妇女、新生儿、婴儿、儿童、老年人或同时患有的其他疾病者，并不成为接种疫苗的禁忌证者，无论伤人动物是否为狂犬病动物，均应尽早接种狂犬病疫苗。

狂犬疫苗接种的注意事项有哪些？

（1）禁忌证：

由于狂犬病几乎是100%致死性疾病，所以暴露后疫苗接种无禁忌证。

过量饮酒、饮浓茶或咖啡、食用刺激性食物和剧烈运动或重体力劳动可能会影响疫苗免疫应答，也可能引起疫苗注射反应，所以接种疫苗期间要尽可能避免上述行为。在此期间，还应尽量避免使用皮质醇类激素、免疫抑制剂和抗疟药。

（2）疫苗接种反应：

纯化的细胞培养狂犬病疫苗的安全性值得信赖，一般无不良反应，极少数人可能出现局部红肿、硬结以及荨麻疹等，在短期内就可以恢复，一般不需要做特殊处理。极个别人的反应可能较重，红肿范围较大，伴有高烧、倦怠等症状，应及时就诊。

如发现病人对正在使用的狂犬病疫苗过敏，可更换另一种疫苗继续原有程序（如第二针及以后针次发生过敏）或重新开始免疫程序（如第一针发生过敏）注射。仍然发生过敏者，可到医院进行抗过敏治疗，之后再完成全程疫苗的注射。注射狂犬疫苗后，个别暴露者会出现食欲减退、全身疼痛以及伤口周围长时间有麻木和疼痛感等现象，应尽快前往医院就诊。

（3）兽用狂犬病疫苗不能用于人体接种。

（4）全程疫苗接种尽量使用同一厂家同一批号的疫苗，若无法实现，使用不同厂家、不同批号的合格疫苗也可接受。因需冷链系统保存，不建议由就诊者携带疫苗至异地注射。

（5）冻干狂犬病疫苗稀释液应严格按照说明书要求使用。

什么是b型流感嗜血杆菌疫苗？

b型流感嗜血杆菌疫苗（简称Hib疫苗）是预防侵袭性b型流感嗜血杆菌疾病（包括细菌性脑膜炎、重度细菌性肺炎、脓毒性关节炎、骨髓炎、败血症等）的疫苗。

b型流感嗜血杆菌疫苗免疫程序是什么？

基础免疫为新生儿出生后6个月内注射3剂次，可于出生后6周开始接种。

b型流感嗜血杆菌疫苗是否能和轮状病毒疫苗同时接种？

b型流感嗜血杆菌疫苗可以和轮状病毒疫苗同时接种，同时接种不会降低免疫效果，也不会增加不良反应的发生率。

什么是肾综合征出血热灭活疫苗？

目前我国纳入免疫规划的是双价肾综合征出血热纯化疫苗。用于预防肾综合征出血热。基础免疫后，血清抗体阳转率均能达到90%以上。

肾综合征出血热灭活疫苗免疫程序是什么？

其免疫规程是：16~60岁，接种3剂次，接种第一剂次14天后接种第二剂，第三剂在第一剂次接种后6个月接种。上臂三角肌肌内注射。

什么是钩端螺旋体疫苗？

是一种可用于预防钩端螺旋体病的疫苗，该疫苗对流行地区可能接触疫水的7~60岁高危人群接种2剂次，间隔7~10天。必要时小于7岁的高危儿童酌量接种，上臂外侧皮下注射。

什么是炭疽疫苗？

是一种用于预防炭疽病的疫苗，接种疫苗后1周开始产生免疫力，2周可达到保护水平，半年后开始下降，约可维持1年。上臂外侧皮下划痕接种法。

炭疽疫苗的适用人群有哪些？

炭疽疫苗适用于特殊工作场所的人，如进口动物皮革、毛发、骨肉、毛制品、猪鬃、毛皮的从业人员或从事炭疽杆菌感染的诊断和研究人员。

什么是轮状病毒疫苗？

主要是用于预防A组轮状病毒引起的婴幼儿腹泻的疫苗。目前轮状病毒疫苗为减毒活疫苗，用于2个月～3岁婴幼儿，每年口服1剂。

什么是细菌性痢疾疫苗？

用于预防细菌性痢疾的疫苗。各年龄段人员均可服用。全程免疫3剂次，每剂次间隔5～7天。成人首次服用1瓶，第2、3次各服用2瓶，6～13岁儿童减半；小于5岁儿童服成人1/3的量。

什么是肺炎球菌疫苗？

用于预防肺炎球菌引起的肺炎等侵袭性疾病的疫苗。目前我国使用的有7价肺炎球菌结合疫苗和23价肺炎球菌多糖疫苗。

肺炎球菌疫苗免疫程序是什么？

7价肺炎球菌结合疫苗：3～6月龄接种3剂次，间隔至少1个月；建议12～15月龄再接种1剂。7～11月龄基础免疫接种2剂，间隔至少1个月，建议12月龄再接种1剂。12～23月龄接种2剂，间隔至少2个月。2～5岁儿童接种1剂。大腿前外侧或上臂三角肌肌内注射。23价肺炎球菌多糖疫苗：大于2岁儿童及成人接种，上臂三角肌皮下或肌内注射或上臂外侧皮肤皮下注射，一般情况下23价肺炎球菌多糖疫苗不推荐再次接种。

什么是伤寒疫苗？

常用的伤寒疫苗为伤寒多糖疫苗，主要用于预防伤寒。我国的伤寒疫苗重点用于部队、港口、铁路沿线的工作人员，饮食行业人员、医疗防疫人员和水上居民或有此病流行地区的高危人群。上臂三角肌肌内注射1剂次。

什么是霍乱疫苗？

主要用于预防霍乱、产毒性大肠杆菌引起的腹泻的疫苗。为口服重组B亚单位/菌体霍乱疫苗（肠溶胶囊）。

霍乱疫苗的适用人群有哪些？

霍乱疫苗适用人群为大于2岁的儿童、青少年和有接触传播危险的成人，主要包括：卫生条件较差地区的居民、霍乱流行和受流行威胁地区的人群；旅游者、旅游服务人员、水上居民；饮食业与食品加工业工作人员、医疗防疫人员；遭受自然灾害地区的人员；军队执行野外战勤任务的人员；野外特种作业人员；港口、铁路沿线工作人员；下水道、粪便、垃圾处理人员。

霍乱疫苗的免疫程序是什么？

霍乱疫苗的免疫程序为：口服，初次免疫者需服疫苗3次，分别是0天、7天、28天口服，每次1粒。接受过免疫的人员可根据疫情，于流行季节前加强免疫一次，方法、剂量同前。

第三节　免疫规划

什么是免疫规划？

免疫规划又称计划免疫，是指根据特定传染病疫情的监测和人群免疫状况分析，按照规定的免疫程序有计划地进行人群预防接种，提高人群免疫水平，达到控制以至最终消灭相应传染病的目的而采取的重要措施。

免疫有什么益处？

通过诱导免疫力来预防疾病的手段——疫苗，正在全球范围被广泛性、常规性的应用，即避免疾病发生胜于发生疾病后再去治疗，让人们避免痛苦、伤残和死亡。据世界卫生组织统计，2002年全球免疫预防避免了大约200万人死亡。另外，免疫预防降低了传染病的发生，缓解了卫生工作的压力，使节约下来的经费可用于其他的卫生服务。

免疫预防是一种已经被证实的可以控制甚至消灭疾病的有效措施。1967—1977年期间世界卫生组织通过开展强化免疫活动，消灭了天花的自然流行。自1998年世界卫生组织及其合作伙伴在全球开展消灭脊髓灰质炎以来，脊灰的发病已经下降了99%，使约5百万人摆脱了瘫痪的疾患。在2000—2008年期间，全球麻疹死亡下降了78%。

传染病防治法关于免疫规划的规定有哪些？

传染病防治法第十五条规定：国家实行有计划的预防接种制度。国务院卫生行政部门和省、自治区、直辖市人民政府卫生行政部门，根据传染病预防、控制的需要，制定传染病预防接种规划并组织实施。用于预防接种的疫苗必须符合国家质量标准。国家对儿童实行预防接种证制度。国家免疫规划项目的预防接种实行免费。医疗机构、疾病预防控制机构与儿童的监护人应当相互配合，保证儿童及时接受预防接种。

什么是基础免疫？

基础免疫是指人体初次接受某种疫苗的全程、足量的预防接种。对儿童来说，基础免疫是1周岁内将麻疹、脊髓灰质炎疫苗、百白破疫苗、卡介苗和乙型肝炎疫苗、乙脑减毒活疫苗全部按照免疫程序的要求，全程、足量、有效地完成接种，使之能对针对性传染病获得最佳的免疫效果。

什么是加强免疫？

儿童接受基础免疫后，人体产生的免疫力可持续一段时间，随着时间的推移，这种免疫力将逐步降低甚至消失。为了使身体继续维持充分的免疫力，根据不同生物制品的基础免疫情况，进行同类疫苗的复种。

什么是主动免疫？

主动免疫是指在抗原的刺激下，使机体产生抗体的方法。

什么是被动免疫？

被动免疫是指将抗体直接输入人体，使机体被动接受抗体，获得特异性免疫能力。

被动免疫按获得方式分为哪几类？

（1）天然被动免疫，即在天然情况下被动获得的免疫力。例如，母体内的抗体可以通过胎盘传给胎儿，使胎儿获得一定的免疫力。一般作用时间维持在1周岁之内，以后随着儿童渐长，天然被动免疫会逐渐消失。

（2）人工被动免疫，是用人工的方法给人直接输入免疫物质（如抗毒素、丙种球蛋白、抗菌血清、抗病毒血清）而获得免疫力。这种免疫力效应快，但维持时间短。一般用于治疗或在特殊情况下用于紧急预防。

主动免疫与被动免疫有何区别？

主动免疫需要经过几天、几个星期或更长时间才能出现，但可以长久保持。

主动免疫是由机体自身免疫系统产生的保护力，对随后的感染有高度的抵抗能力；被动免疫的特点是效应快，一经输入，可立即获得免疫力，但维持时间短。

什么是免疫真空期？

在接种疫苗后，病原微生物刺激机体产生免疫力（抗体），直至产生能抵御外来病毒侵袭的有效免疫力。在产生有效免疫力的这段时间内，称之为免疫真空期。

儿童计划免疫与成人疫苗接种有何区别？

（1）儿童计划免疫是一项国策，有系统性，有一定的接种程序，带一定的强制性；成人接种是补种类，缺什么接种什么，是个人行为。

（2）儿童计划免疫许多项目是免费的（国家财政支出的），是一项儿童福利，而成人是一项保健，需自费的。

什么是国家扩大免疫规划？

为贯彻温家宝同志在第十届全国人大五次会议上提出的"扩大国家免疫规划范围，将甲肝、流脑等15种可以通过接种疫苗有效预防的传染病纳入国家免疫规划"的精神，自2008年开始，一是全国范围内在使用乙肝疫苗、卡介苗、脊灰疫苗、百白破疫苗、麻疹疫苗、白破疫苗等6种国家免疫规划疫苗基础上，以无细胞百白破疫苗替代百白破疫苗，将甲肝疫苗、流脑疫苗、乙脑疫苗、麻腮风疫苗纳入国家免疫规划，对适龄儿童进行常规接种。

二是在重点地区对重点人群进行出血热疫苗接种；发生炭疽、钩端螺旋体病疫情或发生洪涝灾害可能导致钩端螺旋体病暴发流行时，对重点人群进行炭疽疫苗和钩体疫苗应急接种。

免疫规划所用的生物制品及预防的疾病分别是什么？

2008年，我国实施扩大国家免疫规划后，儿童计划免疫接种的疫苗种类在卡介苗、脊髓灰质炎疫苗、吸附百白破三联疫苗、麻疹疫苗等"五针三粒药"的基础上，增加了乙肝疫苗、甲肝减毒活疫苗、无细胞三联、麻风疫苗、麻腮风疫苗、A群流脑疫苗、A+C群流脑疫苗、乙脑减毒活疫苗、出血热疫苗、炭疽疫苗和钩体疫苗等疫苗，可预防结核、乙肝、脊髓灰质炎、乙型脑炎、流行性脑脊髓膜炎、甲肝、百日咳、白喉、破伤风、麻疹、风疹、流行性腮腺炎、流行性出血热、炭疽和钩端螺旋体病等15种传染病。

免疫规划规定的基础免疫完成时间有哪些要求？

乙肝疫苗、卡介苗、脊灰疫苗、百白破疫苗、麻风疫苗、乙脑减毒活疫苗应在12月龄内完成接种。A群流脑疫苗在18月龄、甲肝减毒活疫苗在1岁半～2岁完成接种。A+C群流脑疫苗在3岁完成接种。

什么是儿童免疫程序？

儿童免疫程序是根据有关传染病的流行特征、免疫因素、卫生设施等条件，由国家对不同年（月）龄儿童接种何种疫苗做出的规定。包括疫苗的种类、接种起始年龄、针次、间隔、复种时间及联合免疫等。

我国现行扩大国家免疫规划疫苗程序是什么？

下表是我国现行使用的扩大国家免疫规划疫苗程序，内容包括疫苗名称、接种对象、接种剂次、接种部位、剂量和间隔时间等。

表6-1 我国现行使用的扩大国家免疫规划疫苗程序

疫苗	接种对象月（年）龄	接种剂次	接种部位	接种途径	接种剂量/剂次	备注
乙肝疫苗	0、1、6月龄	3	上臂三角肌	肌内注射	酵母苗 5 μg/0.5 mL，CHO苗 10 μg/1 mL、20 μg/1 mL	出生后24小时内接种第1剂次，第1、2剂次间隔≥28天
卡介苗	出生时	1	上臂三角肌中部略下处	皮内注射	0.1 mL	
脊灰疫苗	2、3、4月龄，4周岁	4		口服	1粒	第1、2剂次，第2、3剂次间隔均≥28天
百白破疫苗	3、4、5月龄，18～24月龄	4	上臂外侧三角肌	肌内注射	0.5 mL	第1、2剂次，第2、3剂次间隔均≥28天
白破疫苗	6周岁	1	上臂三角肌	肌内注射	0.5 mL	
麻风疫苗（麻疹疫苗）	8月龄	1	上臂外侧三角肌下缘附着处	皮下注射	0.5 mL	

续表6-1

疫苗	接种对象月（年）龄	接种剂次	接种部位	接种途径	接种剂量/剂次	备注
麻腮风疫苗（麻腮疫苗、麻疹疫苗）	18～24月龄	1	上臂外侧三角肌下缘附着处	皮下注射	0.5 mL	
乙脑减毒活疫苗	8月龄，2周岁	2	上臂外侧三角肌下缘附着处	皮下注射	0.5 mL	
A群流脑疫苗	6～18月龄	2	上臂外侧三角肌附着处	皮下注射	30 μg/0.5 mL	第1、2剂次间隔3个月
A+C流脑疫苗	3周岁，6周岁	2	上臂外侧三角肌附着处	皮下注射	100 μg/0.5 mL	2剂次间隔≥3年；第1剂次与A群流脑疫苗第2剂次间隔≥12个月
甲肝减毒活疫苗	18月龄	1	上臂外侧三角肌附着处	皮下注射	1 mL	
出血热疫苗（双价）	16～60周岁	3	上臂外侧三角肌	肌内注射	1 mL	接种第1剂次后14天接种第2剂次，第3剂次在第1剂次接种后6个月接种
炭疽疫苗	炭疽疫情发生时，病例或病畜间接接触者及疫点周围高危人群	1	上臂外侧三角肌附着处	皮上划痕	0.05 mL（2滴）	病例或病畜的直接接触者不能接种
钩体疫苗	流行地区可能接触疫水的7～60岁高危人群	2	上臂外侧三角肌附着处	皮下注射	成人第1剂0.5 mL，第2剂1.0 mL，7～13岁剂量减半，必要时7岁以下儿童依据年龄、体重酌量注射，不超过成人剂量的1/4	接种第1剂次后7～10天接种第2剂次

续表6-1

疫苗	接种对象月（年）龄	接种剂次	接种部位	接种途径	接种剂量/剂次	备注
乙脑灭活疫苗	8月龄（2剂次），2周岁，6周岁	4	上臂外侧三角肌下缘附着处	皮下注射	0.5 mL	第1、2剂次间隔7～10天
甲肝灭活疫苗	18 月 龄 ，24～30月龄	2	上臂三角肌附着处	肌内注射	0.5 mL	2剂次间隔≥6个月

注：1.CHO疫苗用于新生儿母婴阻断的剂量为20 μg/mL。

2.未收入药典的疫苗，其接种部位、途径和剂量参见疫苗使用说明书。

接种疫苗具有一定的风险，为什么国家还要下大力气推进免疫规划工作？

接种疫苗后出现不良反应的风险远远小于不开展预防接种而造成的传染病传播的风险。实施免疫前，我国疫苗针对传染病发病率非常高。自实施免疫规划以来，通过接种疫苗，大大减少了脊髓灰质炎、麻疹、百日咳、白喉、结核、破伤风、乙型肝炎等疾病的发病和死亡人数，有效地保护了广大儿童的身体健康。社会效益显著。

第四节　疑似预防接种异常反应

什么是疑似预防接种异常反应？

疑似预防接种异常反应（简称AEFI）是指在预防接种过程中或接种后发生的可能造成受种者机体组织器官或功能损害，且怀疑与预防接种有关的反应。

疑似预防接种异常反应分哪几类？

疑似预防接种异常反应分为一般反应、异常反应、接种事故、偶合症、心因性反应、不明原因反应。

什么是预防接种一般反应？

预防接种一般反应是指在预防接种后发生的，由疫苗本身所固有的特性引起的，对机体造成一过性生理功能障碍的反应。

常见的预防接种一般反应有哪些？

常见的预防接种一般反应主要有发热、局部红肿、硬结，同时可能伴有全身不适、倦怠、食欲不振、乏力等综合症状。

什么是预防接种异常反应？

预防接种异常反应是指合格的疫苗在实施规范接种过程中或者实施规范接种后造成受种者机体组织器官、功能的损害，相关各方均无过错的药品不良反应。

哪些情形不属于预防接种异常反应？

疫苗本身特性引起的接种后一般反应；因疫苗质量不合格给受种者造成的损害；因接种单位违反预防接种工作规范、免疫程序、疫苗使用指导原则、接种方案给受种者造成的损害；受种者在接种时正处于某种疾病的潜伏期或前驱期，接种后偶合发病；受种者有疫苗说明书规定的接种禁忌，在接种前受种者或者其监护人未如实提供受种者的健康状况和接种禁忌等情况，接种后受种者原有的疾病急性复发或病情加重；因心理因素发生的个体或者群体的心因性反应。

什么是预防接种偶合症？

偶合症是指受种者正处于某种疾病的潜伏期，或者存在尚未发现的基础疾病，接种后巧合发病（复发或加重）。因此偶合症的发生与疫苗本身无关。疫苗接种率越高、品种越多，发生的偶合率越大。

接种疫苗后出现的一般反应如何处理？

接种疫苗后，应在接种单位观察30分钟。有部分受种者会出现一般反应，这些症状一般会维持1～2天即可消失，不需要任何处理。受种者接种疫苗后出现的发热、局部红肿等一般反应，应适当休息，多喝开水，注意保暖，防止继发其他疾病。

关于疑似预防接种异常反应是如何监测的？

目前，在我国已建立了疑似预防接种异常反应监测系统。对疫苗接种后出现的怀疑与预防接种有关的不良反应均需要报告和监测，责任报告单位和报告人为各级各类医疗机构、疾病预防控制机构和接种单位及其执行职务的人员，发现疑似预防接种异常反应均要进行报告，必要时进行调查处理。报告和处理按照卫生部制定的《预防接种工作规范》和《预防接种异常反应鉴定办法》等规定进行。

发现或接到报告有预防接种异常反应时，应该做哪些工作？

（1）怀疑与预防接种有关的死亡、群体性反应或引起公众高度关注的事件，县级疾控机构和接种单位及其执行职务的人员，在发现后2小时内，向所在地或上级卫生行政部门和药品监督管理部门报告；（2）组织调查；（3）现场调查和收集相关资料；（4）分析资料；（5）专家讨论；（6）初步结论和建议；（7）撰写调查报告；（8）异常反应的判定；（9）预防接种异常反应的处置。

我国关于预防接种异常反应是如何实施补偿的？

《疫苗流通和预防接种管理条例》明确规定：因预防接种异常反应造成受种者死亡、严重残疾或者器官组织损伤的，应当给予一次性补偿。

异常反应符合补偿范围的补偿方式是怎么样执行的？

因接种第一类疫苗引起异常反应需要对受种者予以补偿的，补偿费用由省、自治区、直辖市人民政府部门在预防接种工作经费中安排；因接种第二类疫苗引起异常反应需要对受种者予以补偿的，补偿费用由相关的疫苗生产企业承担。预防接种异常反应具体补偿办法由省、自治区、直辖市人民政府制定。

对因异常反应引起的严重损害者，所给予的是经济补偿还是赔偿？

异常反应它是疫苗本身固有特性引起的，是不可避免的；异常反应的发生是小概率事件；异常反应既不是疫苗质量问题造成的，也不是实施差错造成的，各方均无过错。通过预防接种建立免疫屏障，保护受种者的同时，也保护了受种者周围的人群。因此，对受种者予以一定经济补偿，而不是赔偿。

第五节　冷链系统管理

什么是冷链？

冷链是保证疫苗接种质量的重要措施之一。所谓"冷链"是指疫苗从生产单位到使用单位，为保证疫苗在贮存、运输和接种过程中，都能保持在规定的温度条件下而装备的一系列设备的总称。

什么是冷链系统？

为了保证冷链的质量，在疫苗的运转过程中，加入管理因素，即人员、管理措施和保障的工作体系，用冷藏设施或设备把疫苗运转的整个过程，叫冷链系统。

如何正确使用冷藏包（箱）？

打开冷藏包后，装入冻制好的冰排，冰排的数量应根据当时的环境而定，冷藏包的内部底层应垫上能减震和吸水的毛巾或纸，放好疫苗后，检查是否有空隙，如有空隙则用报纸填充、装好后，立即扣好锁扣或拉链，方可使用。

冷藏包中疫苗摆放有什么要求？

脊灰疫苗、麻疹疫苗、麻腮风疫苗、甲肝减毒活疫苗、乙脑减毒活疫苗等放在冷藏包（箱）的底层；卡介苗、流脑疫苗放在中层，并有醒目标记；三联（包括无细胞三联）、二联、乙肝疫苗放在上层；脊灰疫苗装在塑料袋内，无包装盒的疫苗和稀释液用纱布包好，冷藏包的空隙用纱布或纸张填充，疫苗安瓿不能直接与冰排接触，防止冻结。

冰箱中疫苗存储需要注意哪些事项？

冰箱内贮存的疫苗要摆放整齐，疫苗与箱壁、疫苗与疫苗之间应留有1～2 cm的空隙，并按品名和效期分类摆放；冰箱门因经常开启，温度变化较大，门内搁架不宜放置疫苗；每天记录冰箱内的温度及运转情况。冰箱内应配有温度计，并要有温度监测记录表，每天记录冰箱内的温度（至少2次）及其运转情况。

每次冷链运转时需要做哪些工作？

疾病预防控制机构、疫苗生产企业、疫苗批发企业应对运输过程中的疫苗进行温度监测并记录。记录内容包括疫苗名称、生产企业、供货（发送）单位、数量、批号及有效期、启运和到达时间、启运和到达时的疫苗储存温度和环境温度、运输过程中的温度变化、运输工具名称和接送疫苗人员签名。疫苗的收货、验收、在库检查等记录应保存至超过疫苗有效期2年备查。

对冷链设备内存储的疫苗的温度监测有什么要求？

应采用自动温度记录仪对普通冷库、低温冷库进行温度记录；采用温度计对冰箱（包括普通冰箱、冰衬冰箱、低温冰箱）进行温度监测。温度计应分别放置在普通冰箱冷藏室及冷冻室的中间位置，冰衬冰箱的底部及接近顶盖处，低温冰箱的中间位置。每天上午和下午各进行一次温度记录。

疫苗的分发（下发）应遵循什么样的原则？

疾病预防控制机构应按照先进先出、近效期先出的原则供应或分发疫苗。

对于失效或过期的疫苗如何处理？

疾病预防控制机构、接种单位储存的疫苗因各种原因造成过期、失效时，应按照《医疗废物管理条例》的规定进行集中处置。

附　录

《中华人民共和国传染病防治法》

（1989年2月21日第七届全国人民代表大会常务委员会第六次会议通过
2004年8月28日第十届全国人民代表大会常务委员会第十一次会议修订）

第一章　总则

第一条　为了预防、控制和消除传染病的发生与流行，保障人体健康和公共卫生，制定本法。

第二条　国家对传染病防治实行预防为主的方针，防治结合、分类管理、依靠科学、依靠群众。

第三条　本法规定的传染病分为甲类、乙类和丙类。

甲类传染病是指：鼠疫、霍乱。

乙类传染病是指：传染性非典型肺炎、艾滋病、病毒性肝炎、脊髓灰质炎、人感染高致病性禽流感、麻疹、流行性出血热、狂犬病、流行性乙型脑炎、登革热、炭疽、细菌性和阿米巴性痢疾、肺结核、伤寒和副伤寒、流行性脑脊髓膜炎、百日咳、白喉、新生儿破伤风、猩红热、布鲁氏菌病、淋病、梅毒、钩端螺旋体病、血吸虫病、疟疾。

丙类传染病是指：流行性感冒、流行性腮腺炎、风疹、急性出血性结膜炎、麻风病、流行性和地方性斑疹伤寒、黑热病、包虫病、丝虫病，除霍乱、细菌性和阿米巴性痢疾、伤寒和副伤寒以外的感染性腹泻病。

上述规定以外的其他传染病，根据其暴发、流行情况和危害程度，需要列入乙类、丙类传染病的，由国务院卫生行政部门决定并予以公布。

第四条　对乙类传染病中传染性非典型肺炎、炭疽中的肺炭疽和人感染高致病性禽流感，采取本法所称甲类传染病的预防、控制措施。其他乙类传染病和突发原因不明的传染病需要采取本法所称甲类传染病的预防、控制措施的，由国务院卫生行政部门及时报经国务院批准后予以公布、实施。

省、自治区、直辖市人民政府对本行政区域内常见、多发的其他地方性传染病，可以根据情况决定按照乙类或者丙类传染病管理并予以公布，报国务院卫生行政部门备案。

第五条　各级人民政府领导传染病防治工作。

县级以上人民政府制定传染病防治规划并组织实施，建立健全传染病防治的疾病预防控制、医疗救治和监督管理体系。

第六条　国务院卫生行政部门主管全国传染病防治及其监督管理工作。县级以上地方人民政府卫生行政部门负责本行政区域内的传染病防治及其监督管理工作。

县级以上人民政府其他部门在各自的职责范围内负责传染病防治工作。

军队的传染病防治工作，依照本法和国家有关规定办理，由中国人民解放军卫生主管部门实施监督管理。

第七条　各级疾病预防控制机构承担传染病监测、预测、流行病学调查、疫情报告以及其他预防、控制工作。

医疗机构承担与医疗救治有关的传染病防治工作和责任区域内的传染病预防工作。城市社区和农村基层医疗机构在疾病预防控制机构的指导下，承担城市社区、农村基层相应的传染病防治工作。

第八条　国家发展现代医学和中医药等传统医学，支持和鼓励开展传染病防治的科学研究，提高传染病防治的科学技术水平。

国家支持和鼓励开展传染病防治的国际合作。

第九条　国家支持和鼓励单位和个人参与传染病防治工作。各级人民政府应当完善有关制度，方便单位和个人参与防治传染病的宣传教育、疫情报告、志愿服务和捐赠活动。

居民委员会、村民委员会应当组织居民、村民参与社区、农村的传染病预防与控制活动。

第十条　国家开展预防传染病的健康教育。新闻媒体应当无偿开展传染病防治和公共卫生教育的公益宣传。

各级各类学校应当对学生进行健康知识和传染病预防知识的教育。

医学院校应当加强预防医学教育和科学研究，对在校学生以及其他与传染病防治相关人员进行预防医学教育和培训，为传染病防治工作提供技术支持。

疾病预防控制机构、医疗机构应当定期对其工作人员进行传染病防治知识、技能的培训。

第十一条　对在传染病防治工作中做出显著成绩和贡献的单位和个人，给予表彰和奖励。

对因参与传染病防治工作致病、致残、死亡的人员，按照有关规定给予补助、抚恤。

第十二条　在中华人民共和国领域内的一切单位和个人，必须接受疾病预防控制机构、医疗机构有关传染病的调查、检验、采集样本、隔离治疗等预防、控制措施，如实提供有关情况。疾病预防控制机构、医疗机构不得泄露涉及个人隐私的有关信息、资料。

卫生行政部门以及其他有关部门、疾病预防控制机构和医疗机构因违法实施行政管理或者预防、控制措施，侵犯单位和个人合法权益的，有关单位和个人可以依法申请行政复议或者提起诉讼。

第二章　传染病预防

第十三条　各级人民政府组织开展群众性卫生活动，进行预防传染病的健康教育，倡导文明健康的生活方式，提高公众对传染病的防治意识和应对能力，加强环境卫生建设，消除鼠害和蚊、蝇等病媒生物的危害。

各级人民政府农业、水利、林业行政部门按照职责分工负责指导和组织消除农田、湖区、河流、牧场、林区的鼠害与血吸虫危害，以及其他传播传染病的动物和病媒生物的危害。

铁路、交通、民用航空行政部门负责组织消除交通工具以及相关场所的鼠害和蚊、蝇等病媒生物的危害。

第十四条　地方各级人民政府应当有计划地建设和改造公共卫生设施，改善饮用水卫生条件，对污水、污物、粪便进行无害化处置。

第十五条　国家实行有计划的预防接种制度。国务院卫生行政部门和省、自治区、直辖市人民政府卫生行政部门，根据传染病预防、控制的需要，制定传染病预防接种规划并组织实施。用于预防接种的疫苗必须符合国家质量标准。

国家对儿童实行预防接种证制度。国家免疫规划项目的预防接种实行免费。医疗机构、疾病预防控制机构与儿童的监护人应当相互配合，保证儿童及时接受预防接种。具体办法由国务院制定。

第十六条　国家和社会应当关心、帮助传染病病人、病原携带者和疑似传染病病人，使其得到及时救治。任何单位和个人不得歧视传染病病人、病原携带者和疑似传染病病人。

传染病病人、病原携带者和疑似传染病病人，在治愈前或者在排除传染病嫌疑前，不得从事法律、行政法规和国务院卫生行政部门规定禁止从事的易使该传染病扩散的工作。

第十七条　国家建立传染病监测制度。

国务院卫生行政部门制定国家传染病监测规划和方案。省、自治区、直辖市人民政府卫生行政部门根据国家传染病监测规划和方案，制定本行政区域的传染病监测计划和工作方案。

各级疾病预防控制机构对传染病的发生、流行以及影响其发生、流行的因素，进行监测；对国外发生、国内尚未发生的传染病或者国内新发生的传染病，进行监测。

第十八条　各级疾病预防控制机构在传染病预防控制中履行下列职责：

（一）实施传染病预防控制规划、计划和方案；

（二）收集、分析和报告传染病监测信息，预测传染病的发生、流行趋势；

（三）开展对传染病疫情和突发公共卫生事件的流行病学调查、现场处理及其效果评价；

（四）开展传染病实验室检测、诊断、病原学鉴定；

（五）实施免疫规划，负责预防性生物制品的使用管理；

（六）开展健康教育、咨询，普及传染病防治知识；

（七）指导、培训下级疾病预防控制机构及其工作人员开展传染病监测工作；

（八）开展传染病防治应用性研究和卫生评价，提供技术咨询。

国家、省级疾病预防控制机构负责对传染病发生、流行以及分布进行监测，对重大传染病流行趋势进行预测，提出预防控制对策，参与并指导对暴发的疫情进行调查处理，开展传染病病原学鉴定，建立检测质量控制体系，开展应用性研究和卫生评价。

设区的市和县级疾病预防控制机构负责传染病预防控制规划、方案的落实，组织实施免疫、消毒、控制病媒生物的危害，普及传染病防治知识，负责本地区疫情和突发公共卫生事件的监测、报告，开展流行病学调查和常见病原微生物的检测。

第十九条　国家建立传染病预警制度。

国务院卫生行政部门和省、自治区、直辖市人民政府根据传染病发生、流行趋势的预测，及时发出传染病预警，根据情况予以公布。

第二十条　县级以上地方人民政府应当制定传染病预防、控制预案，报上一级人民政府备案。

传染病预防、控制预案应当包括以下主要内容：

（一）传染病预防控制指挥部的组成和相关部门的职责；

（二）传染病的监测、信息收集、分析、报告、通报制度；

（三）疾病预防控制机构、医疗机构在发生传染病疫情时的任务与职责；

（四）传染病暴发、流行情况的分级以及相应的应急工作方案；

（五）传染病预防、疫点疫区现场控制，应急设施、设备、救治药品和医疗器械以及其他物资和技术的储备与调用。

地方人民政府和疾病预防控制机构接到国务院卫生行政部门或者省、自治区、直辖市人民政府发出的传染病预警后，应当按照传染病预防、控制预案，采取相应的预防、控制措施。

第二十一条　医疗机构必须严格执行国务院卫生行政部门规定的管理制度、操作规范，防止传染病的医源性感染和医院感染。

医疗机构应当确定专门的部门或者人员，承担传染病疫情报告、本单位的传染病预防、控制以及责任区域内的传染病预防工作；承担医疗活动中与医院感染有关的危险因素监测、安全防护、消毒、隔离和医疗废物处置工作。

疾病预防控制机构应当指定专门人员负责对医疗机构内传染病预防工作进行指导、考核，开展流行病学调查。

第二十二条　疾病预防控制机构、医疗机构的实验室和从事病原微生物实验的单位，应当符合国家规定的条件和技术标准，建立严格的监督管理制度，对传染病病原体样本按照规定的措施实行严格监督管理，严防传染病病原体的实验室感染和病原微生物的扩散。

第二十三条　采供血机构、生物制品生产单位必须严格执行国家有关规定，保证血液、血液制品的质量。禁止非法采集血液或者组织他人出卖血液。

疾病预防控制机构、医疗机构使用血液和血液制品，必须遵守国家有关规定，防止因输入血液、使用血液制品引起经血液传播疾病的发生。

第二十四条　各级人民政府应当加强艾滋病的防治工作，采取预防、控制措施，防止艾滋病的传播。具体办法由国务院制定。

第二十五条　县级以上人民政府农业、林业行政部门以及其他有关部门，依据各自的职责负责与人畜共患传染病有关的动物传染病的防治管理工作。

与人畜共患传染病有关的野生动物、家畜家禽，经检疫合格后，方可出售、运输。

第二十六条　国家建立传染病菌种、毒种库。

对传染病菌种、毒种和传染病检测样本的采集、保藏、携带、运输和使用实行分类管理，建立健全严格的管理制度。

对可能导致甲类传染病传播的以及国务院卫生行政部门规定的菌种、毒种和传染病检测样本，确需采集、保藏、携带、运输和使用的，须经省级以上人民政府卫生行政部门批准。具体办法由国务院制定。

第二十七条　对被传染病病原体污染的污水、污物、场所和物品，有关单位和个人必须在疾病预防控制机构的指导下或者按照其提出的卫生要求，进行严格消毒处理；拒绝消毒处理的，由当地卫生行政部门或者疾病预防控制机构进行强制消毒处理。

第二十八条　在国家确认的自然疫源地计划兴建水利、交通、旅游、能源等大型建设项目的，应当事先由省级以上疾病预防控制机构对施工环境进行卫生调查。建设单位应当根据疾病预防控制机构的意见，采取必要的传染病预防、控制措施。施工期间，建设单位应当设专人负责工地上的卫生防疫工作。工程竣工后，疾病预防控制机构应当对可能发生的传染病进行监测。

第二十九条　用于传染病防治的消毒产品、饮用水供水单位供应的饮用水和涉及饮用水卫生安全的产品，应当符合国家卫生标准和卫生规范。

饮用水供水单位从事生产或者供应活动，应当依法取得卫生许可证。

生产用于传染病防治的消毒产品的单位和生产用于传染病防治的消毒产品，应当经省级以上人民政府卫生行政部门审批。具体办法由国务院制定。

第三章　疫情报告、通报和公布

第三十条　疾病预防控制机构、医疗机构和采供血机构及其执行职务的人员发现本法规定的传染病疫情或者发现其他传染病暴发、流行以及突发原因不明的传染病时，应当遵循疫情报告属地管理原则，按照国务院规定的或者国务院卫生行政部门规定的内容、程序、方式和时限报告。

军队医疗机构向社会公众提供医疗服务，发现前款规定的传染病疫情时，应当按照国务院卫生行政部门的规定报告。

第三十一条　任何单位和个人发现传染病病人或者疑似传染病病人时，应当及时向附近的疾病预防控制机构或者医疗机构报告。

第三十二条　港口、机场、铁路疾病预防控制机构以及国境卫生检疫机关发现甲类传染病病人、病原携带者、疑似传染病病人时，应当按照国家有关规定立即向国境口岸所在地的疾病预防控制机构或者所在地县级以上地方人民政府卫生行政部门报告并互相通报。

第三十三条　疾病预防控制机构应当主动收集、分析、调查、核实传染病疫情信息。接到甲类、乙类传染病疫情报告或者发现传染病暴发、流行时，应当立即报告当地卫生行政部门，由当地卫生行政部门立即报告当地人民政府，同时报告上级卫生行政部门和国务院卫生行政部门。

疾病预防控制机构应当设立或者指定专门的部门、人员负责传染病疫情信息管理工作，及时对疫情报告进行核实、分析。

第三十四条　县级以上地方人民政府卫生行政部门应当及时向本行政区域内的疾病预防控制机构和医疗机构通报传染病疫情以及监测、预警的相关信息。接到通报的疾病预防控制机构和医疗机构应当及时告知本单位的有关人员。

第三十五条　国务院卫生行政部门应当及时向国务院其他有关部门和各省、自治区、直辖市人民政府卫生行政部门通报全国传染病疫情以及监测、预警的相关信息。

毗邻的以及相关的地方人民政府卫生行政部门，应当及时互相通报本行政区域的传染病疫情以及监测、预警的相关信息。

县级以上人民政府有关部门发现传染病疫情时，应当及时向同级人民政府卫生行政部门通报。

中国人民解放军卫生主管部门发现传染病疫情时，应当向国务院卫生行政部门通报。

第三十六条　动物防疫机构和疾病预防控制机构，应当及时互相通报动物间和人间发生的人畜共患传染病疫情以及相关信息。

第三十七条　依照本法的规定负有传染病疫情报告职责的人民政府有关部门、疾病预防控制机构、医疗机构、采供血机构及其工作人员，不得隐瞒、谎报、缓报传染病疫情。

第三十八条　国家建立传染病疫情信息公布制度。

国务院卫生行政部门定期公布全国传染病疫情信息。省、自治区、直辖市人民政府卫生行政部门定期公布本行政区域的传染病疫情信息。

传染病暴发、流行时，国务院卫生行政部门负责向社会公布传染病疫情信息，并可以授权省、自治区、直辖市人民政府卫生行政部门向社会公布本行政区域的传染病疫情信息。

公布传染病疫情信息应当及时、准确。

第四章　疫情控制

第三十九条　医疗机构发现甲类传染病时，应当及时采取下列措施：

（一）对病人、病原携带者，予以隔离治疗，隔离期限根据医学检查结果确定；

（二）对疑似病人，确诊前在指定场所单独隔离治疗；

（三）对医疗机构内的病人、病原携带者、疑似病人的密切接触者，在指定场所进行医学观察和采取其他必要的预防措施。

拒绝隔离治疗或者隔离期未满擅自脱离隔离治疗的，可以由公安机关协助医疗机构采取强制隔离治疗措施。

医疗机构发现乙类或者丙类传染病病人，应当根据病情采取必要的治疗和控制传播措施。

医疗机构对本单位内被传染病病原体污染的场所、物品以及医疗废物，必须依照法律、法规的规定实施消毒和无害化处置。

第四十条　疾病预防控制机构发现传染病疫情或者接到传染病疫情报告时，应当及时采取下列措施：

（一）对传染病疫情进行流行病学调查，根据调查情况提出划定疫点、疫区的建议，对被污染的场所进行卫生处理，对密切接触者，在指定场所进行医学观察和采取其他必要的预防措施，并向卫生行政部门提出疫情控制方案；

（二）传染病暴发、流行时，对疫点、疫区进行卫生处理，向卫生行政部门提出疫情控制方案，并按照卫生行政部门的要求采取措施；

（三）指导下级疾病预防控制机构实施传染病预防、控制措施，组织、指导有关单位对传染病疫情的处理。

第四十一条　对已经发生甲类传染病病例的场所或者该场所内的特定区域的人员，所在地的县级以上地方人民政府可以实施隔离措施，并同时向上一级人民政府报告；接到报告的上级人民政府应当即时做出是否批准的决定。上级人民政府做出不予批准决定的，实施隔离措施的人民政府应当立即解除隔离措施。

在隔离期间，实施隔离措施的人民政府应当对被隔离人员提供生活保障；被隔离人员有工作单位的，所在单位不得停止支付其隔离期间的工作报酬。

隔离措施的解除，由原决定机关决定并宣布。

第四十二条　传染病暴发、流行时，县级以上地方人民政府应当立即组织力量，按照预防、控制预案进行防治，切断传染病的传播途径，必要时，报经上一级人民政府决定，可以采取下列紧急措施并予以公告：

（一）限制或者停止集市、影剧院演出或者其他人群聚集的活动；

（二）停工、停业、停课；

（三）封闭或者封存被传染病病原体污染的公共饮用水源、食品以及相关物品；

（四）控制或者扑杀染疫野生动物、家畜家禽；

（五）封闭可能造成传染病扩散的场所。

上级人民政府接到下级人民政府关于采取前款所列紧急措施的报告时，应当即时做出决定。

紧急措施的解除，由原决定机关决定并宣布。

第四十三条　甲类、乙类传染病暴发、流行时，县级以上地方人民政府报经上一级人民政府决定，可以宣布本行政区域部分或者全部为疫区；国务院可以决定并宣布跨省、自治区、直辖市的疫区。县级以上地方人民政府可以在疫区内采取本法第四十二条规定的紧急措施，并可以对出入疫区的人员、物资和交通工具实施卫生检疫。

省、自治区、直辖市人民政府可以决定对本行政区域内的甲类传染病疫区实施封锁；但是，封锁大、中城市的疫区或者封锁跨省、自治区、直辖市的疫区，以及封锁疫区导致中断干线交通或者封锁国境的，由国务院决定。

疫区封锁的解除，由原决定机关决定并宣布。

第四十四条　发生甲类传染病时，为了防止该传染病通过交通工具及其乘运的人员、物资传播，可以实施交通卫生检疫。具体办法由国务院制定。

第四十五条　传染病暴发、流行时，根据传染病疫情控制的需要，国务院有权在全国范围或者跨省、自治区、直辖市范围内，县级以上地方人民政府有权在本行政区域内紧急调集人员或者调用储备物资，临时征用房屋、交通工具以及相关设施、设备。

紧急调集人员的，应当按照规定给予合理报酬。临时征用房屋、交通工具以及相关设施、设备的，应当依法给予补偿；能返还的，应当及时返还。

第四十六条　患甲类传染病、炭疽死亡的，应当将尸体立即进行卫生处理，就近火化。患其他传染病死亡的，必要时，应当将尸体进行卫生处理后火化或者按照规定深埋。

为了查找传染病病因，医疗机构在必要时可以按照国务院卫生行政部门的规定，对传染病病人尸体或者疑似传染病病人尸体进行解剖查验，并应当告知死者家属。

第四十七条　疫区中被传染病病原体污染或者可能被传染病病原体污染的物品，经消毒可以使用的，应当在当地疾病预防控制机构的指导下，进行消毒处理后，方可使用、出售和运输。

第四十八条　发生传染病疫情时，疾病预防控制机构和省级以上人民政府卫生行政部门指派的其他与传染病有关的专业技术机构，可以进入传染病疫点、疫区进行调查、采集样本、技术分析和检验。

第四十九条　传染病暴发、流行时，药品和医疗器械生产、供应单位应当及时生产、供应防治传染病的药品和医疗器械。铁路、交通、民用航空经营单位必须优先运送处理传染病疫情的人员以及防治传染病的药品和医疗器械。县级以上人民政府有关部门应当做好组织协调工作。

第五章　医疗救治

第五十条　县级以上人民政府应当加强和完善传染病医疗救治服务网络的建

设，指定具备传染病救治条件和能力的医疗机构承担传染病救治任务，或者根据传染病救治需要设置传染病医院。

第五十一条　医疗机构的基本标准、建筑设计和服务流程，应当符合预防传染病医院感染的要求。

医疗机构应当按照规定对使用的医疗器械进行消毒；对按照规定一次使用的医疗器具，应当在使用后予以销毁。

医疗机构应当按照国务院卫生行政部门规定的传染病诊断标准和治疗要求，采取相应措施，提高传染病医疗救治能力。

第五十二条　医疗机构应当对传染病病人或者疑似传染病病人提供医疗救护、现场救援和接诊治疗，书写病历记录以及其他有关资料，并妥善保管。

医疗机构应当实行传染病预检、分诊制度；对传染病病人、疑似传染病病人，应当引导至相对隔离的分诊点进行初诊。医疗机构不具备相应救治能力的，应当将患者及其病历记录复印件一并转至具备相应救治能力的医疗机构。具体办法由国务院卫生行政部门规定。

第六章　监督管理

第五十三条　县级以上人民政府卫生行政部门对传染病防治工作履行下列监督检查职责：

（一）对下级人民政府卫生行政部门履行本法规定的传染病防治职责进行监督检查；

（二）对疾病预防控制机构、医疗机构的传染病防治工作进行监督检查；

（三）对采供血机构的采供血活动进行监督检查；

（四）对用于传染病防治的消毒产品及其生产单位进行监督检查，并对饮用水供水单位从事生产或者供应活动以及涉及饮用水卫生安全的产品进行监督检查；

（五）对传染病菌种、毒种和传染病检测样本的采集、保藏、携带、运输、使用进行监督检查；

（六）对公共场所和有关单位的卫生条件和传染病预防、控制措施进行监督检查。

省级以上人民政府卫生行政部门负责组织对传染病防治重大事项的处理。

第五十四条　县级以上人民政府卫生行政部门在履行监督检查职责时，有权进入被检查单位和传染病疫情发生现场调查取证，查阅或者复制有关的资料和采集样本。被检查单位应当予以配合，不得拒绝、阻挠。

第五十五条　县级以上地方人民政府卫生行政部门在履行监督检查职责时，发现被传染病病原体污染的公共饮用水源、食品以及相关物品，如不及时采取控制措施可能导致传染病传播、流行的，可以采取封闭公共饮用水源、封存食品以及相关物品或者暂停销售的临时控制措施，并予以检验或者进行消毒。经检验，属于被污染的食品，应当予以销毁；对未被污染的食品或者经消毒后可以使用的物品，应当解除控制措施。

第五十六条　卫生行政部门工作人员依法执行职务时，应当不少于两人，并出示执法证件，填写卫生执法文书。

卫生执法文书经核对无误后，应当由卫生执法人员和当事人签名。当事人拒绝签名的，卫生执法人员应当注明情况。

第五十七条　卫生行政部门应当依法建立健全内部监督制度，对其工作人员依据法定职权和程序履行职责的情况进行监督。

上级卫生行政部门发现下级卫生行政部门不及时处理职责范围内的事项或者不履行职责的，应当责令纠正或者直接予以处理。

第五十八条　卫生行政部门及其工作人员履行职责，应当自觉接受社会和公民的监督。单位和个人有权向上级人民政府及其卫生行政部门举报违反本法的行为。接到举报的有关人民政府或者其卫生行政部门，应当及时调查处理。

第七章　保障措施

第五十九条　国家将传染病防治工作纳入国民经济和社会发展计划，县级以上地方人民政府将传染病防治工作纳入本行政区域的国民经济和社会发展计划。

第六十条　县级以上地方人民政府按照本级政府职责负责本行政区域内传染病预防、控制、监督工作的日常经费。

国务院卫生行政部门会同国务院有关部门，根据传染病流行趋势，确定全国传染病预防、控制、救治、监测、预测、预警、监督检查等项目。中央财政对困难地区实施重大传染病防治项目给予补助。

省、自治区、直辖市人民政府根据本行政区域内传染病流行趋势，在国务院卫生行政部门确定的项目范围内，确定传染病预防、控制、监督等项目，并保障项目的实施经费。

第六十一条　国家加强基层传染病防治体系建设，扶持贫困地区和少数民族地区的传染病防治工作。

地方各级人民政府应当保障城市社区、农村基层传染病预防工作的经费。

第六十二条　国家对患有特定传染病的困难人群实行医疗救助，减免医疗费用。具体办法由国务院卫生行政部门会同国务院财政部门等部门制定。

第六十三条　县级以上人民政府负责储备防治传染病的药品、医疗器械和其他物资，以备调用。

第六十四条　对从事传染病预防、医疗、科研、教学、现场处理疫情的人员，以及在生产、工作中接触传染病病原体的其他人员，有关单位应当按照国家规定，采取有效的卫生防护措施和医疗保健措施，并给予适当的津贴。

第八章　法律责任

第六十五条　地方各级人民政府未依照本法的规定履行报告职责，或者隐瞒、谎报、缓报传染病疫情，或者在传染病暴发、流行时，未及时组织救治、采取控制措施的，由上级人民政府责令改正，通报批评；造成传染病传播、流行或者其他严重后果的，对负有责任的主管人员，依法给予行政处分；构成犯罪的，依法追究刑事责任。

第六十六条　县级以上人民政府卫生行政部门违反本法规定，有下列情形之一的，由本级人民政府、上级人民政府卫生行政部门责令改正，通报批评；造成传染病传播、流行或者其他严重后果的，对负有责任的主管人员和其他直接责任人员，依法给予行政处分；构成犯罪的，依法追究刑事责任：

（一）未依法履行传染病疫情通报、报告或者公布职责，或者隐瞒、谎报、缓报传染病疫情的；

（二）发生或者可能发生传染病传播时未及时采取预防、控制措施的；

（三）未依法履行监督检查职责，或者发现违法行为不及时查处的；

（四）未及时调查、处理单位和个人对下级卫生行政部门不履行传染病防治职责的举报的；

（五）违反本法的其他失职、渎职行为。

第六十七条　县级以上人民政府有关部门未依照本法的规定履行传染病防治和保障职责的，由本级人民政府或者上级人民政府有关部门责令改正，通报批评；造成传染病传播、流行或者其他严重后果的，对负有责任的主管人员和其他直接责任人员，依法给予行政处分；构成犯罪的，依法追究刑事责任。

第六十八条　疾病预防控制机构违反本法规定，有下列情形之一的，由县级以上人民政府卫生行政部门责令限期改正，通报批评，给予警告；对负有责任的主管人员和其他直接责任人员，依法给予降级、撤职、开除的处分，并可以依法吊销有关责任人员的执业证书；构成犯罪的，依法追究刑事责任：

（一）未依法履行传染病监测职责的；

（二）未依法履行传染病疫情报告、通报职责，或者隐瞒、谎报、缓报传染病疫情的；

（三）未主动收集传染病疫情信息，或者对传染病疫情信息和疫情报告未及时进行分析、调查、核实的；

（四）发现传染病疫情时，未依据职责及时采取本法规定的措施的；

（五）故意泄露传染病病人、病原携带者、疑似传染病病人、密切接触者涉及个人隐私的有关信息、资料的。

第六十九条　医疗机构违反本法规定，有下列情形之一的，由县级以上人民政府卫生行政部门责令改正，通报批评，给予警告；造成传染病传播、流行或者其他严重后果的，对负有责任的主管人员和其他直接责任人员，依法给予降级、撤职、开除的处分，并可以依法吊销有关责任人员的执业证书；构成犯罪的，依法追究刑事责任：

（一）未按照规定承担本单位的传染病预防、控制工作、医院感染控制任务和责任区域内的传染病预防工作的；

（二）未按照规定报告传染病疫情，或者隐瞒、谎报、缓报传染病疫情的；

（三）发现传染病疫情时，未按照规定对传染病病人、疑似传染病病人提供医疗救护、现场救援、接诊、转诊的，或者拒绝接受转诊的；

（四）未按照规定对本单位内被传染病病原体污染的场所、物品以及医疗废物实施消毒或者无害化处置的；

（五）未按照规定对医疗器械进行消毒，或者对按照规定一次使用的医疗器具未予销毁，再次使用的；

（六）在医疗救治过程中未按照规定保管医学记录资料的；

（七）故意泄露传染病病人、病原携带者、疑似传染病病人、密切接触者涉及个人隐私的有关信息、资料的。

第七十条　采供血机构未按照规定报告传染病疫情，或者隐瞒、谎报、缓报传染病疫情，或者未执行国家有关规定，导致因输入血液引起经血液传播疾病发生的，由县级以上人民政府卫生行政部门责令改正，通报批评，给予警告；造成传染病传播、流行或者其他严重后果的，对负有责任的主管人员和其他直接责任人员，依法给予降级、撤职、开除的处分，并可以依法吊销采供血机构的执业许可证；构成犯罪的，依法追究刑事责任。

非法采集血液或者组织他人出卖血液的，由县级以上人民政府卫生行政部门予以取缔，没收违法所得，可以并处十万元以下的罚款；构成犯罪的，依法追究刑事责任。

第七十一条　国境卫生检疫机关、动物防疫机构未依法履行传染病疫情通报职责的，由有关部门在各自职责范围内责令改正，通报批评；造成传染病传播、流行或者其他严重后果的，对负有责任的主管人员和其他直接责任人员，依法给予降级、撤职、开除的处分；构成犯罪的，依法追究刑事责任。

第七十二条　铁路、交通、民用航空经营单位未依照本法的规定优先运送处理传染病疫情的人员以及防治传染病的药品和医疗器械的，由有关部门责令限期改正，给予警告；造成严重后果的，对负有责任的主管人员和其他直接责任人员，依法给予降级、撤职、开除的处分。

第七十三条 违反本法规定，有下列情形之一，导致或者可能导致传染病传播、流行的，由县级以上人民政府卫生行政部门责令限期改正，没收违法所得，可以并处五万元以下的罚款；已取得许可证的，原发证部门可以依法暂扣或者吊销许可证；构成犯罪的，依法追究刑事责任：

（一）饮用水供水单位供应的饮用水不符合国家卫生标准和卫生规范的；

（二）涉及饮用水卫生安全的产品不符合国家卫生标准和卫生规范的；

（三）用于传染病防治的消毒产品不符合国家卫生标准和卫生规范的；

（四）出售、运输疫区中被传染病病原体污染或者可能被传染病病原体污染的物品，未进行消毒处理的；

（五）生物制品生产单位生产的血液制品不符合国家质量标准的。

第七十四条 违反本法规定，有下列情形之一的，由县级以上地方人民政府卫生行政部门责令改正，通报批评，给予警告，已取得许可证的，可以依法暂扣或者吊销许可证；造成传染病传播、流行以及其他严重后果的，对负有责任的主管人员和其他直接责任人员，依法给予降级、撤职、开除的处分，并可以依法吊销有关责任人员的执业证书；构成犯罪的，依法追究刑事责任：

（一）疾病预防控制机构、医疗机构和从事病原微生物实验的单位，不符合国家规定的条件和技术标准，对传染病病原体样本未按照规定进行严格管理，造成实验室感染和病原微生物扩散的；

（二）违反国家有关规定，采集、保藏、携带、运输和使用传染病菌种、毒种和传染病检测样本的；

（三）疾病预防控制机构、医疗机构未执行国家有关规定，导致因输入血液、使用血液制品引起经血液传播疾病发生的。

第七十五条 未经检疫出售、运输与人畜共患传染病有关的野生动物、家畜家禽的，由县级以上地方人民政府畜牧兽医行政部门责令停止违法行为，并依法给予行政处罚。

第七十六条 在国家确认的自然疫源地兴建水利、交通、旅游、能源等大型建设项目，未经卫生调查进行施工的，或者未按照疾病预防控制机构的意见采取必要的传染病预防、控制措施的，由县级以上人民政府卫生行政部门责令限期改正，给予警告，处五千元以上三万元以下的罚款；逾期不改正的，处三万元以上十万元以下的罚款，并可以提请有关人民政府依据职责权限，责令停建、关闭。

第七十七条 单位和个人违反本法规定，导致传染病传播、流行，给他人人身、财产造成损害的，应当依法承担民事责任。

第九章　附则

第七十八条　本法中下列用语的含义：

（一）传染病病人、疑似传染病病人：指根据国务院卫生行政部门发布的《中华人民共和国传染病防治法规定管理的传染病诊断标准》，符合传染病病人和疑似传染病病人诊断标准的人。

（二）病原携带者：指感染病原体无临床症状但能排出病原体的人。

（三）流行病学调查：指对人群中疾病或者健康状况的分布及其决定因素进行调查研究，提出疾病预防控制措施及保健对策。

（四）疫点：指病原体从传染源向周围播散的范围较小或者单个疫源地。

（五）疫区：指传染病在人群中暴发、流行，其病原体向周围播散时所能波及的地区。

（六）人畜共患传染病：指人与脊椎动物共同罹患的传染病，如鼠疫、狂犬病、血吸虫病等。

（七）自然疫源地：指某些可引起人类传染病的病原体在自然界的野生动物中长期存在和循环的地区。

（八）病媒生物：指能够将病原体从人或者其他动物传播给人的生物，如蚊、蝇、蚤类等。

（九）医源性感染：指在医学服务中，因病原体传播引起的感染。

（十）医院感染：指住院病人在医院内获得的感染，包括在住院期间发生的感染和在医院内获得出院后发生的感染，但不包括入院前已开始或者入院时已处于潜伏期的感染。医院工作人员在医院内获得的感染也属医院感染。

（十一）实验室感染：指从事实验室工作时，因接触病原体所致的感染。

（十二）菌种、毒种：指可能引起本法规定的传染病发生的细菌菌种、病毒毒种。

（十三）消毒：指用化学、物理、生物的方法杀灭或者消除环境中的病原微生物。

（十四）疾病预防控制机构：指从事疾病预防控制活动的疾病预防控制中心以及与上述机构业务活动相同的单位。

（十五）医疗机构：指按照《医疗机构管理条例》取得医疗机构执业许可证，从事疾病诊断、治疗活动的机构。

第七十九条　传染病防治中有关食品、药品、血液、水、医疗废物和病原微生物的管理以及动物防疫和国境卫生检疫，本法未规定的，分别适用其他有关法律、行政法规的规定。

第八十条　本法自2004年12月1日起施行。

突发公共卫生事件应急条例

第一章 总则

第一条 为了有效预防、及时控制和消除突发公共卫生事件的危害，保障公众身体健康与生命安全，维护正常的社会秩序，制定本条例。

第二条 本条例所称突发公共卫生事件（以下简称突发事件），是指突然发生，造成或者可能造成社会公众健康严重损害的重大传染病疫情、群体性不明原因疾病、重大食物和职业中毒以及其他严重影响公众健康的事件。

第三条 突发事件发生后，国务院设立全国突发事件应急处理指挥部，由国务院有关部门和军队有关部门组成，国务院主管领导人担任总指挥，负责对全国突发事件应急处理的统一领导、统一指挥。

国务院卫生行政主管部门和其他有关部门，在各自的职责范围内做好突发事件应急处理的有关工作。

第四条 突发事件发生后，省、自治区、直辖市人民政府成立地方突发事件应急处理指挥部，省、自治区、直辖市人民政府主要领导人担任总指挥，负责领导、指挥本行政区域内突发事件应急处理工作。

县级以上地方人民政府卫生行政主管部门，具体负责组织突发事件的调查、控制和医疗救治工作。

县级以上地方人民政府有关部门，在各自的职责范围内做好突发事件应急处理的有关工作。

第五条 突发事件应急工作，应当遵循预防为主、常备不懈的方针，贯彻统一领导、分级负责、反应及时、措施果断、依靠科学、加强合作的原则。

第六条 县级以上各级人民政府应当组织开展防治突发事件相关科学研究，建立突发事件应急流行病学调查、传染源隔离、医疗救护、现场处置、监督检查、监测检验、卫生防护等有关物资、设备、设施、技术与人才资源储备，所需经费列入本级政府财政预算。

国家对边远贫困地区突发事件应急工作给予财政支持。

第七条 国家鼓励、支持开展突发事件监测、预警、反应处理有关技术的国际交流与合作。

第八条 国务院有关部门和县级以上地方人民政府及其有关部门，应当建立严格的突发事件防范和应急处理责任制，切实履行各自的职责，保证突发事件应急处理工作的正常进行。

第九条 县级以上各级人民政府及其卫生行政主管部门，应当对参加突发事件应急处理的医疗卫生人员，给予适当补助和保健津贴；对参加突发事件应急处理做出贡献的人员，给予表彰和奖励；对因参与应急处理工作致病、致残、死亡的人员，按照国家有关规定，给予相应的补助和抚恤。

第二章　预防与应急准备

第十条　国务院卫生行政主管部门按照分类指导、快速反应的要求，制定全国突发事件应急预案，报请国务院批准。

省、自治区、直辖市人民政府根据全国突发事件应急预案，结合本地实际情况，制定本行政区域的突发事件应急预案。

第十一条　全国突发事件应急预案应当包括以下主要内容：

（一）突发事件应急处理指挥部的组成和相关部门的职责；

（二）突发事件的监测与预警；

（三）突发事件信息的收集、分析、报告、通报制度；

（四）突发事件应急处理技术和监测机构及其任务；

（五）突发事件的分级和应急处理工作方案；

（六）突发事件预防、现场控制，应急设施、设备、救治药品和医疗器械以及其他物资和技术的储备与调度；

（七）突发事件应急处理专业队伍的建设和培训。

第十二条　突发事件应急预案应当根据突发事件的变化和实施中发现的问题及时进行修订、补充。

第十三条　地方各级人民政府应当依照法律、行政法规的规定，做好传染病预防和其他公共卫生工作，防范突发事件的发生。

县级以上各级人民政府卫生行政主管部门和其他有关部门，应当对公众开展突发事件应急知识的专门教育，增强全社会对突发事件的防范意识和应对能力。

第十四条　国家建立统一的突发事件预防控制体系。

县级以上地方人民政府应当建立和完善突发事件监测与预警系统。

县级以上各级人民政府卫生行政主管部门，应当指定机构负责开展突发事件的日常监测，并确保监测与预警系统的正常运行。

第十五条　监测与预警工作应当根据突发事件的类别，制定监测计划，科学分析、综合评价监测数据。对早期发现的潜在隐患以及可能发生的突发事件，应当依照本条例规定的报告程序和时限及时报告。

第十六条　国务院有关部门和县级以上地方人民政府及其有关部门，应当根据突发事件应急预案的要求，保证应急设施、设备、救治药品和医疗器械等物资储备。

第十七条　县级以上各级人民政府应当加强急救医疗服务网络的建设，配备相应的医疗救治药物、技术、设备和人员，提高医疗卫生机构应对各类突发事件的救治能力。

设区的市级以上地方人民政府应当设置与传染病防治工作需要相适应的传染病专科医院，或者指定具备传染病防治条件和能力的医疗机构承担传染病防治任务。

第十八条　县级以上地方人民政府卫生行政主管部门，应当定期对医疗卫生机构和人员开展突发事件应急处理相关知识、技能的培训，定期组织医疗卫生机构进行突发事件应急演练，推广最新知识和先进技术。

第三章　报告与信息发布

第十九条　国家建立突发事件应急报告制度。

国务院卫生行政主管部门制定突发事件应急报告规范，建立重大、紧急疫情信息报告系统。

有下列情形之一的，省、自治区、直辖市人民政府应当在接到报告1小时内，向国务院卫生行政主管部门报告：

（一）发生或者可能发生传染病暴发、流行的；

（二）发生或者发现不明原因的群体性疾病的；

（三）发生传染病菌种、毒种丢失的；

（四）发生或者可能发生重大食物和职业中毒事件的。

国务院卫生行政主管部门对可能造成重大社会影响的突发事件，应当立即向国务院报告。

第二十条　突发事件监测机构、医疗卫生机构和有关单位发现有本条例第十九条规定情形之一的，应当在2小时内向所在地县级人民政府卫生行政主管部门报告；接到报告的卫生行政主管部门应当在2小时内向本级人民政府报告，并同时向上级人民政府卫生行政主管部门和国务院卫生行政主管部门报告。

县级人民政府应当在接到报告后2小时内向设区的市级人民政府或者上一级人民政府报告；设区的市级人民政府应当在接到报告后2小时内向省、自治区、直辖市人民政府报告。

第二十一条　任何单位和个人对突发事件，不得隐瞒、缓报、谎报或者授意他人隐瞒、缓报、谎报。

第二十二条　接到报告的地方人民政府、卫生行政主管部门依照本条例规定报告的同时，应当立即组织力量对报告事项调查核实、确证，采取必要的控制措施，并及时报告调查情况。

第二十三条　国务院卫生行政主管部门应当根据发生突发事件的情况，及时向国务院有关部门和各省、自治区、直辖市人民政府卫生行政主管部门以及军队有关部门通报。

突发事件发生地的省、自治区、直辖市人民政府卫生行政主管部门，应当及时向毗邻省、自治区、直辖市人民政府卫生行政主管部门通报。

接到通报的省、自治区、直辖市人民政府卫生行政主管部门，必要时应当及时通知本行政区域内的医疗卫生机构。

县级以上地方人民政府有关部门，已经发生或者发现可能引起突发事件的情形时，应当及时向同级人民政府卫生行政主管部门通报。

第二十四条　国家建立突发事件举报制度，公布统一的突发事件报告、举报电话。

任何单位和个人有权向人民政府及其有关部门报告突发事件隐患，有权向上级人民政府及其有关部门举报地方人民政府及其有关部门不履行突发事件应急处理职责，或者不按照规定履行职责的情况。接到报告、举报的有关人民政府及其有关部门，应当立即组织对突发事件隐患、不履行或者不按照规定履行突发事件应急处理职责的情况进行调查处理。

对举报突发事件有功的单位和个人，县级以上各级人民政府及其有关部门应当予以奖励。

第二十五条　国家建立突发事件的信息发布制度。

国务院卫生行政主管部门负责向社会发布突发事件的信息。必要时，可以授权省、自治区、直辖市人民政府卫生行政主管部门向社会发布本行政区域内突发事件的信息。

信息发布应当及时、准确、全面。

第四章　应急处理

第二十六条　突发事件发生后，卫生行政主管部门应当组织专家对突发事件进行综合评估，初步判断突发事件的类型，提出是否启动突发事件应急预案的建议。

第二十七条　在全国范围内或者跨省、自治区、直辖市范围内启动全国突发事件应急预案，由国务院卫生行政主管部门报国务院批准后实施。省、自治区、直辖市启动突发事件应急预案，由省、自治区、直辖市人民政府决定，并向国务院报告。

第二十八条　全国突发事件应急处理指挥部对突发事件应急处理工作进行督察和指导，地方各级人民政府及其有关部门应当予以配合。

省、自治区、直辖市突发事件应急处理指挥部对本行政区域内突发事件应急处理工作进行督察和指导。

第二十九条　省级以上人民政府卫生行政主管部门或者其他有关部门指定的

突发事件应急处理专业技术机构，负责突发事件的技术调查、确证、处置、控制和评价工作。

第三十条 国务院卫生行政主管部门对新发现的突发传染病，根据危害程度、流行强度，依照《中华人民共和国传染病防治法》的规定及时宣布为法定传染病；宣布为甲类传染病的，由国务院决定。

第三十一条 应急预案启动前，县级以上各级人民政府有关部门应当根据突发事件的实际情况，做好应急处理准备，采取必要的应急措施。

应急预案启动后，突发事件发生地的人民政府有关部门，应当根据预案规定的职责要求，服从突发事件应急处理指挥部的统一指挥，立即到达规定岗位，采取有关的控制措施。

医疗卫生机构、监测机构和科学研究机构，应当服从突发事件应急处理指挥部的统一指挥，相互配合、协作，集中力量开展相关的科学研究工作。

第三十二条 突发事件发生后，国务院有关部门和县级以上地方人民政府及其有关部门，应当保证突发事件应急处理所需的医疗救护设备、救治药品、医疗器械等物资的生产、供应；铁路、交通、民用航空行政主管部门应当保证及时运送。

第三十三条 根据突发事件应急处理的需要，突发事件应急处理指挥部有权紧急调集人员、储备的物资、交通工具以及相关设施、设备；必要时，对人员进行疏散或者隔离，并可以依法对传染病疫区实行封锁。

第三十四条 突发事件应急处理指挥部根据突发事件应急处理的需要，可以对食物和水源采取控制措施。

县级以上地方人民政府卫生行政主管部门应当对突发事件现场等采取控制措施，宣传突发事件防治知识，及时对易受感染的人群和其他易受损害的人群采取应急接种、预防性投药、群体防护等措施。

第三十五条 参加突发事件应急处理的工作人员，应当按照预案的规定，采取卫生防护措施，并在专业人员的指导下进行工作。

第三十六条 国务院卫生行政主管部门或者其他有关部门指定的专业技术机构，有权进入突发事件现场进行调查、采样、技术分析和检验，对地方突发事件的应急处理工作进行技术指导，有关单位和个人应当予以配合；任何单位和个人不得以任何理由予以拒绝。

第三十七条 对新发现的突发传染病、不明原因的群体性疾病、重大食物和职业中毒事件，国务院卫生行政主管部门应当尽快组织力量制定相关的技术标准、规范和控制措施。

第三十八条 交通工具上发现根据国务院卫生行政主管部门的规定需要采取

应急控制措施的传染病病人、疑似传染病病人，其负责人应当以最快的方式通知前方停靠点，并向交通工具的营运单位报告。交通工具的前方停靠点和营运单位应当立即向交通工具营运单位行政主管部门和县级以上地方人民政府卫生行政主管部门报告。卫生行政主管部门接到报告后，应当立即组织有关人员采取相应的医学处置措施。

交通工具上的传染病病人密切接触者，由交通工具停靠点的县级以上各级人民政府卫生行政主管部门或者铁路、交通、民用航空行政主管部门，根据各自的职责，依照传染病防治法律、行政法规的规定，采取控制措施。

涉及国境口岸和入出境的人员、交通工具、货物、集装箱、行李、邮包等需要采取传染病应急控制措施的，依照国境卫生检疫法律、行政法规的规定办理。

第三十九条　医疗卫生机构应当对因突发事件致病的人员提供医疗救护和现场救援，对就诊病人必须接诊治疗，并书写详细、完整的病历记录；对需要转送的病人，应当按照规定将病人及其病历记录的复印件转送至接诊的或者指定的医疗机构。

医疗卫生机构内应当采取卫生防护措施，防止交叉感染和污染。

医疗卫生机构应当对传染病病人密切接触者采取医学观察措施，传染病病人密切接触者应当予以配合。

医疗机构收治传染病病人、疑似传染病病人，应当依法报告所在地的疾病预防控制机构。接到报告的疾病预防控制机构应当立即对可能受到危害的人员进行调查，根据需要采取必要的控制措施。

第四十条　传染病暴发、流行时，街道、乡镇以及居民委员会、村民委员会应当组织力量，团结协作，群防群治，协助卫生行政主管部门和其他有关部门、医疗卫生机构做好疫情信息的收集和报告、人员的分散隔离、公共卫生措施的落实工作，向居民、村民宣传传染病防治的相关知识。

第四十一条　对传染病暴发、流行区域内流动人口，突发事件发生地的县级以上地方人民政府应当做好预防工作，落实有关卫生控制措施；对传染病病人和疑似传染病病人，应当采取就地隔离、就地观察、就地治疗的措施。对需要治疗和转诊的，应当依照本条例第三十九条第一款的规定执行。

第四十二条　有关部门、医疗卫生机构应当对传染病做到早发现、早报告、早隔离、早治疗，切断传播途径，防止扩散。

第四十三条　县级以上各级人民政府应当提供必要资金，保障因突发事件致病、致残的人员得到及时、有效的救治。具体办法由国务院财政部门、卫生行政主管部门和劳动保障行政主管部门制定。

第四十四条　在突发事件中需要接受隔离治疗、医学观察措施的病人、疑似病人和传染病病人密切接触者在卫生行政主管部门或者有关机构采取医学措施时应当予以配合；拒绝配合的，由公安机关依法协助强制执行。

第五章　法律责任

第四十五条　县级以上地方人民政府及其卫生行政主管部门未依照本条例的规定履行报告职责，对突发事件隐瞒、缓报、谎报或者授意他人隐瞒、缓报、谎报的，对政府主要领导人及其卫生行政主管部门主要负责人，依法给予降级或者撤职的行政处分；造成传染病传播、流行或者对社会公众健康造成其他严重危害后果的，依法给予开除的行政处分；构成犯罪的，依法追究刑事责任。

第四十六条　国务院有关部门、县级以上地方人民政府及其有关部门未依照本条例的规定，完成突发事件应急处理所需要的设施、设备、药品和医疗器械等物资的生产、供应、运输和储备的，对政府主要领导人和政府部门主要负责人依法给予降级或者撤职的行政处分；造成传染病传播、流行或者对社会公众健康造成其他严重危害后果的，依法给予开除的行政处分；构成犯罪的，依法追究刑事责任。

第四十七条　突发事件发生后，县级以上地方人民政府及其有关部门对上级人民政府有关部门的调查不予配合，或者采取其他方式阻碍、干涉调查的，对政府主要领导人和政府部门主要负责人依法给予降级或者撤职的行政处分；构成犯罪的，依法追究刑事责任。

第四十八条　县级以上各级人民政府卫生行政主管部门和其他有关部门在突发事件调查、控制、医疗救治工作中玩忽职守、失职、渎职的，由本级人民政府或者上级人民政府有关部门责令改正、通报批评、给予警告；对主要负责人、负有责任的主管人员和其他责任人员依法给予降级、撤职的行政处分；造成传染病传播、流行或者对社会公众健康造成其他严重危害后果的，依法给予开除的行政处分；构成犯罪的，依法追究刑事责任。

第四十九条　县级以上各级人民政府有关部门拒不履行应急处理职责的，由同级人民政府或者上级人民政府有关部门责令改正、通报批评、给予警告；对主要负责人、负有责任的主管人员和其他责任人员依法给予降级、撤职的行政处分；造成传染病传播、流行或者对社会公众健康造成其他严重危害后果的，依法给予开除的行政处分；构成犯罪的，依法追究刑事责任。

第五十条　医疗卫生机构有下列行为之一的，由卫生行政主管部门责令改正、通报批评、给予警告；情节严重的，吊销《医疗机构执业许可证》；对主要负责人、负有责任的主管人员和其他直接责任人员依法给予降级或者撤职的纪律处分；造成传染病传播、流行或者对社会公众健康造成其他严重危害后果，构成犯罪的，依法追究刑事责任：

（一）未依照本条例的规定履行报告职责，隐瞒、缓报或者谎报的；

（二）未依照本条例的规定及时采取控制措施的；

（三）未依照本条例的规定履行突发事件监测职责的；

（四）拒绝接诊病人的；

（五）拒不服从突发事件应急处理指挥部调度的。

第五十一条　在突发事件应急处理工作中，有关单位和个人未依照本条例的规定履行报告职责，隐瞒、缓报或者谎报，阻碍突发事件应急处理工作人员执行职务，拒绝国务院卫生行政主管部门或者其他有关部门指定的专业技术机构进入突发事件现场，或者不配合调查、采样、技术分析和检验的，对有关责任人员依法给予行政处分或者纪律处分；触犯《中华人民共和国治安管理处罚条例》，构成违反治安管理行为的，由公安机关依法予以处罚；构成犯罪的，依法追究刑事责任。

第五十二条　在突发事件发生期间，散布谣言、哄抬物价、欺骗消费者，扰乱社会秩序、市场秩序的，由公安机关或者工商行政管理部门依法给予行政处罚；构成犯罪的，依法追究刑事责任。

第六章　附则

第五十三条　中国人民解放军、武装警察部队医疗卫生机构参与突发事件应急处理的，依照本条例的规定和军队的相关规定执行。

第五十四条　本条例自公布之日起施行。

参考文献

[1] 李兰娟, 任红.传染病学 [M].第8版.北京：人民卫生出版社，2013.

[2] 沈洪兵, 齐秀英.流行病学 [M].第8版.北京：人民卫生出版社，2013.

[3] 王陇德.现场流行病学理论与实践 [M].北京：人民卫生出版社，2004.

[4] 郑永东.疾病预防控制知识1200问 [M].兰州：兰州大学出版社，2012.

[5] 崔树起.社区及农村基层卫生人员传染性疾病防治培训教材 [M].北京：人民卫生出版社，2003.

[6] 郑永东, 桑向来.乡村医生培训指南 [M].第2版.兰州：兰州大学出版社，2013.

[7] 郑永东.学校卫生知识必读 [M].兰州：兰州大学出版社，2012.